护士轻松学：

水、电解质及酸碱平衡

Fluids & Electrolytes Made Incredibly Easy!®

·第8版·

主　编　［美］劳拉·M.威利斯（Laura M. Willis）

主　译　刘桂林　涂　羚　马柱仪　曾财花

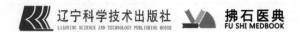

辽宁科学技术出版社
LIAONING SCIENCE AND TECHNOLOGY PUBLISHING HOUSE

拂石医典
FU SHI MEDBOOK

图书在版编目（CIP）数据

护士轻松学：水、电解质及酸碱平衡/（美）劳拉·M. 威利斯（Laura M.Willis）主编；刘桂林等主译 . 8 版 .-- 沈阳：辽宁科学技术出版社，2024.8. -- ISBN 978-7-5591-3646-6

I.R47

中国国家版本馆 CIP 数据核字第 2024FM0276 号

This is a translation of Fluids & Electrolytes Made Incredibly Easy, 8th edition
Author:Laura M. Willis
ISBN-13:978-1-975209-31-5
ISBN-10:1-975209-31-1
© Wolters Kluwer Health Inc. 2024
Published by arrangement with Wolters Kluwer Health Inc., USA

著作权合同登记号：第 06-2023-256 号　　　　　　　　　　　　版权所有　侵权必究

出版发行：辽宁科学技术出版社
　　　　　北京拂石医典图书有限公司
　　　　　地址：北京海淀区车公庄西路华通大厦 B 座 15 层
联系电话：010-57262361/024-23284376
E-mail：fushimedbook@163.com
印 刷 者：天津淘质印艺科技发展有限公司
经 销 者：各地新华书店

幅面尺寸：185mm×260mm
字　　数：506 千字　　　　　　　　　印　张：24
出版时间：2024 年 8 月第 1 版　　　　印刷时间：2024 年 8 月第 1 次印刷

责任编辑：陈　颖　刘轶然　　　　　　责任校对：梁晓洁
封面设计：潇　潇　　　　　　　　　　封面制作：潇　潇
版式设计：天地鹏博　　　　　　　　　责任印制：丁　艾

如有质量问题，请速与印务部联系　　　联系电话：010-57262361

定　　价：120.00 元

翻译委员会名单

主　译　刘桂林　涂　羚　马柱仪　曾财花

副主译　程道琴　黄云南　刘锦芬　庄华敏

　　　　叶春媛　钟兆红

译　者　（按姓氏笔画为序）

陈海燕　深圳市妇幼保健院

程道琴　北京大学深圳医院

韩　洋　河南中医药大学第一附属医院

黄云南　武警广东省总队医院

刘桂林　深圳市光明区人民医院

刘锦芬　东莞市滨海湾中心医院

卢　芳　河南中医药大学第一附属医院

马柱仪　南方医科大学第十附属医院（东莞市人民医院）

涂　羚　香港大学深圳医院

叶春媛　南方医科大学顺德医院（佛山市顺德区第一人民医院）

曾财花　南昌大学第一附属医院

张　珂　河南中医药大学第一附属医院

钟兆红　珠海市人民医院医疗集团高新医院

　　　　（珠海高新技术产业开发区人民医院）

庄华敏　中国人民解放军联勤保障部队第九一〇医院

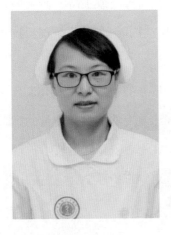

刘桂林 副主任护师，脊柱外科护士长。全日制护理研究生，毕业于暨南大学（护理专业）。现就职于深圳市光明区人民医院。曾分别在新加坡国立大学医院、华中科技大学同济医学院附属协和医院工作过多年。擅长血管外科、脊柱外科、耳鼻咽喉科等外科疾病护理、延续护理及护理教育，具有丰富的临床管理及循证护理实践经验。主持并参与了广东省科技厅、深圳市及光明区课题项目 7 项，以第一作者及通讯作者发表学术论文 8 篇，参编护理专著 2 部，发明实用专利 2 项，在国际及国内护理会议口头及壁报交流数次。

学术任职：担任中国老年医学会周围血管疾病管理分会委员，广东省护士协会"互联网 +"延续护理发展委员会副主委，广东省护理学会耳鼻咽喉科护理专业委员会常务委员，深圳市护理学会延续性护理工作委员会委员。

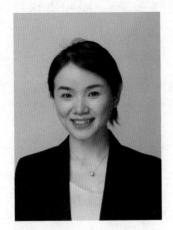

涂　羚 主管护师。毕业于南昌大学。现任香港大学深圳医院急诊科护士长。

专业方向：擅长急救护理，创伤护理。

学术任职：深圳市护理学会急诊护理专业委员会委员，广东省护理学会创伤护理专业委员会常务委员。

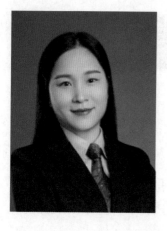

马柱仪 副主任护师。毕业于广东医科大学护理系，获得医学学士学位。现担任南方医科大学第十附属医院（东莞市人民医院）感染科护士长。从事临床护理工作 18 年，系统地掌握了危重症护理的基础理论和专业知识、各种危重症的护理常规及各种监护技术，熟练掌握各项护理临床操作技能及各种抢救措施的配合，以及重症医学科各种抢救仪器的使用及维护。参与或主持科研立项 3 项，发表各类论文 7 篇，参编著作 1 本。主持开展院内护理新技术 2 项。

学术任职：担任广东省护理学会危重症护理专业委员会委员，广东省护理学会 CRRT 与特殊血液净化护理技术专业委员会常务委员，广东省护士协会重症康复专业委员会委员，广东省护士协会第二届 ICU 护士分会常务委员，广东省护理学会危重症患者安全转运技术护理专业委员会专家库成员，广东省护士协会感染控制护士分会委员，东莞市护理学会危重症护理专业委员会委员等。

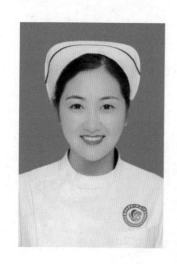

曾财花 主管护师。毕业于南昌大学，现工作于南昌大学第一附属医院血液净化中心，担任护士长。

学术任职：江西省整合医学学会血液净化分会护理专业委员会常务委员兼秘书，江西省整合医学学会血液净化分会血管通路组组员，江西省整合医学学会透析与慢性肾脏病管理分会委员，南昌大学第一附属医院血液净化护理专科联盟负责人。

多次获得全院先进个人、优秀感控护士长等。主持市厅级科研课题两项，参与市厅级科研课题多项。专利 3 项，发表论文 10 余篇。

如果你和我们一样忙碌，你很难写出一个辞藻华丽的大篇幅的前言。所以，就让我们直接开门见山地介绍一下本书的妙处吧：

1. 它会教你需要知道的关于水和电解质的所有重要内容。

2. 它有助于你记住你所学到的东西。

3. 它会让你微笑，因为学习完本书后，你的知识和技能将得到提升。

如果你不相信我，那就先看看以下这些贯穿全书的图标栏目吧：

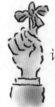

记忆小妙招！——有助于回顾和理解记忆难点

警示！—— 列出了危险的症状和体征，方便你能够快速识别问题

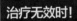

治疗无效时！——当患者的治疗效果不佳时，帮助你找到替代的解决方法

智能图表——列举出了关键的存档内容，有助于你避免法律纠纷

教学建议——清晰讲述了需要向患者宣教的知识，有助于防止问题再次发生

年龄因素——介绍了在儿科和老年患者中需要注意的问题

学习要点——总结了你在本章已学到的东西

虽然我已说了很多，但这还不是全部，一定要阅读本书页边空白处的笔记。在这里，你可以找到对重要概念的解释，一些重要的护理提示信息，可以让你增加知识储备，并树立信心。哦，如果你不介意的话，读书的过程中会不时有一些幽默，这样会增加教学的趣味性，在其他书中你很难找到这样寓教于乐的内容。

希望这本书对你会有所帮助。祝你在整个职业生涯中好运！

译者序

在护理知识的浩瀚星空中，水、电解质及酸碱平衡的调节与维护，犹如星辰般璀璨且不可或缺，它们共同构筑了生命活动的基石。随着医学科学的飞速发展，这一领域的知识不断更新，技术日益精进，对于广大护理工作者而言，掌握并熟练运用这些知识，不仅是提升护理质量的关键，更是保障患者安全、促进康复的必然要求。在此背景下，《护士轻松学：水、电解质及酸碱平衡》这本译著无疑为护理同仁们提供了不可多得的宝贵资料。

本书自问世以来，便以其系统性、科学性和实用性赢得了广泛赞誉，历经多次修订，内容更加全面、深入，紧跟时代步伐。第八版在保留前几版精髓的基础上，进一步融入了最新的研究成果和临床实践经验，力求使读者在轻松愉快的阅读体验中，掌握水、电解质及酸碱平衡的核心知识与操作技能。

作为译者，我们深感荣幸能够参与这样一部经典之作的翻译工作。在翻译过程中，我们力求准确传达原文的精髓，同时兼顾中文读者的阅读习惯和理解能力，力求做到信、达、雅三者兼备。书中不仅详细阐述了水、电解质及酸碱平衡的基本理论，还深入探讨了各种失衡状态的发生机制、临床表现、诊断方法及治疗原则，使读者能够系统地构建起这一领域的知识框架。

尤为值得一提的是，本书在编排上独具匠心，每一章节都配备了丰富的辅助学习材料，如"记忆小妙招""警示""智能图表""教学建议""学习要点"等模块。这些模块不仅有助于读者快速掌握重点难点，提高学习效率，更能在实际工作中起到重要的指导作用，确保护理操作的准确性和安全性。特别是"记忆小妙招"，通过生动有趣的记忆方法，帮助读者轻松记忆复杂的知识点，让学习变得不再枯燥。

此外，本书还特别关注了导致水、电解质及酸碱失衡的常见疾病，如热相关性疾病、心力衰竭、呼吸衰竭、肾衰竭等，详细分析了这些疾病对水、电解质及酸碱平衡的影响及相应的护理措施。这一部分的内容，对于提高护理人员的临床思维和判断能力具有重要意义，有助于他们在面对复杂多变的临床情况时，能够迅速做出正确的判断和处理。

本书是一本集科学性、实用性和可读性于一体的优秀著作。它不仅为护理专业的学生提供了全面而深入的学习资料，也为在职护理人员提供了宝贵的参考和借鉴。我们相信，通过本书的学习，广大护理同仁们定能在水、电解质及酸碱平衡的维护与管理方面取得更大的进步，为患者的健康与康复贡献更多的力量。在此，我们衷心希望本书能够得到广大读者的喜爱和认可，并在护理教育和实践中发挥积极的作用。

Diego Acero, APRN, FNP-C
Clinical Transplant Coordinator
Northwell Health
Manhasset, NY

Mary K. Jones, DNP, APRN-CNP, CNM, ENP-BC,
  FNP-BC, PMHNP-BC
Assistant Professor
Frontier Nursing University
Versailles, KY

Rachel Koransky-Matson, DNP, APRN, FNP-C
Family Nurse Practitioner/Associate
  Professor
Northern Light Mayo Endocrinology/
  Regis College Young School
  of Nursing
Dover-Foxcroft, ME/Westin, MA

Katrin Moskowitz, DNP, FNP, PMHNP
Nurse Practitioner
New England Mind Matters LLC
Torrington, CT

Estella Wetzel, DNP, APRN, FNP-C
Family Nurse Practitioner/Regional
  Clinical Faculty
Frontier Nursing University
Beavercreek, OH

Victoria Wilson, BSN, RN, CHPN
Travel Float Nurse Ohio's Hospice Dayton, OH

Fawn O. Workman, MSN, FNP-C, PMHNP-BC
Nurse Practitioner/Owner
Lifeson Health, Fawn Workman NP LLC
Lynchburg, VA

以往对本书有贡献的作者

Diego Acero, APRN, FNP-C

Keelin C. Cromar, MSN, RN

Katie Dinh, MSN, APRN, ACPCNP-BC

Shelba Durston, MSN, RN, CCRN, SAFE

Alan C. Eddison, DNP, ARNP

Mary K. Jones, DNP, APRN-CNP, CNM, ENP-BC,
 FNP-BC, PMHNP-BC

Rachel Koransky-Matson, DNP, APRN, FNP-C

Katrin Moskowitz, DNP, FNP, PMHNP

Denise Pattison, DNP, APRN-CNP

Elena C. Prendergast, DNP, APRN, FNP-C,
 ACHPN

Cherie R. Rebar, PhD, MBA, RN, COI

Victoria Wilson, BSN, RN, CHPN

目 录

第一篇 关于平衡的基础知识

第一章　体液平衡

划重点

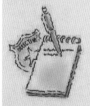

在本章中，你将学习以下内容：
◆ 体液在体内的分布过程
◆ 与体液相关的术语的意义
◆ 体液在体内转移的不同方式
◆ 激素和肾在体液平衡中所起的作用

了解体液

体液是维持生命必需的物质，在人体中无处不在，它的作用是维持机体体温、细胞形态，以及转运营养物质、气体和代谢废物。下面我们将详细介绍体液及维持人体体液平衡的方法。

（一）出入量平衡

机体几乎所有重要器官都参与协同作用，以保持机体的体液平衡。这就需要机体保持液体的出入量平衡，一些出量是可以测量的，而另一些出量是无法测量的。

（二）非显性失水

经皮肤和肺丢失的液体无法测量或不可见的，为非显性失水。经皮肤表面蒸发会持续丢失液体，丢失的量取决于总体表面积。例如，婴儿的体表面积与千克体重之比较成人高，由于这种体表面积的差异——意味着婴儿代谢率更高，加上婴儿细胞外液占比更高，以及肾功能不成熟，因此，婴儿经皮肤的不显性失水较成人多。

环境的湿度会影响皮肤的失水量。另外，呼吸幅度和频率也会影响经肺的非显性失水量。例如，呼吸急促时经肺失水量增加，而呼吸过缓时经肺失水量减少。发热时，经皮肤和经肺的失水量均增加。

（三）显性失水

通过大小便、伤口和其他些途径丢失的液体可以测量，为显性失水。

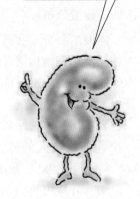

重要器官，也包括我（肾脏），一起维持体液平衡。

各部位失液量

　　每天，人体都通过几种不同的途径摄入和丢失体液。本图显示了人体各部位摄入和丢失体液的平均量。胃、小肠、胰腺和胆管分泌的体液几乎完全被重吸收，因而通常不计入体液的出入量。

每日总摄入量	2200～2700ml
液体	1100～1400ml
固体食物	800～1000ml
物质氧化生成的水	300 ml

每日总丢失量2200～2700ml

皮肤500～600ml

肺400ml

肾(尿)1200～1500ml

小肠100～200ml

　　正常成年人每天经大便丢失的体液量为 100 ～ 200ml。严重腹泻时，每天失液量可超过 5000ml（更多关于显性和非显性失水的内容见"各部位失液量"）。

（四）体液分布

　　体液主要分布在两个区域或间隙内，即细胞内和细胞外。细胞内的体液为细胞内液（intracellular fluid，ICF），细胞外的体液为细胞外液（extracellular fluid，ECF）。二者由毛细血管壁和细胞膜分隔开来（见"体液间隙"）。

　　为了保持体液平衡，细胞内液和细胞外液需要保持相对稳定。一个普通成年人的体液总量约为 42L，其中细胞内液约占体重的 66%，大约为 28L，细胞外液约占体重的 33%，大约是 12L。

　　细胞外液可再分为组织间液和血管内液。组织间液存在于细胞周围，血管内液即血浆，是血液的液体部分。在成年人，组织间液约占细胞外液的 75%，血浆约占 25%。

　　人体内还存在其他形式的体液，位于脑脊髓腔、胸膜腔、淋巴系统、关节内和眼内，称为跨细胞液。通常，跨细胞液的日变化量

体液间隙

人体内主要的体液间隙为细胞内间隙和细胞外间隙。细胞外间隙可进一步分为组织间间隙和血管内间隙。细胞内液和细胞外液由毛细血管壁和细胞膜分隔开来。

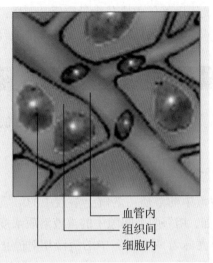

—— 血管内
—— 组织间
—— 细胞内

记忆小妙招

通过单词前缀来记忆体液位于什么间隙，请记住：inter 表示 between（如 interval—两者之间），intra 表示 within 或 inside（如 intravenous—静脉内）。

不大，故不在此详述。

（五）体液分布规律

人体体液分布随年龄变化而变化。与成年人相比，婴儿组织间隙储存的水占体重的比例较高。足月儿体内的水分占体重的 75%～80%（ECF 40%，ICF 35%），早产儿（妊娠 23 周）体内的水分约占体重的 90%（ECF 60%，ICF 30%）。从出生到青春期，人体水分占体重的比例随着年龄的增长而逐渐下降。在体重为 70kg、体型偏瘦的成年男性体内，约 60%（42kg）的体重是水分。

与脂肪细胞相比，骨骼肌细胞水分含量较高。女性的脂肪/骨骼

年龄因素

"随时间蒸发"

体液失衡的风险随着年龄增长而增高，为什么呢？因为随着人体骨骼肌的质量下降，相应的脂肪的比例增高。60 岁以后，体内含水量下降至约 45%。

同样，随着年龄增长，体内的体液分布也会发生变化。例如，年轻人组织间液量约占体重的 15%，随着年龄增长，该比例逐渐下降。

血浆约占体液总量的 5%，在人的一生中，其总量保持稳定。

肌比例通常较男性高，因此，女性体内水分含量较低。同样，肥胖者体内通常含水量可能低至45%。因为体内脂肪增加并不增加含水量。

体液类型

通常，体液不是纯水。体液有三种类型：等张溶液、低张和高张溶液。

（一）等张溶液：平衡状态

等张溶液是指一种溶液中的溶质（溶解至溶液中的溶质）浓度与另一种溶液的相同。例如，相邻两个间隙中的溶液溶质浓度相同，则两者处于平衡状态。这意味着两个间隙中的溶液相对静止，无净液体转移（见"了解等张溶液"）。

例如，生理盐水可被视为等张溶液，因为它的钠离子浓度与血液中的钠离子浓度几乎相等。

（二）低张溶液：溶质浓度低

低张溶液是指一种溶液的溶质浓度相对于另一种溶液的溶质浓度低。例如，一种溶液含一份钠，而另一种溶液含两份钠，相比后者，前者为低张溶液。而液体会从低张溶液一侧向另一侧转移，直到两者的钠离子浓度相等。注意，人体总是试图保持一种平衡或均势状态（也即稳态）（见"了解低张溶液"）。

半张生理盐水被认为是低张溶液，因为其钠离子浓度低于患者血液中的钠离子浓度。

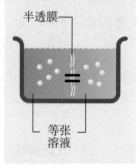

了解等张溶液

因为两种溶液中的溶质浓度相等，所以等张溶液之间无体液间的净转移。

半透膜

等张溶液

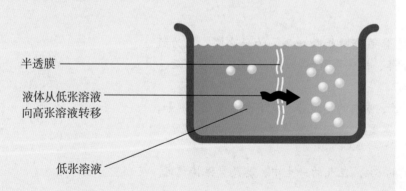

了解低张溶液

当低张或低浓度溶液位于浓度较高的溶液一侧时，液体会从低张溶液向高张溶液转移，以维持浓度平衡。

半透膜

液体从低张溶液向高张溶液转移

低张溶液

（三）高张溶液：溶质浓度高

高张溶液是指一种溶液的溶质浓度相对于另一种溶液的溶质浓度高。例如，一种溶液含有大量钠，而另一种溶液几乎不含钠，钠含量相对高的溶液为高张溶液。为保持相同的浓度，液体从低张溶液一侧向高张溶液一侧转移，直至两种溶液的溶质浓度相等。重申一次，人体总是试图保持一种平衡或均势状态（也即稳态）（见"了解高张溶液"）。

例如，5% 的葡萄糖生理盐水（5% 糖盐）溶液中的溶质浓度高于患者血液中的溶质浓度，因而被认为是高张溶液。

了解高张溶液

如果一种溶液中的溶质浓度比相邻溶液的溶质浓度高，相当于其液体含量比相邻溶液少。液体会从低浓度溶液向高浓度溶液转移，直至两者溶质浓度相等。

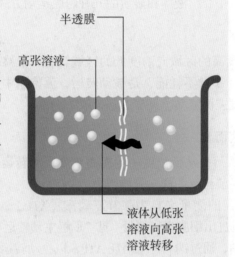

半透膜

高张溶液

液体从低张溶液向高张溶液转移

体液转移

体液、营养物质和代谢废物在体内的间隙之间不停地转运，从细胞内到组织间隙，再到血管，然后返回。一个间隙如果出现变化，会影响到其他所有间隙。

注意观察体液转移

了解体液在体内的不停转移过程，对于护理患者具有重要意义。例如，在给患者输注低张溶液如半张生理盐水时，会使大量体液从血管内转移至细胞内，导致细胞肿胀。相反，如果给患者输注高张溶液如 5% 糖盐水，则会使大量体液从细胞内转移至血管内，导致细胞皱缩。

更多关于静脉输注溶液的信息详见第十九章"静脉输液替代治疗"。

体液转移

正如心脏在不停搏动一样，人体内的体液和溶质也在不停运动，从而使人体保持稳态，稳态即人体的平衡状态。

细胞内

细胞内液、组织间液和血管内的血液被膜分开，其溶质可做跨膜运动。这些膜为半透膜，允许特定溶质通过，而其他溶质则不能通过。本章节将从细胞水平介绍液体和溶质的几种跨膜运动方式。

（一）扩散——顺流而下

扩散是指溶质从浓度高的区域向浓度低的区域转运，最终使两个区域的溶质浓度相等。扩散不耗能，是被动转运，就像水中的鱼儿顺流而下，溶质随浓度差而流动（见"了解扩散"）。

（二）主动转运——逆流而上

在主动转运过程中，溶质从低浓度一侧向高浓度一侧转运。主动转运需要耗能，正如逆流游泳一样，需要用力。

溶质逆浓度转运所需的能量来自为腺苷三磷酸（ATP），ATP储存在细胞内，可为溶质进出细胞提供能量（见"了解主动转运"）。

有些溶质，如钾和钠，通过钠 – 钾泵消耗 ATP，以主动转运的形式进出细胞（有关这种生理泵的更多信息见第五章"钠失衡"）。其他需要以主动转运形式穿过细胞膜的物质有钙离子、氢离子、氨基酸和某些糖。

了解扩散

扩散是指溶质从浓度高的区域向浓度低的区域转运，直至两个区域的溶质浓度相等。

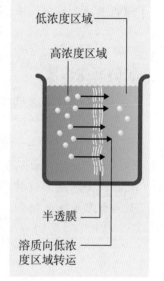

低浓度区域

高浓度区域

半透膜

溶质向低浓度区域转运

了解主动转运

在主动转运过程中，腺苷三磷酸（ATP）释放能量使溶质从低浓度区域向高浓度区域转运。

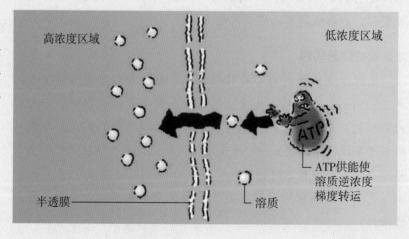

高浓度区域

低浓度区域

ATP供能使溶质逆浓度梯度转运

半透膜

溶质

（三）渗透——溶剂转移

渗透是指液体从溶质浓度低的一侧向浓度高的一侧转移，是跨细胞膜的被动转运过程。当膜两侧溶质浓度相等时，渗透即停止（见"了解渗透"）。

血管内

在血管系统中，只有毛细血管壁薄到可以让溶质通过。液体和溶质可以进出毛细血管，在机体保持体液平衡的过程中发挥着重要作用。

（一）静水压——滤过

体液向毛细血管外移动的过程称为毛细血管滤过。这是由血液流动时对毛细血管壁产生的压力导致的，该压力被称为毛细血管内的静水压——可促使液体和溶质通过毛细血管壁。

当毛细血管内静水压高于组织间隙的压力时，毛细血管内的液体和溶质进入组织间隙；当毛细血管内静水压低于组织间隙的压力时，组织间隙的液体和溶质会回流入毛细血管（见"跨毛细血管的体液移动"）。

（二）血浆胶体渗透压——重吸收

无论毛细血管内静水压有多高，体内都存在"重吸收"过程，以阻止过多的液体转移出毛细血管。当液体经毛细血管滤过后，白蛋白依然留在毛细血管内。白蛋白是一种大分子物质，正常情况不

跨毛细血管的体液移动

当毛细血管内形成静水压时，其可促使毛细血管内的液体和溶质通过毛细血管壁进入组织间液，如下图所示。

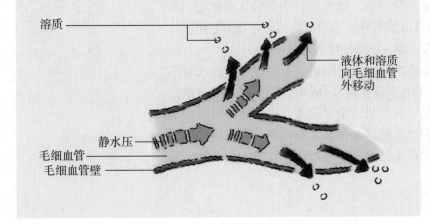

了解渗透

渗透是液体被动地从溶质浓度低、液体多的区域向溶质浓度高、液体少的区域转移。注意：渗透是液体在移动，而扩散是溶质在移动。

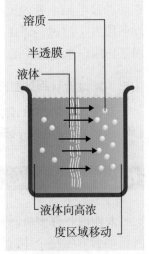

白蛋白的"磁性"作用

白蛋白是一种大分子蛋白质，其作用好像磁石吸铁一样，可将水分吸引至血管内。

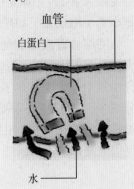

能通过毛细血管壁。随着液体的减少，毛细血管内白蛋白的浓度升高，液体则开始以渗透的方式返回毛细血管内。

白蛋白好似磁石吸铁一样可以吸水，这种白蛋白的渗透力或拉力被称为"血浆胶体渗透压"。毛细血管内血浆胶体渗透压平均约为 25mmHg（见白蛋白的"磁性"作用）。

当毛细血管内压（静水压）超过血浆胶体渗透压时，血管内的水和溶质就会通过毛细血管壁进入组织间隙。当毛细血管内静水压低于血浆胶体渗透压时，水和可扩散的溶质就会返回毛细血管内。

正常情况下，在动脉段毛细血管内压大于血浆胶体渗透压，而在静脉段毛细血管内压小于血浆胶体渗透压。因此，在毛细血管的动脉段发生滤过，而在其静脉段发生重吸收。只要毛细血管内压和血浆白蛋白水平保持正常，则水的滤过量等于重吸收量。

（三）滤过液从别处回来

有时，多余的液体会从毛细血管滤出，然后，这些多余的液体会转移至毛细血管外的淋巴管，并最终返回心脏，再循环。

维持平衡

人体内有许多机制共同作用来维持体液平衡。其中任何一个出问题都会影响整个体液维持系统，因此保证所有机制都运行正常非常重要，下面详述人体如何维持体液平衡。

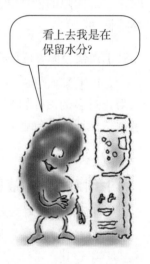

看上去我是在保留水分？

肾脏

肾脏在体液平衡中起着至关重要作用。如果肾不能正常运作，人体就很难维持体液平衡。肾脏的功能单位是肾单位，负责滤过体液中的废物。

肾单位由肾小球和肾小管组成。通常，肾小管呈迂曲状态，末端为集合管。肾小球是由可过滤血液的毛细血管丛聚合在一起构成。肾小囊（鲍曼囊）如摇篮一样，包绕在肾小球周围。

毛细血管血压促使体液在肾小管近端通过毛细血管壁进入肾小囊。根据人体需要，肾小管排出或保留水分和电解质。如人体缺水，肾小管会保留更多的液体；如果机体水分过多，肾小管重吸收的水分减少，排出的水分增多。电解质如钾离子和钠离子，在同一部位被重吸收或被滤出。由此产生的滤出液通过肾小管流入集合管，最终以尿液形式进入膀胱。

（一）高效重吸收

肾单位每分钟滤出的血液量约为 125ml，即 180L/d，该滤出速率被称为肾小球滤过率。每天最终形成的尿液量为 1 ～ 2L。肾单位每天大约重吸收 178L 或更多的液体，相当于家用车更换 30 多次的机油量。

（二）保持体液平衡

人体哪怕只丢失 1% ～ 2% 的液体，肾就会采取措施保留水分。其中最为重要的措施可能是重吸收更多的滤过液，这将使尿液浓缩。

肾每小时至少要排出 20ml 尿液（约 500ml/d）以清除体内的代谢废物。肾排出的尿液 < 20ml/h 通常提示肾脏疾病和即将发生肾衰竭。每小时排出的最少尿量随年龄而异（见"尿量产生的速度越快，排泄的废物越多"）。

体液过多时，肾通过排出稀释的尿液来排泄过多的水分，保存电解质。

年龄因素

尿量产生的速度越快，排出的废物越多

婴儿和年幼儿由于代谢速率比成人快，尿量的产生速度也较快。另外，不足 3 个月的婴儿的肾无浓缩功能，而且一直到 2 岁左右，肾的浓缩功能都较弱。

抗利尿激素

有多种激素参与调节体液平衡，其中有一种保水的激素叫抗利尿激素（antidiuretic hormone，ADH），又称血管加压素。ADH 是由下丘脑产生、由神经垂体储存和释放的激素（见"ADH 的作用"）。

ADH 的作用

ADH 调节体液平衡的四个步骤。

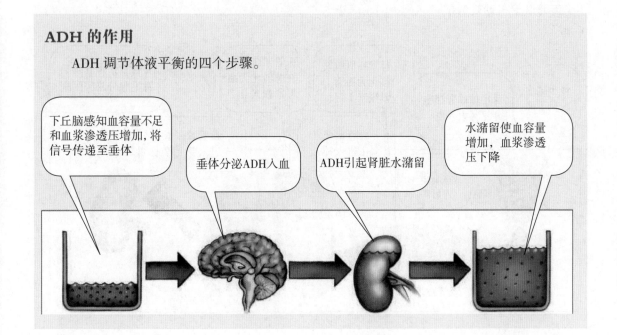

下丘脑感知血容量不足和血浆渗透压增加，将信号传递至垂体

垂体分泌 ADH 入血

ADH 引起肾脏水潴留

水潴留使血容量增加，血浆渗透压下降

ADH 的调节作用

血浆渗透压增高或血容量下降均可刺激 ADH 的释放，导致肾重吸收水分增加，使尿液浓缩。

同理，血浆渗透压降低或血容量增加也会抑制 ADH 释放，引起肾重吸收水分减少，使尿液稀释。依据人体的需要不同，每天 ADH 的释放量也有所不同。

ADH 这样上下波动式的释放可使人体全天保持体液平衡。就像河流中的大坝一样，水位下降时蓄水，水位上升时放水。

肾素 – 血管紧张素 – 醛固酮系统

为保持人体水钠平衡、血压和血容量，位于肾小球附近的肾小球球旁细胞分泌一种名为肾素的酶。通过一系列的复杂过程，肾素转化为血管紧张素 II，血管紧张素 II 是一种强力的血管收缩物质。

血管紧张素 II 可使周围血管收缩并刺激醛固酮分泌，两者均可使血压升高（见"醛固酮的产生"）。

通常，一旦血压恢复至正常水平，人体就会停止释放肾素，从肾素到血管紧张素到醛固酮的反馈过程随即停止。

记忆小妙招

ADH（抗利尿激素）的作用：通过减少尿量和增加保水来恢复血容量。

醛固酮的产生

下图显示经肾素 – 血管紧张素 – 醛固酮系统产生醛固酮（一种有助于保持人体体液平衡的激素）的过程。

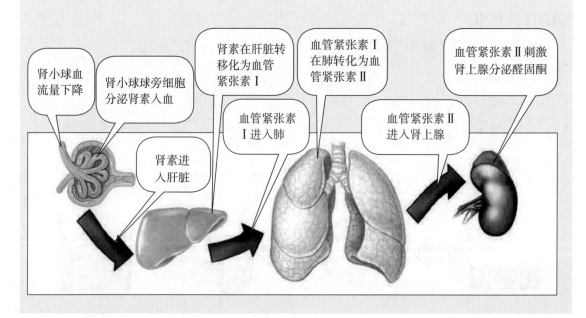

肾小球血流量下降

肾小球球旁细胞分泌肾素入血

肾素进入肝脏

肾素在肝脏转移化为血管紧张素 I

血管紧张素 I 进入肺

血管紧张素 I 在肺转化为血管紧张素 II

血管紧张素 II 进入肾上腺

血管紧张素 II 刺激肾上腺分泌醛固酮

（一）肾素的调节作用

肾素的分泌量取决于血流量和血液中钠的含量。如果肾血流量减少，如大出血患者，或肾小球内血钠含量下降，那么球旁细胞分泌的肾素就会增加。肾素可使血管收缩，进而升高血压。

相反，如果肾血流量增加，或肾小球内血钠含量上升，那么球旁细胞分泌的肾素就会减少。肾素减少，血管收缩作用减弱，有助于血压恢复正常。

（二）水钠调节器——醛固酮

醛固酮在保持血压和体液平衡方面具有重要的调节作用。醛固酮由肾上腺皮质分泌，在肾单位内调节水、钠的重吸收（见"醛固酮的作用"）。

（三）触发主动转运

当血容量下降时，醛固酮会刺激远端肾小管和集合管通过主动转运的形式重吸收钠入血，随着钠的主动重吸收，更多的水分也被重吸收，血容量随之增加。

心房钠尿肽

肾素－血管紧张素－醛固酮系统并不是人体调节体液平衡的唯一机制。还有一种名为心房钠尿肽（atrial natriuretic peptide，ANP）

醛固醛的作用机制

肾素－血管紧张素系统刺激肾上腺产生醛固酮，通过如下机制调节体液容量。

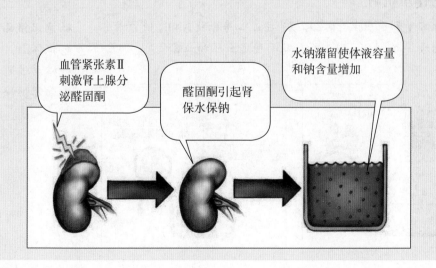

血管紧张素Ⅱ刺激肾上腺分泌醛固酮

醛固酮引起肾保水保钠

水钠潴留使体液容量和钠含量增加

的激素也有助于保持体液平衡。ANP 储存在心房细胞内，当心房内压力升高时则会释放 ANP。ANP 的作用与肾素 – 血管紧张素 – 醛固酮系统的作用相反，可降低血压、减少血容量（见"ANP 的作用机制"）。

（一）ANP 的作用

- 抑制血清肾素水平
- 抑制肾上腺释放醛固酮
- 增加肾小球滤过率，从而增加水和钠的排泄
- 抑制神经垂体释放抗利尿激素（ADH）
- 舒张血管，降低血管阻力

（二）心房扩张

在慢性肾衰竭、心力衰竭等情况下，心房释放的 ANP 会增加。

任何导致心房扩张的情况都可使 ANP 释放量增加，包括改变为直立位、房性心动过速、摄入高钠、输注氯化钠以及使用血管收缩药物。

渴觉

渴觉机制可能是人体保持体液平衡的最简单机制。即使是少量失液，人体也会产生口渴的感觉。体液丢失或进食高盐食物时，细胞外液的渗透压上升，导致口腔黏膜表面干燥，从而刺激位于下丘脑的渴觉中枢。老年人的渴觉不如年轻人敏感，所以老年人更容易

年龄因素

老年人脱水

老年人脱水的临床症状和体征可能会有所不同，可能会出现的症状和体征如下：

- 意识错乱
- 低体温
- 心动过速
- 面容憔悴

ANP 的作用机制

当血容量和血压上升时，心房扩张，心房释放 ANP，使肾素 – 血管紧张素 – 醛固酮系统失活，从而稳定血压和血容量。

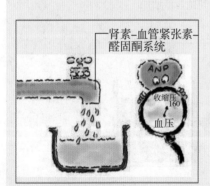
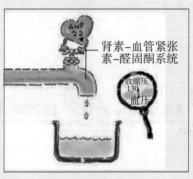

脱水（见"老年人脱水"）。

渴觉抑制

通常，人在口渴时会喝水。水进入体内在肠道吸收并入血，引起血容量增加、溶质浓度下降，从而保持人体的体液平衡。

 学习要点

体液平衡小结

体液平衡基础知识

- 体液转移有助于维持体液平衡、保持细胞形态
- 体液有助于运输营养物质、气体和废物
- 人体大多数重要器官共同参与维持体液平衡
- 出入量需保持平衡

体液丢失

- 非显性失水
  - 不可测量
  - 例如：经皮肤（受温度和体表面积的影响）和肺（受呼吸频率和幅度影响）丢失的水
- 显性失水
  - 可测量
  - 例如：经小便、大便和伤口丢失的液体

了解体液

- 不同的间隙中存在不同形式的体液
- 体液可进出细胞膜（半透膜）
- 体液分布随着年龄增长会有所不同

体液间隙

- 细胞内液（ICF）：位于细胞内，必须与细胞外液保持平衡
- 细胞外液（ECF）：位于细胞外，必须与细胞内液保持平衡；其构成为75%的组织间液(细胞周围)和25%的血浆(血液中的液体)
- 跨细胞液：位于脑脊膜腔、胸膜腔、淋巴系统、关节腔

和眼内，含量相对恒定

体液类型

- 等张液体：溶质浓度与其他溶液的相同
- 低张液体：溶质浓度比其他溶液的低
- 高张液体：溶质浓度比其他溶液的高

体液转移

- 扩散：被动转运（不耗能），溶质从高浓度区域向低浓度区域转移，最终两个区域的溶质浓度相等
- 主动转运：由 ATP 供能，溶质从低浓度区域向高浓度区域转移，例如，钠－钾泵
- 渗透：液体从低溶质浓度区域向高溶质浓度区域被动转移，直到两个区域的溶质浓度相等时转运停止
- 毛细血管滤过：静水压使液体穿过毛细血管壁；由血浆白蛋白产生的胶体渗透压可使溶质和液体重吸收以保持平衡

维持体液平衡

肾

- 肾单位滤过血液产生尿液
- 如果人体需要更多液体，则肾小管会保留或重吸收更多的水分和电解质
- 如果人体需要的液体少，则肾小管对水分和电解质的重吸收减少，排出更多
- 肾还可分泌肾素，从而激活肾素－血管紧张素－醛固酮系统
- 醛固酮由肾上腺皮质分泌，可调节肾对水和钠的重吸收

激素

- ADH：又称血管加压素，由下丘脑分泌，当血浆渗透压增加、血容量下降时分泌增加，可减少尿量，增加水潴留
- 肾素－血管紧张素－醛固酮系统：当血流量下降，肾小球球旁细胞分泌肾素，导致血管紧张素Ⅱ产生（一种强力的血管收缩物质）；血管紧张素Ⅱ刺激产生醛固酮；醛固酮可调节肾单位重吸收水和钠
- ANP：由心房细胞产生和储存的一种激素，可阻断肾素－血管紧张素－醛固酮系统的作用；ANP 可通过扩张血管降低血压，也可通过增加水和钠的排泄降低血容量

渴觉

- 由下丘脑调节
- 由细胞外液增加、黏膜干燥刺激产生
- 促使饮水，水在肠道吸收后入血，分布至各间隙

小测验

1. 患者，因连续呕吐、腹泻4天入院。根据患者的症状，其分泌的ADH很可能
   A. 增加
   B. 减少
   C. 保持不变
   D. 不受影响

   答案：A；患者很可能存在脱水。因此，人体会尽可能多地保留液体。为了留住液体，ADH分泌会增加。

2. 患者，60岁。因流感入院。护士正在为其患者制定护理计划。下列评估数据中最重要的是
   A. 尿量为每小时10ml
   B. 口腔温度为39.1℃
   C. 血压100/70mmHg
   D. 患者自诉咳嗽时疼痛，疼痛评分为4分（最高10分）

   答案：A；肾脏每小时至少要排出20ml尿液（约500ml/d）才能排出体内废物。通常情况下，如果尿量低于20ml/h，则表明患有肾脏疾病和即将发生肾衰竭。

3. 护士正在对一名老年患者进行评估，其体温36.1℃，心率110次/分，意识错乱逐渐加重。患者可能发生了什么？
   A. 感染
   B. 痴呆症
   C. 脱水
   D. 高血容量

   答案：C；老年人脱水的体征和症状有所不同。可能包括意识错乱、低体温、心动过速或面容憔悴。

4. 患者，70岁，在烈日下割草后感到头晕目眩，来急诊科就诊，其血压为90/50mmHg。肾脏将通过以下何种方式恢复功能？
   A. 分泌肾素
   B. 产生醛固酮
   C. 减缓ADH的释放

D. 分泌 ANP

答案：A；在血流量低或钠含量低时，球旁细胞会分泌肾素，其最终效应是升高血压。

5. 患者因全身 70% 以上面积烧伤而入院。根据这些信息，患者有可能患以下哪种疾病？

A. ECF 不足

B. ICF 不足

C. 组织间液不足

D. ICF 过量

答案：B；烧伤患者细胞内的液体减少，导致 ICF 不足。

得分与评价

☆☆☆　如果你 5 个问题都答对了，那么恭喜你！你的水分充足。

☆☆　　如果你答对了 4 个，就喝口水；因为你的水分略显不足。

☆　　　如果回答正确的不到 4 个，请给自己倒一杯运动饮料，享受一阵令人振奋的液体清凉！

（刘桂林）

参考文献

Ambalavanan, N., & Rosenkrantz, T. (Eds.). (2018). *Fluid, electrolyte, and nutritional management of the newborn*. Medscape.

Felsenfeld, A. J., & Levine, B. S. (2015). Calcitonin, the forgotten hormone: Does it deserve to be forgotten? *Clinical Kidney Journal, 8*(2), 180–187.

Ferri, F. F. (2019). *Ferri's best test: A practical guide to clinical laboratory medicine and diagnostic imaging* (4th ed.). Elsevier.

Kear, T. M. (2017). Fluid and electrolyte management across the age continuum. *Nephrology Nursing Journal, 44*(6), 491–497.

Luft, F. C. (2020). Did you know? Fluid-and-electrolyte replacement and the uncertainty principle. *Acta Physiologica, 230*(4), 1–8.

Merrill, G. (2021). *Our intelligent bodies*. Rutgers University Press Medicine.

Potter, P. A., Perry, A. G., Stockert, P. A., Hall, A. M., & Felver, L. (2021). Chapter 42: Fluid, electrolyte and acid-base balance. In Ostendorf, W. R. (Ed.), *Fundamentals of nursing* (10th ed., pp. 943–991). Elsevier Mosby.

Tkacs, N., Herrmann, L., & Johnson, R. (2021). *Advanced physiology and pathophysiology: essentials for clinical practice*. Springer Publishing Company.

第二章　电解质平衡

划重点

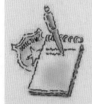

在本章中，你将学习：
◆ 阴离子和阳离子的区别
◆ 阐述血清电解质正常和异常对机体的影响
◆ 肾在维持电解质平衡中的作用
◆ 作用于肾的利尿剂对电解质的影响
◆ 静脉输液时电解质浓度的选择

了解电解质

电解质维持着人体的健康和生命。在细胞内外电解质的浓度并不相同。电解质几乎对所有细胞的反应和功能都起着至关重要的作用。让我们来了解一下什么是电解质，它们有什么功能，什么情况会导致电解质失衡。

离子

电解质是在溶液状态下分离或游离出的带电荷的颗粒（离子）的物质。有些离子带正电荷，而另一些离子带负电荷。几对带相反电荷的离子之间紧密相连，其中一个离子失衡会导致另一个离子失衡。钠离子和氯离子就是以这种方式相互关联，钙离子和磷酸根离子也是如此。

多种疾病会扰乱体内的电解质平衡。了解电解质，识别其失衡可以更准确地评估患者。

（一）阴离子和阳离子

电解质中，阴离子带负电荷，阳离子带正电荷。电荷维持细胞功能正常（见"阴阳离子"）。

因为阴离子间隙可以反映血清阴、阳离子平衡，所以它有助于判定酸碱失衡的原因和类型（阴离子间隙将在第三章"酸碱平衡"讨论）。

阴阳离子

几乎所有事物都有正反两面，电解质也是由阴离子和阳离子构成，下面列举了几个阴离子（带负电荷）和阳离子（带正电荷）一览表。

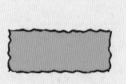
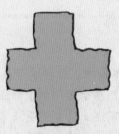

- 碳酸氢根离子（HCO_3^-）
- 氯离子（Cl^-）
- 磷酸根离子（PO_4^{3-}）

- 钙离子（Ca^{2+}）
- 镁离子（Mg^{2+}）
- 钾离子（K^+）
- 钠离子（Na^+）

（二）阴、阳离子的平衡

电解质存在于细胞外液（extracellular fluid，ECF）和细胞内液（intracellular fluid，ICF）中。虽然电解质溶液的浓度各不相同，但电解质整体的平衡可达到中性（阴阳离子相互平衡），这种平衡叫做电中性。

（三）与氢离子的关系

大部分电解质都能与氢离子相互作用来维持酸碱平衡。这些重要的电解质在人体新陈代谢、维持体液以及电解质平衡等方面都各自发挥着特殊的作用。

记忆小妙招

为了记住阴离子（anion）和阳离子（cation）的区别，请记住阳离子用正号"+"表示，阴离子用"-"表示。

细胞外主要的电解质

钠离子和氯离子是细胞外液主要的电解质，它们大部分在细胞外发挥作用。钠离子的浓度影响血浆渗透压(1L水中含有溶质的浓度）和细胞外液的容积。钠离子还有助于神经和肌肉细胞间的信息传递。氯离子有助于维持渗透压（水渗透压力）。

胃黏膜细胞需要氯离子作为原料生成盐酸，从而把食物分解成能够吸收的成分。

其他电解质

细胞外液中另外的两种电解质是钙离子（Ca^{2+}）和碳酸氢根离子（HCO_3^-）。钙离子是维持骨骼和牙齿的功能和结构最重要的阳离子。

钙离子主要的功能有：

- 增加细胞膜的稳定性及降低细胞膜对钠离子的通透性
- 传递神经冲动
- 收缩肌肉
- 凝固血液
- 形成骨骼和牙齿

碳酸氢根在酸碱平衡中起重要作用。

细胞内主要的电解质

在细胞内含量最丰富的电解质是钾离子、磷酸根离子和镁离子。

（一）钾离子的功能

钾离子的主要作用有：

- 调节细胞兴奋性
- 传导神经冲动
- 维持细胞膜静息电位
- 参与肌肉收缩和提高心肌细胞膜反应性
- 维持细胞内渗透压

（二）重要的磷元素

机体中的磷元素主要以磷酸盐的形式存在。磷酸盐在机体能量代谢中起重要作用。磷酸盐和钙离子形成的化合物对骨骼和牙齿的钙化起重要作用。同时，磷酸盐还维持着酸碱平衡。

（三）神奇的镁离子

镁离子在酶的反应中起催化剂作用。它可以调节神经肌肉的收缩，维持神经系统和心血管系统的正常功能，有助于合成蛋白质，转运钠离子、钾离子。

电解质的移动

当细胞死亡（例如创伤或化疗）时，细胞内容物溢出到细胞外，干扰电解质的平衡。在这种情况下，细胞内高浓度的电解质就会出现在血浆内。

虽然电解质通常聚集在一些特定间隙，但它们不会被限制在这些区域，它们会像液体一样移动，尽力保持酸碱平衡和电中性。

电解质平衡

液体的摄入和排出、酸碱平衡、激素分泌和细胞功能是否正常都会影响电解质平衡。因为无论是与其他电解质共同作用还是单独发挥作用，一种电解质的失衡都会导致其他电解质的失衡（见"了解电解质"）。

电解质浓度

尽管细胞内、外均存在电解质，但仅可以测量细胞外的电解质浓度。尽管在一个人的整个生命周期中，血电解质浓度基本稳定，但是，了解电解质的浓度的正常范围对迅速、准确地判断患者是否存在电解质失衡非常重要。

当看到异常结果时，你应结合患者的具体情况对其病情进行判断，根据患者的健康状况决定多久应做一次电解质浓度检测。许多实验室的检查结果采用毫摩尔/升（mmol/L*）为单位，这是离子的化学活性或动力的计量单位（见解读血清电解质报告单，描述了血电解质的正常和异常范围）。

根据患者的总体状况进行判断

当你看到一个异常的实验室检查结果时，要结合患者的情况进行判断。例如，当患者的血清钾离子浓度为7mmol/L、其既往血钾正常且没有明显导致血钾浓度增高的原因时，应考虑到检验结果可能不准确，可能在抽血或标本运输过程中，该患者的血样因细胞受损发生了溶血所致。

了解电解质

电解质有助于调节水的分布、维持酸碱平衡和传递神经冲动。它们也有助于能量生成和血液凝固。以下总结了机体中各种重要电解质的功能。查看图解，就可以了解电解质在细胞内外是如何分布的。

钾离子（K^+）
- ICF重要的阳离子
- 调节细胞的兴奋性
- 可通过细胞膜渗透，从而影响细胞的电位
- 有助于维持ICF的渗透压浓度，从而控制ICF的渗透压

镁离子（Mg^{2+}）
- ICF中起主导作用的阳离子

---

* 译者注：原版书使用的单位是mEq/L，为了方便国内医院的护士使用，本书中使用mmol/L。mEq/L=mmol/L×原子价。

- 参与许多酶促反应和代谢过程，特别是蛋白质合成
- 影响神经冲动传导和骨骼肌的兴奋性（镁离子浓度失衡会严重影响神经肌肉传导过程）
- 保持细胞膜的稳定性

磷酸根离子（PO_4^{3-}）

- ICF主要的阴离子
- 促进能量储存以及糖类（碳水化合物）、蛋白质和脂肪的代谢
- 与氢离子一样起缓冲作用

钠离子（Na^+）

- ECF主要的阳离子
- 有助于维持ECF正常的渗透压（钠离子浓度的变化可引起液体容积的变化，以恢复正常的溶质和水的比例）
- 有助于维持酸碱平衡
- 兴奋神经和肌肉细胞
- 影响水的分布（和氯离子一起）

氯离子（Cl^-）

- ECF主要的阴离子
- 有助于维持正常的ECF渗透压
- 影响机体的pH值
- 在维持酸碱平衡中发挥重要的作用；与氢离子结合生成盐酸

钙离子（Ca^{2+}）

- 骨骼和牙齿组成成分中重要的阳离子；在ICF和ECF中浓度基本相等
- 也存在于细胞膜中，有助于细胞之间相互黏附并维持其形态
- 在细胞内是酶激活物（肌肉收缩必须有钙离子参与）
- 有助于凝血
- 影响细胞膜通透性和阈电位

碳酸氢根离子（HCO_3^-）

- 存在于ECF
- 调节酸碱平衡

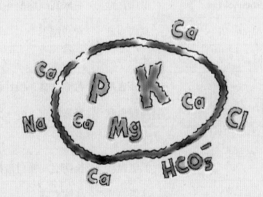

解读血清电解质报告单

利用下面的参考图表可以快速分析成人患者的血清解电质检测结果。该图表还列出了可能导致电解质失衡的原因。注意：请务必查看检测机构的标准，因为它们可能略有不同。

电解质	结果	意义	常见原因
血清钠离子	135 ～ 145mmol/L	正常	
	< 135mmol/L	低钠血症	抗利尿激素分泌失调综合征（SIADH）
	> 145mmol/L	高钠血症	尿崩症，糖尿病，液体丢失，呕吐和腹泻
血清钾离子	3.5 ～ 5mmol/L	正常	
	< 3.5mmol/L	低钾血症	腹泻、呕吐和使用利尿剂，出汗过多，再喂养综合征
	> 5mmol/L	高钾血症	烧伤，肾衰竭和对损伤的反应
血清总钙	2.25 ～ 2.58mmol/L	正常	
	< 2.26mmol/L	低钙血症	急性胰腺炎
	> 2.58mmol/L	高钙血症	甲状旁腺功能亢进
离子钙	1.10 ～ 1.34mmol/L	正常	
	< 1.10mmol/L	低钙血症	大量输血
	> 1.34mmol/L	高钙血症	酸中毒
血清磷酸盐	2.5 ～ 4.5mg/dl 或 0.96 ～ 1.61mmol/L	正常	
	< 2.5mg/dl 或 0.96mmol/L	低磷血症	糖尿病酮症酸中毒
	> 4.5mg/dl 或 1.61mmol/L	高磷血症	肾功能不全
血清镁离子	0.75 ～ 1.25mmol/L	正常	
	< 0.75mmol/L	低镁血症	营养不良，慢性腹泻
	> 1.25mmol/L	高镁血症	肾衰竭
血清氯离子	96 ～ 108mmol/L	正常	
	< 96mmol/L	低氯血症	长期呕吐或胃液抽吸
	> 108mmol/L	高氯血症	高钠血症

也就是说，在做出判定之前，要先了解该患者的总体状况，包括患者的体征、症状和之前的电解质浓度（见"记录电解质失衡"）。

体液调节

体液调节和电解质平衡涉及许多原因和因素，快速复习一些基本要素，有助于更好地理解体液调节。

液体和溶质的移动

正如第一章所述，主动转运是溶质的逆向转运，需要体内的泵将溶质由低浓度一侧转运到高浓度一侧——即逆浓度梯度转运。腺苷三磷酸（ATP）为溶质的主动转运提供能量。

推动液体流动

钠-钾泵是主动转运的一个例子，它能将钠离子从细胞内液（低浓度的一侧）转运到细胞外液（高浓度一侧）。钾离子的转运方向刚好相反：细胞内液大量钾离子会导致细胞膜两侧产生电位差。当细胞内外离子迅速进出细胞时会产生电脉冲。这些脉冲对维持生命起着至关重要的作用。

器官和腺体的作用

机体内大多数重要的器官和腺体——肺、肝、肾上腺、肾脏、心脏、下丘脑、脑垂体、皮肤、消化道、甲状旁腺和甲状腺 —— 都有助于调节水和电解质平衡。

作为肾素-血管紧张素-醛固酮系统的一部分，肺和肝有助于调节钠和水的平衡以及血压。肾上腺分泌醛固酮，影响肾脏钠和钾离子的平衡。这是由于肾脏排出钾离子或氢离子，以此交换并保留钠离子。

（一）心脏的作用

心脏与肾素-血管紧张素-醛固酮系统的作用恰恰相反，它分泌心房钠尿肽（ANP），促进钠的排出。下丘脑和神经垂体产生和分泌抗利尿激素，导致机体水分潴留，从而影响血液中溶质的浓度。

（二）电解质丢失的部位

钠离子、钾离子、氯离子和水通过汗液和消化道丢失；但电解质也可从消化道吸收。在接下来的章节中，我们将讨论消化道是如何通过吸收食物和水来调节电解质平衡的。

（三）腺体的作用

甲状旁腺在调节电解质平衡方面也有一定的作用，特别是对钙磷平衡的调节。甲状旁腺（通常是两对）位于甲状腺左、右侧叶的后面，分泌甲状旁腺素，使骨骼、小肠和肾中的钙离子释放入血，有助于血中的磷酸根离子从肾脏随尿液排出。

甲状腺滤泡旁细胞通过分泌降钙素也参与电解质平衡。降钙素

记录电解质失衡

对于电解质失衡患者应确保记录以下内容：

- 临床评估结果
- 与失衡有关的实验室结果
- 相关的护理诊断
- 医生的医嘱
- 电解质失衡的干预和治疗，包括采取的安全措施
- 健康教育
- 患者对干预的反应

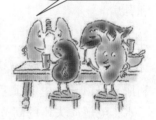

机体内大多数器官有助于调节水和电解质平衡。

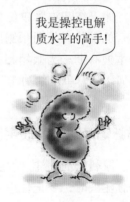

我是操控电解质水平的高手！

通过阻止骨骼释放钙离子来降低血钙的水平。降钙素也可减少小肠对钙的吸收和肾对钙的重吸收。

（四）肾的作用

还记得滤过吗？滤过就是液体部分通过膜后去除溶液中微粒的过程。滤过发生在肾单位（肾的解剖和功能单位）。当血液循环经过肾小球（毛细血管丛）时，液体和电解质滤过并在肾小管汇集。

一部分液体和电解质在经过肾小管不同部位时被重吸收进入毛细血管，其余部分被排出。年龄因素在判定肾功能是否正常中起至关重要的作用（见"高危人群"）。

（五）调节作用

人体中，肾脏的主要作用是调节电解质水平。肾功能正常时，可维持机体内体液平衡。钠和体液平衡紧密相关，当排钠过多时，机体内的水含量会相应降低。

肾也能排出体内过多的钾离子。当肾衰竭时，体内钾离子增高。血液中钾离子浓度过高是致命的（关于肾单位控制水、电解质平衡的部位的更多内容见"肾单位如何调节水、电解质平衡"）。

年龄因素

脱水高危人群

婴幼儿的肾脏发育还不成熟，不能像成人的肾脏那样浓缩尿液或重吸收电解质，因此婴幼儿是电解质失衡的高危人群。

老年人也是电解质失衡的高危人群。他们的功能性肾单位较少，肾小球的滤过率降低，并且浓缩尿液的能力也减弱。

利尿剂对电解质平衡的影响

无论是在医院还是在家里，许多患者都靠服用利尿剂来增加尿量。利尿剂可以治疗许多疾病，如高血压、心力衰竭、电解质失衡和肾病。

注意事项

医护人员需监测利尿剂的作用效果，包括对电解质平衡的影响。利尿剂可以导致电解质丢失，而静脉输液能够补充电解质。老年人是水、电解质失衡的高危人群，需要密切监测，因为使用利尿剂能加剧电解质失衡。

如果你知道肾单位如何正常工作的，你就能知道药物作用于肾小管的部位，从而预测出利尿剂可能对患者产生的影响。这些知识的掌握有助于为服用利尿剂的患者提供最佳的治疗方案（见"药物如何影响肾单位的功能"）。

静脉输液对电解质平衡的影响

像利尿剂一样，静脉输液也影响体内的电解质平衡。当给患者静脉输液时，要记住患者达到正常电解质水平的需要量。例如，患者可能需要：

- 1～2mmol/（kg·d）的钠离子
- 0.5～1mmol/（kg·d）的钾离子
- 1～2mmol/（kg·d）的氯离子

提高你的静脉输液能力

为了评估静脉输液疗效，你需要明白：

- 静脉输液能否提供准确的电解质需要量？
- 患者已经静脉输液多久了？
- 患者是否可以口服补充电解质？

肾单位如何调节水、电解质平衡

图示中，将肾单位放大拉伸以显示在肾单位的何处调节、如何调节水、电解质。

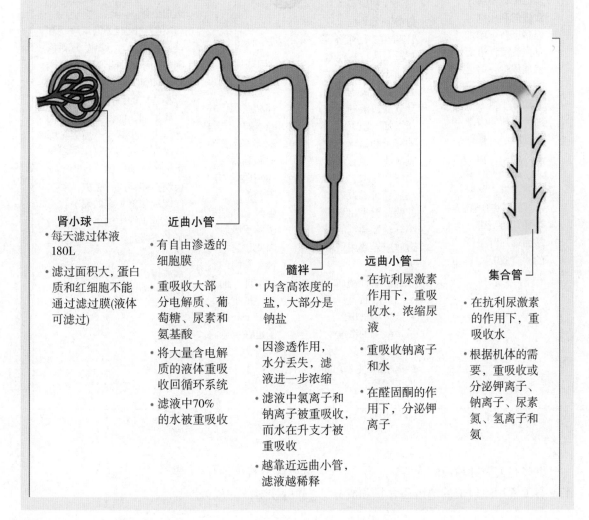

肾小球
- 每天滤过体液180L
- 滤过面积大，蛋白质和红细胞不能通过滤过膜(液体可滤过)

近曲小管
- 有自由渗透的细胞膜
- 重吸收大部分电解质、葡萄糖、尿素和氨基酸
- 将大量含电解质的液体重吸收回循环系统
- 滤液中70%的水被重吸收

髓袢
- 内含高浓度的盐，大部分是钠盐
- 因渗透作用，水分丢失，滤液进一步浓缩
- 滤液中氯离子和钠离子被重吸收，而水在升支才被重吸收
- 越靠近远曲小管，滤液越稀释

远曲小管
- 在抗利尿激素作用下，重吸收水，浓缩尿液
- 重吸收钠离子和水
- 在醛固酮的作用下，分泌钾离子

集合管
- 在抗利尿激素的作用下，重吸收水
- 根据机体的需要，重吸收或分泌钾离子、钠离子、尿素氮、氢离子和氨

药物如何影响肾单位的功能

让我们来看一下利尿剂和其他药物是如何影响水、电解质平衡的。

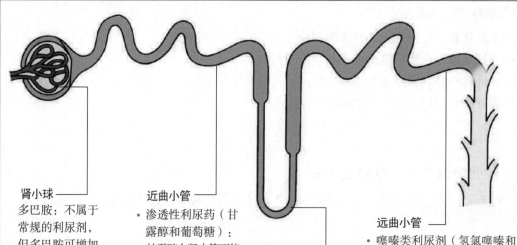

肾小球
多巴胺：不属于常规的利尿剂，但多巴胺可增加肾血流量，进而增加尿量。多巴胺受体位于入球小动脉（血液流经肾小球的极细小动脉）。低剂量，[0.5~3μg/(kg·min)]的多巴胺能够扩张肾小球的这些血管，增加其血流量，从而增加肾单位的滤过效应。

近曲小管
· 渗透性利尿药（甘露醇和葡萄糖）：甘露醇在肾小管不能被重吸收，在经过近曲小管整个途中其保持较高的浓度，导致滤过液的渗透压增加，阻碍水、钠离子和氯离子的重吸收，使它们排出增加。
· 高血糖可导致过剩的葡萄糖溢出到肾小管。葡萄糖的渗透效应导致尿量增加。
· 碳酸酐酶抑制剂（乙酰唑胺）：能降低肾小管中氢离子（酸）的浓度，导致碳酸氢盐、水、钠离子和钾离子的排出增加。

髓袢
袢利尿剂[呋喃苯胺（呋塞米）、布美他尼和利尿酸]：袢利尿剂作用于髓袢升支，阻碍水和钠离子的重吸收。因此，它们在肾小管内的容量增加，而在血容量中减少。钾离子和氯离子也在此分泌。

远曲小管
· 噻嗪类利尿剂（氢氯噻嗪和美托拉宗）：噻嗪类利尿剂作用于远曲小管，抑制钠离子和氯离子的重吸收，使肾小管内的钠离子含量和电解质增加，而使肾单位中的含量进一步减少。血容量降低时，醛固酮分泌，钠离子重吸收增加，钠、钾离子交换使机体钾离子丢失。
· 保钾利尿剂（螺内酯）：可干扰肾小管中钠离子和氯离子的重吸收。钾离子被保留的同时，钠离子、氯离子和水被排出。既增加尿量，又保留了钾离子。

更多有关静脉输液的内容，见第十九章"静脉输液替代治疗"（要了解有关常用注射液的电解质含量和成分见"静脉注射液的成分"）。

静脉注射液的成分

下表列举了常用静脉注射液的电解质含量。

静脉注射液	电解质	含量
葡萄糖	无	—
氯化钠		
5%	氯化钠	855mEq/L
3%	氯化钠	513mEq/L
0.9%	氯化钠	154mEq/L
0.45%	氯化钠	77mEq/L
葡萄糖和氯化钠		
5% 葡萄糖和 0.9% 氯化钠	氯化钠	154mEq/L
5% 葡萄糖和 0.45% 氯化钠	氯化钠	77mEq/L
林格液		
	氯离子	156mEq/L
	钠离子	147mEq/L
	钙离子	4.5mEq/L
	钾离子	4mEq/L
乳酸林格液		
	钠离子	130mEq/L
	氯离子	109mEq/L
	乳酸	28mEq/L
	钾离子	4mEq/L
	钙离子	3mEq/L

COVID-19

COVID-19 病毒感染引起的电解质失衡最常见的是低钾血症和低钠血症。这些失衡在病情严重或恶化时很常见。

COVID-19 病毒会与血管紧张素转换酶（ACE）Ⅱ或 ACE Ⅱ受体结合，减缓人体对血管紧张素Ⅱ的清除。体内的醛固酮增加，导致钾通过尿液排出。钾的减少和 ACE Ⅱ功能的丧失导致心力衰竭。

由此产生的抗利尿激素分泌失调综合征（SIADH）会增加血管加压素，也会导致钠的减少。

监测疾病严重程度的护理干预措施包括：

- 监测肾功能
- 监测体液状况，包括血压
- 监测电解质
- 监测心脏功能

 学习要点

电解质平衡小结

电解质的基础知识

- 机体细胞内外电解质浓度不同
- 电解质对维持细胞功能至关重要

离子、阴离子、阳离子

- 离子——电解质在溶液中电解成带电荷的微粒。其可以带正电荷，也可以带负电荷
- 阴离子——带负电荷的电解质，包括氯离子、磷酸根离子和碳酸氢根离子
- 阳离子——带正电荷的电解质，包括钠离子、钾离子、钙离子和镁离子
- 电中性——阳离子带的正电荷数和阴离子带的负电荷数相互平衡，达到不显电性的状态

细胞外液主要的电解质

- 钠离子——有助于神经细胞和肌肉细胞之间的相互作用
- 氯离子——维持渗透压，有助于胃黏膜细胞产生盐酸
- 钙离子——稳定细胞膜，有助于限制其通透性，传递神经冲动，收缩肌肉，促进血液凝固，参与构成骨骼和牙齿
- 碳酸氢根离子——调节酸碱平衡

细胞内主要的电解质

- 钾离子——调节细胞的兴奋性，传导神经冲动，维持细胞膜静息电位，肌肉收缩，维持心肌细胞膜的反应性和细胞内渗透压
- 磷酸盐——控制能量代谢

- 镁离子——影响酶促反应、神经肌肉收缩，维持神经系统和心血管系统的正常功能，参与蛋白质合成以及钠、钾离子交换

影响电解质平衡的因素

- 细胞的正常功能
- 液体出入量
- 酸碱平衡
- 激素的分泌

维持电解质平衡

- 体内大部分器官和腺体都有助于调节水、电解质平衡

器官和腺体的作用

- 肾脏——调节钠离子和钾离子的平衡（排出钾离子，保留钠离子）
- 肺和肝——调节钠离子、水平衡和血压
- 心脏——分泌心房钠尿肽，促进钠离子排出
- 汗腺——可排出钠离子、钾离子、氯离子和水
- 消化道——吸收和排出水和电解质
- 甲状旁腺——分泌甲状旁腺激素，增加血液中钙离子的浓度，并有助于肾脏排出磷
- 甲状腺——分泌降钙素，阻止骨骼释放钙离子
- 下丘脑和脑神经垂体——产生和分泌抗利尿激素，导致水潴留，从而影响溶质的浓度
- 肾上腺——分泌醛固酮，调节肾脏钠离子和钾离子的平衡

利尿剂的作用

- 治疗高血压、心力衰竭、电解质失衡和肾脏疾病
- 增加生成的尿液量
- 引起电解质丢失，尤其是钾离子
- 需要密切监测电解质浓度

静脉输液治疗需要掌握的关键问题

- 患者正常的电解质需求
- 输入的电解质的准确含量
- 治疗疗程
- 同时口服补充的电解质量

小测验

1. 一名护士正在为烧伤面积超过 18% 的患者提供护理。由于患者皮肤组织受到破坏，护士预计以下哪项化验结果会升高

   A. 钾离子

   B. 氯离子

   C. 钙离子

   D. 钠离子

   答案：A；钾离子是细胞内的重要电解质之一，在严重创伤如烧伤后，钾离子会漏出到细胞外液中，此类患者是高钾血症的高危人群。

2. 护士正在为充血性心力衰竭的患者提供护理。治疗包括使用利尿剂，这种药物会改变以下哪种物质的排泄和重吸收

   A. 仅仅是水

   B. 仅电解质

   C. 水和电解质

   D. 其他药物

   答案：C；通常，利尿剂能影响机体中水、钠离子的排出。同时，其他电解质如钾离子也可从尿液中排出。

3. 护士正在为一名患有多种疾病的病人提供护理。护士需要监测以下哪种细胞外电解质的实验室检测结果

   A. 钙离子

   B. 钾离子

   C. 碳酸氢根离子

   D. 钠离子

   答案：D；钠离子是细胞外液主要的阳离子。除此之外，它还可调节体内液体的平衡。

4. 透析诊所内护士正在护理病人。该护士应该了解到，在肾小球中，大部分电解质都是在（　　）部位被重吸收

   A. 近曲小管

   B. 肾小球

   C. 髓袢

   D. 远曲小管

   答案：A；在近曲小管，大部分电解质从滤过液中被重吸收。另外，葡萄糖、尿素、氨基酸和水也在此重吸收。

5. 钾离子是传导电冲动所必需的离子，因为它引起离子

   A. 聚集在一起产生电流

   B. 进、出细胞产生电流

   C. 将钠离子限制在细胞内维持电流

D. 相互黏附在一起产生电流

答案：B；细胞内液的钾离子可引起离子进、出细胞，导致电冲动在细胞之间传导。

6. 亚急症中心的护士应该知道：老年人电解质失衡的风险增加是因为随着年龄增长

    A. 肾小球滤过率增加

    B. 功能肾单位减少

    C. 尿液浓缩能力增强

    D. 血流增加

答案：B；老年人电解质失衡的风险增加是因为他们的功能肾单位减少，肾小球滤过率降低，浓缩尿液的能力减弱。

评分

☆☆☆ 如果你6个问题都答对了，恭喜您！你已经很好地掌握了电解质平衡，可以进入下一步的学习。

☆☆ 如果你答对了4～5道题，很好！你也掌握了电解质平衡的特性！

☆ 如果您答对的问题少于4道，不要难过！好好复习一下这一章，你就会掌握。

（刘桂林）

参考文献

Hakeem, H. F., Alabdulwahab, S. A., Alindonosi, D. N., Mira, A. A., Algarni, M. A., Alowibedi, S. I., Alanazi, A. A., Khan, M. Y., Hamdi, A. M., & Aljuraysi, S. F. (2020). An overview on diagnostic and management approach of plasma potassium imbalances in emergency setting. *Archives of Pharmacy Practice*, *11*(4), 9–12.

Luft, F. C. (2020). Did you know? Fluid-and-electrolyte replacement and the uncertainty principle. *Acta Physiologica*, *230*(4), 1–8.

Merrill, G. (2021). *Our intelligent bodies*. Rutgers University Press Medicine.

Potter, P. A., Perry, A. G., Stockert, P. A., Hall, A. M., & Felver, L. (2021). Chapter 42: Fluid, electrolyte and acid-base balance. In Ostendorf, W. R. (Ed.), *Fundamentals of nursing* (10th ed., pp. 943–991). Elsevier Mosby.

Pourfridoni, M., Abbasnia, S. M., Shafaei, F., Razaviyan, J., & Heidari-Soureshjani, R. (2021). Fluid and electrolyte disturbances in COVID-19 and their complications. *BioMed Research International*, 1–5.

Taheri, M., Bahrami, A., Habibi, P., & Nouri, F. (2021). A review on the serum electrolytes and trace elements role in the pathophysiology of COVID-19. *Biological Trace Element Research*, *199*(7), 2475–2481.

Tkacs, N., Herrmann, L., & Johnson, R. (2021). *Advanced physiology and pathophysiology: essentials for clinical practice*. Springer Publishing Company.

Walker, M. D. (2016). Fluid and electrolyte imbalances: interpretation and assessment. *Journal of Infusion Nursing*, *39*(6), 382–386.

第三章　酸碱平衡

划重点

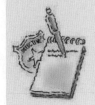

在本章中，你将学习：
- ◆ 酸和碱的定义
- ◆ pH 在代谢中的作用
- ◆ 机体酸碱平衡的调节
- ◆ 评估酸碱平衡的重要实验室检查

了解一下酸碱平衡

维持基本的生命活动主要取决于体内微妙的酸碱平衡或内环境的稳定。即使是轻微的失衡，也能在很大程度上影响机体的代谢和重要器官的功能。如感染、创伤和药物等都会影响酸碱平衡。因此，要了解酸碱平衡，就需要知道一些化学基础知识。

了解 pH

要了解酸碱平衡，首先要先了解 pH，pH 值可以根据溶液中氢离子的浓度和酸、碱的量进行计算。

酸能电离出氢离子或将氢离子呈递给其他分子。碳酸就是体内自然产生的一种酸。碱是能接受氢离子的分子，碳酸氢盐就是一个例子。

碱性溶液中氢离子浓度比酸性溶液低，因此其 pH 值更高。pH > 7 的溶液呈碱性或称之为碱性液。酸性溶液呈氢离子浓度比碱性溶液高，因此其 pH 值较更低。pH < 7 的溶液呈酸性或称之为酸性液。

（一）用测量的 pH 值计算患者的实际 pH 值

如果知道患者血液的 pH 值，就能评估其酸碱平衡状态。因常用动脉血测量，所以我们主要讨论动脉血样本。

动脉血正常情况下呈弱碱性，其 pH 值范围在 7.35 ~ 7.45。在此范围内的 pH 值表示氢离子和碳酸氢盐之间的平衡。此时的 pH 值

了解正常的 pH

下图显示血 pH 值为 7.35～7.45，呈弱碱性。此时，酸（指氢离子）和碱（这里是指碳酸氢盐）量的平衡。pH < 7.35 为酸血症，pH > 7.45 为碱血症。

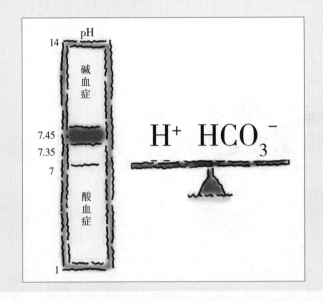

了解酸中毒

当酸（氢离子）贮积或碱（碳酸氢盐）丢失，pH < 7.35 时，即为酸中毒。

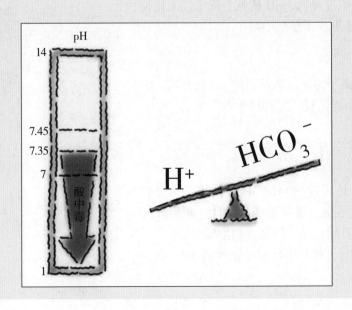

了解碱中毒

当碱（如碳酸氢盐）堆积或酸（氢离子）丢失，pH ＞ 7.45 时，即为碱中毒。

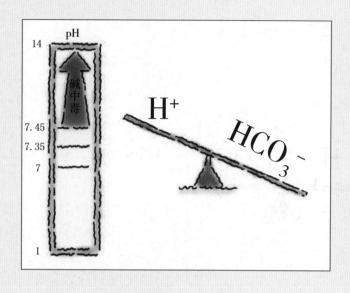

通常能使碳酸氢根和碳酸之比维持在 2 0 ∶ 1。pH ＜ 6.8 或 pH ＞ 7.8 通常是致命的（见"了解正常的 pH"）。

（二）pH 过低

在某些情况下，动脉血的 pH 值可能严重偏离正常范围。如果血中氢离子浓度增加或碳酸氢盐浓度降低，pH 值就会降低。无论何种原因，pH ＜ 7.35 提示酸中毒（见"了解酸中毒"）。

（三）pH 过高

血碳酸氢盐水平增加或氢离子浓度减低都会使 pH 值升高。无论何种原因，pH ＞ 7.45 提示碱中毒（见"了解碱中毒"）。

酸碱调节

患者能依靠自身调节来维持正常的 pH。pH 值偏离正常可影响机体的基本功能，包括电解质平衡、重要的酶的活性、肌肉收缩和细胞的基本功能。机体通过调节酸和碱，可将 pH 值维持在一个很窄的范围内。当某一平衡被破坏时，机体不能保持正常的 pH，就会出现酸碱平衡紊乱。

（一）三大缓冲系统

机体通过酸碱调节以避免产生潜在的严重后果。因此，当 pH 升高或降低时，三个缓冲调节系统开始发挥作用：

- 化学缓冲系统迅速反应，及时保护组织和细胞功能。这些缓冲液迅速与过剩的酸或碱结合，中和不利的影响，直至其他缓冲系统发挥作用。
- 呼吸系统通过通气不足或过度通气来保留或排出体内的酸，从而在数分钟内快速调节 pH。
- 肾脏在需要时通过分泌或保留酸或碱发挥作用。肾保留氢离子的代偿调节在数小时或数天内发挥作用。

调节系统 1：化学缓冲系统

机体通过缓冲系统与过剩的酸或碱结合使 pH 发生微小的变化并维持在正常范围。血液、细胞内液和组织间液中的缓冲液是在调节机体 pH 方面起着至关重要作用的缓冲液。重要的化学缓冲液有碳酸氢盐、磷酸盐和蛋白质。

①碳酸氢盐缓冲系统

碳酸氢盐缓冲系统是机体最基本的缓冲系统。它主要在血液和组织间液发挥作用。该系统有赖于一系列弱酸、弱碱缓冲液（如碳酸和碳酸氢盐）与强酸（如盐酸）或碱结合产生一系列化学反应，使机体酸性或碱性减弱。

降低有潜在破坏性的酸和碱的浓度能使 pH 尽量接近正常范围，从而降低对生命的威胁。肾脏通过调节碳酸氢盐的生成来辅助碳酸氢盐缓冲系统。肺通过促进二氧化碳与水结合，调节碳酸的生成。

②磷酸盐缓冲系统

与碳酸氢盐缓冲系统一样，磷酸盐缓冲系统也通过一系列化学反应使机体 pH 值的变化范围降低到最小。磷酸盐既能与酸又能与碱发生反应，从而形成有效的缓冲，细微地调节 pH。该系统的作用在肾小管中尤其有效，因其中磷酸盐浓度更高。

③蛋白质缓冲系统

蛋白质缓冲液是体内量最大的缓冲液，可在细胞内、外起作用。它们由血红蛋白和其他蛋白质构成。与碳酸氢盐缓冲系统一样，蛋白质缓冲液也以化学反应的方式与酸碱结合，发挥中和作用。例如，血红蛋白与氢离子结合，在红细胞中起缓冲作用。

调节系统 2：呼吸系统

呼吸系统担当抵御酸碱失衡的第二条防线。肺能调节血液中二

二氧化碳和过度通气

患者呼吸频率增加能排出更多的二氧化碳（carbon dioxide, CO_2），从而使体内二氧化碳水平降低。

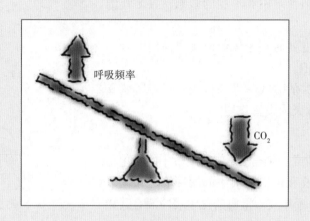

呼吸频率

CO_2

氧化碳水平，二氧化碳与水结合形成碳酸。碳酸浓度增加，进而导致 pH 值降低。

延髓的化学感受器能感应 pH 的改变，并通过改变呼吸频率和深度进行代偿。呼吸越快或越深，从肺排出的二氧化碳就越多。二氧化碳丢失越多，产生的碳酸就越少，结果就是 pH 值升高。机体感受到 pH 的改变，就会通过减慢呼吸频率或降低呼吸幅度来减少二氧化碳排出（见"二氧化碳和过度通气"）。

评估通气是否有效

评估通气是否有效，要关注动脉血中的二氧化碳分压（$PaCO_2$）。体内 $PaCO_2$ 的正常值为 35～45mmHg。$PaCO_2$ 反映了动脉血中二氧化碳的含量。二氧化碳含量增加，$PaCO_2$ 也就相应增加。

虽然呼吸系统在几分钟内就能对 pH 改变作出反应，但是仅能暂时使 pH 恢复正常。

调节系统 3：肾脏

肾脏的调节系统是维持体内酸碱平衡的另一个机制。它既能重吸收酸和碱，又能通过尿液排泄酸和碱。肾也能产生碳酸氢盐补充丢失的量。肾脏完成这种 pH 的调整要数小时或数天时间。与其他酸碱调节系统一样，肾的调节效果也随着年龄的增长而发生改变（见"整个生命周期的酸碱平衡"）。

肾脏也能调节碳酸氢盐的浓度，碳酸氢盐是反映酸碱平衡的代

年龄因素

整个生命周期的酸碱平衡

调节酸碱平衡的能力随年龄不同而不同。例如，婴儿肾不像成人肾那样可以酸化尿液；同样，老年人的呼吸系统可能受损，因此调节酸碱平衡的能力减弱。此外，随着年龄增长，氨生成增加，老年人的肾不像年轻人那样能中和过多的酸。

谢指标。通常，动脉血气分析可检测碳酸氢盐的浓度。机体碳酸氢盐浓度的正常值为 22 ～ 26mmol/L。

①肾的持续工作

如果血液中酸过多或碱不足，pH 降低，肾就会重吸收碳酸氢钠。肾脏还会排出氢、磷酸根或氨。机体通常产酸比产碱稍多，因此，尿液往往呈酸性，在酸血症时，尿液会变得更酸性。

碳酸氢盐重吸收和泌氢增加会导致肾小管生成更多的碳酸氢盐，并最终潴留在机体内。血液中碳酸氢盐浓度上升至正常，pH 值增加。

②酸、碱过量与不足

如血液中碱过多或酸不足，pH 上升，肾就会通过分泌碳酸氢盐或保留更多的氢离子进行代偿，最终尿液碱化，血中碳酸氢盐浓度下降；反之，如果血液中碳酸氢盐不足或酸过多，pH 就会下降。

当碳酸氢盐缺乏而导致酸中毒时，肺会增加呼吸频率呼出二氧化碳。二氧化碳过多时，机体是否容易代偿？

（二）上述调节共同作用

机体通过激活代偿机制对酸碱失衡进行调节，使得 pH 值变化范围最小。将其代偿至正常或接近正常主要依靠代谢和呼吸系统，但它们并不是最先激活的代偿系统。

如果机体仅能部分代偿失衡，pH 就不能恢复至正常范围；如果机体可完全代偿失衡，那么 pH 就能恢复到正常范围。

（三）呼吸系统对代谢的影响

如果酸碱失衡主要是由于代谢紊乱所致，那么肺会最先开始代偿。当碳酸氢盐缺乏导致酸中毒时，肺会增加呼吸频率，呼出二氧化碳，使 pH 升高至正常水平；当碳酸氢盐过剩导致碱中毒时，肺会减少呼吸频率，保留二氧化碳，使 pH 降低。

（四）代谢对呼吸系统的影响

如果酸碱失衡是由于呼吸系统所致，肾脏就会通过改变碳酸氢盐和氢离子的浓度进行代偿。当 $PaCO_2$ 升高（酸中毒）时，肾脏就会保留碳酸氢盐和分泌更多的酸以升高 pH；当 $PaCO_2$ 降低（碱中毒）时，肾脏就会排出碳酸氢盐和保留更多的酸以降低 pH。

记忆小妙招

记住，$PaCO_2$ 和 pH 值以相反的方向移动。如果 $PaCO_2$ 升高，则 pH 降低，反之亦然。

诊断酸碱失衡

实验室检测的数据可用于诊断酸碱平衡紊乱，这里主要描述常用的实验室数据。

动脉血气分析

动脉血气分析是一种通过动脉穿刺得到动脉血标本进行的实验室诊断检查，它可以对呼吸和总体酸碱平衡进行评估。动脉血气分析除了有助于识别氧合状态和酸碱失衡外，还能帮助你监测患者对治疗的反应（见"采集动脉血标本"）。

记住，动脉血气分析应该和患者的整体状况结合进行评估。只有评估所有信息，你才能清楚地知道发生了什么。

动脉血气分析结果包括几个部分，其中只有三个项目与酸碱失衡有关：pH、$PaCO_2$ 和碳酸氢盐浓度。成人的正常值范围是：

- pH 值：7.35 ～ 7.45
- $PaCO_2$：35 ～ 45mmHg
- 碳酸氢盐浓度：22 ～ 26mmol/L

动脉血气分析中的 ABC

pH 值是血液中氢离子浓度的计量形式；$PaCO_2$ 是测量动脉血中二氧化碳的分压，它代表呼吸的有效性。$PaCO_2$ 越高，pH 越低；而碳酸氢盐越高，pH 也越高，前者是反映机体内酸碱平衡的代谢指标。

动脉血气分析结果中的其他指标包括动脉血氧分压（PaO_2）和动脉血氧饱和度（SaO_2）。PaO_2 的正常范围是 80 ～ 100mmHg；但是，PaO_2 随着年龄的不同而有所改变。60 岁以上人群，$PaO_2 < 80$mmHg 也可能没有缺氧的症状和体征。SaO_2 的正常范围是 95% ～ 100%。

解读动脉血气分析的结果

当解读动脉血气分析的结果时，应有序地分析结果。下面给你提供一个有用的分析步骤（见"快速分析动脉血气结果"）。

第一步：检查 pH 值
首先，检查 pH 值，这是判断其他指标的根本。
如果 pH 值异常，首先判定是不是酸中毒（＜ 7.35）或碱中毒（＞ 7.45），然后再分析酸或碱中毒是代谢性的还是呼吸性的。

第二步：判定 $PaCO_2$
记住，$PaCO_2$ 可以为我们提供酸碱平衡方面呼吸部分的信息。如果 $PaCO_2$ 异常，判定是低（＜ 35mmHg）还是高（＞ 45mmHg）。然后判定这个异常结果是否与 pH 的变化一致。例如，如果 pH 升高，

采集动脉血标本

- 进行动脉血气分析可选择桡动脉、肱动脉和股动脉进行穿刺。但是，不同部位的穿刺角度不同

- 对于桡动脉（最常用到的动脉），应该以 45° 角斜刺进针；肱动脉的进针角度是 60°，股动脉是 90°

- 无论你选择哪个采血部位，都应先经过正规培训，并遵循所在医疗机构的规章制度。动脉采血后一定要加压止血，直到不出血为止

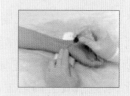

快速分析动脉血气结果

- 检查 pH：它是正常（7.35～7.45）、酸中毒（＜7.35）还是碱中毒（＞7.45）？
- 检查 $PaCO_2$：它是正常（35～45mmHg）、高还是低？
- 检查碳酸氢盐水平：它是正常（22～26mmol/L）、高还是低？
- 检查代偿表现。哪一个数值（$PaCO_2$ 或碳酸氢盐）与 pH 改变更一致？
- 检查 PaO_2 和 SaO_2：PaO_2 是正常（80～100mmHg）、高还是低？SaO_2 是正常（95%～100%）、高还是低？

$PaCO_2$ 水平降低（低碳酸血症），提示不可能是呼吸性碱中毒；相反，如果 pH 降低，$PaCO_2$ 水平升高（高碳酸血症），提示不可能是呼吸性酸中毒。

第三步：观察碳酸氢盐

接下来，观察碳酸氢盐水平，能提供代谢性酸碱平衡方面的有价值的信息。

如果碳酸氢盐水平异常，判定是低（＜22mmol/L）还是高（＞26mmol/L）。然后判定这个异常结果是否与 pH 的变化一致。例如，如果 pH 值很高，$PaCO_2$ 值很低（低碳酸血症），提示可能是呼吸性碱中毒。呼吸性碱中毒是由过度通气、机械性过度通气、妊娠、卒中、高海拔地区和败血症引起的。相反，如果 pH 较低，$PaCO_2$ 较高（高碳酸血症），这表明问题是由通气不足引起的呼吸性酸中毒。呼吸性酸中毒的原因可能是急性或慢性的，大多数与慢性疾病有关，如慢性支气管炎、哮喘、肺炎和气道阻塞。

第四步：注意代偿

有时，你可能看到 $PaCO_2$ 和碳酸氢盐水平都有改变。一方面提示引起 pH 改变的原始原因；另一方面，机体正在尽量对这一紊乱进行代偿。

如果机体有足够的代偿能力以至 pH 降到正常范围内，那么就是完全代偿；另一方面，如果 pH 在正常范围之外，那么就是部分代偿。

代偿涉及代谢性和呼吸性两方面。如果结果提示主要是代谢性酸中毒，则代偿将以呼吸性碱中毒的形式呈现。例如，下述动脉血气分析结果提示代谢性酸中毒，以呼吸性碱中毒进行代偿：

- pH：7.29
- $PaCO_2$：17mmHg

记忆小妙招

记住，碳酸氢盐和 pH 值同时升高或降低。当一个升高或降低时，另一个也会随之升高或降低。

● 碳酸氢盐：19mmol/L

pH 降低提示酸中毒，然而，$PaCO_2$ 低，通常又提示是碱中毒，而碳酸氢盐水平降低通常又提示酸中毒。这时，碳酸氢盐水平与 pH 值均降低，因此，引起 pH 降低的最初原因是代谢性的。$PaCO_2$ 的降低是呼吸部分代偿的必然结果。

pH、$PaCO_2$ 和碳酸氢盐水平正常提示患者酸碱平衡正常。

第五步：测定 PaO_2 和 SaO_2

最后检查 PaO_2 和 SaO_2，能够得出患者氧合状况的信息。如果异常，判定是高（$PaO_2 > 100$mmHg）还是低（$PaO_2 < 80$mmHg 和 $SaO_2 < 95\%$）。

PaO_2 反映了身体从肺获取氧的能力。PaO_2 低提示低氧血症，会导致过度通气。PaO_2 也能提示何时给予患者吸氧治疗（见"不准确的动脉血气结果"）。

阴离子间隙

你可能偶尔见过被称为阴离子间隙的实验室检查结果（见"穿越巨大的阴离子间隙"）。前面的章节已讨论了血液中的阳离子（带正电荷）与阴离子（带负电荷）怎样发生抵消，以维持适当的电荷平衡。检测阴离子间隙的结果则有助于你区分不同类型的酸中毒。

（一）认识阴离子间隙

阴离子间隙是指血浆中阴离子与阳离子的差值。循环中超过 90% 的阳离子为钠离子，85% 的阴离子是氯离子和碳酸氢根离子（钾离子因其含量低且稳定，常被忽略）。

阴离子间隙表示不能被常规测量的阴离子总和，包括硫酸根、磷酸根、蛋白质和组织器官所产生的酸，如乳酸和酮酸。因为这些阴离子无法被常规的实验室检查测量，阴离子间隙是确定它们存在的一个方法。

（二）关注阴离子间隙

阴离子间隙升高，当 > 14mmol/L 时，提示血中不能常规测量的阴离子增加 1% 或更多。阴离子间隙增加可能发生在组织器官产酸增加所致的酸中毒时，包括乳酸酸中毒和酮症酸中毒。

阴离子间隙升高常可见于某些疾病，包括高氯性酸中毒、肾小管性酸中毒和碳酸氢盐严重消耗，如胰胆管瘘和回肠袢功能障碍。

阴离子间隙降低很少见，但可发生在高镁血症和异常蛋白质增生状态，如多发性骨髓瘤和 Waldenströsm 巨球蛋白血症。

不准确的动脉血气结果

为了避免动脉血气结果不准确，在获取动脉血样本时要确保使用恰当的方法。记住：

● 在血样采集后延迟将样本送往实验室或在进行吸入或呼吸治疗后的 15 ～ 20 分钟内抽血进行动脉血气分析，可能会改变结果

● 注射器中的气泡会影响氧含量

● 注射器中的静脉血会改变二氧化碳和氧的含量以及 pH

酸碱失衡与 COVID-19

许多 COVID-19 患者因肺炎和 / 或肾损伤而导致酸碱失衡，其中可能包括代谢性碱中毒、呼吸性碱中毒合并 / 混合原因，呼吸性酸中毒，代谢性酸中毒和代偿性酸中毒。

穿越巨大的阴离子间隙

　　下图描绘了正常的阴离子间隙。阴离子间隙是钠离子浓度减去氯离子和碳酸氢根浓度的总和得出的，该值的正常范围是 8～14mmol/L，表示细胞外液中不能被测量的阴离子浓度。

　　在下面的例子中，氯离子浓度是 105mmol/L，碳酸氢根浓度是 25mmol/L，钠离子浓度是 140mmol/L，计算阴离子间隙，首先钠离子浓度为 140mmol/L，然后减去氯离子浓度和碳酸氢根浓度之和为 130mmol/L，最后得到 10mmol/L——阴离子间隙。

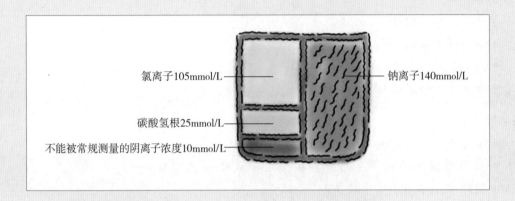

氯离子105mmol/L　　　　　　　钠离子140mmol/L

碳酸氢根25mmol/L

不能被常规测量的阴离子浓度10mmol/L

 学习要点

酸碱平衡小结

酸碱基础

- 酸——能把氢离子传递给其他分子的分子，且 pH < 7 的溶液
- 碱——能接受氢离子的分子，且 pH > 7 的溶液
- 机体必须保持精确的平衡，才能保证正常的功能
- 轻微酸碱失衡都会影响机体的新陈代谢和正常功能
- 感染、创伤和药物都有可能会导致酸碱失衡

了解 pH

- pH 值——根据氢离子浓度和溶液中酸碱含量计算
- 血液 pH 值的正常范围——7.35～7.45，表示氢离子和碳酸氢根离子平衡

pH 异常

- 酸中毒——血 pH < 7.35，可以是氢离子浓度增加或碳酸

氢根浓度降低所致

- 碱中毒——血 pH > 7.45，可以是氢离子浓度降低或碳酸氢根浓度增高所致
- pH < 6.8 或 pH > 7.8 通常是致命性的
- pH 改变会影响健康、电解质平衡、关键酶的活性、肌肉收缩和细胞的基本功能

维持酸碱平衡

三个系统参与调节酸碱平衡：

- 化学缓冲系统——直接中和酸或碱
- 呼吸系统——调控酸的排出和潴留
- 肾脏——排出或保留酸或碱

化学缓冲系统

- 碳酸氢盐缓冲系统——作用于血液和组织间液
- 磷酸盐缓冲系统——与酸和碱反应形成化合物以改变 pH，尤其在肾小管中起作用
- 蛋白质缓冲系统——在细胞内和细胞外起作用，与酸或碱结合以起中和作用

呼吸系统

- 在数分钟内对 pH 的改变做出反应
- 通过改变呼吸频率和幅度来调节血液中二氧化碳含量
- 当碳酸氢盐浓度降低时，通过快速而深大的呼吸进行代偿，促进二氧化碳排出
- 当碳酸氢盐浓度增高时，通过浅而慢的呼吸进行代偿，减少二氧化碳丢失
- 调节碳酸的生成

肾脏

- 代谢补偿比呼吸补偿过程缓慢
- 重吸收酸和碱或自尿中排出酸碱
- 产生碳酸氢盐以补充丢失
- 调节碳酸氢盐的产生
- 当 $PaCO_2$ 水平升高时，通过保留碳酸氢盐和增加酸分泌进行代偿
- 当 $PaCO_2$ 水平降低时，通过分泌碳酸氢盐和增加酸的潴留进行调节

阴离子间隙

- 表示细胞外液中不可测量的阴离子浓度
- 正常范围为 8 ～ 14mmol/L
- 有助于区分不同类型的酸中毒

解读酸碱失衡

- 第一步：检查 pH，是酸中毒还是碱中毒
- 第二步：判定 $PaCO_2$，是呼吸性的还是代谢性的？是正常，还是高或低
- 第三步：观察反映代谢状况的碳酸氢盐
- 第四步：注意代偿机制，代谢性酸中毒可通过呼吸性碱中毒进行代偿
- 第五步：测定 $PaCO_2$ 和 SaO_2，它们都可反映体内氧合状况

小测验

1. 护士正在护理一名血气分析结果中 $PaCO_2$ 升高的患者，$PaCO_2$ 水平代表（ ）的作用
   A. 肾功能
   B. 肺通气
   C. 磷酸盐缓冲系统
   D. 碳酸氢盐缓冲系统
   答案：B；$PaCO_2$ 反映了呼吸系统在维持酸碱平衡中的作用。

2. 护士正在为一名肾脏透析的患者提供护理，肾脏对酸碱失衡的反应是
   A. 调整 $PaCO_2$ 水平
   B. 产生磷酸盐缓冲液
   C. 产生蛋白质缓冲剂液
   D. 分泌或排出氢离子或碳酸氢盐
   答案：D；根据机体需要，肾通过分泌和重吸收氢离子和碳酸氢盐，对某些酸碱失衡作出反应。

3. 护士正在为一名呼吸急促的患者提供护理。由于患者呼吸频率升高，护士预估患者的体内会
   A. 潴留二氧化碳
   B. 清除过多的二氧化碳
   C. 提高碳酸氢盐的缓冲能力

D. 产生更多的碳酸

答案：B；血液中二氧化碳浓度增加时，测量的 $PaCO_2$ 增高，pH 降低。大脑中的化学感受器感受到 pH 的改变后，刺激肺过度通气，导致机体排出多余的二氧化碳。

4. 护士正在护理患者，如果患者的 pH 高于正常（碱中毒），可以得出

　　A. 高 $PaCO_2$ 和高碳酸氢盐

　　B. 低 $PaCO_2$ 和高碳酸氢盐

　　C. 低碳酸氢盐和高 $PaCO_2$

　　D. 低 $PaCO_2$ 和低碳酸氢盐

答案：B；$PaCO_2$ 降低意味着血中二氧化碳（酸）含量减少，pH 上升。当 pH 升高时，碳酸氢盐水平也会增加。

5. 护士收到了实验室报告的患者的动脉血气结果为：pH 7.33，$PaCO_2$ 为 40mmHg，碳酸氢盐 20mmol/L，解读这个结果为

　　A. 呼吸性酸中毒

　　B. 代谢性酸中毒

　　C. 呼吸性碱中毒

　　D. 代谢性碱中毒

答案：B；pH 降低，意味着酸中毒。因为 $PaCO_2$ 正常，并且碳酸氢盐浓度降低（与 pH 相称），因此主要原因是代谢性的。

6. 一位护士给了你这样一个动脉血气结果：pH 7.52，$PaCO_2$ 为 47mmHg，碳酸氢盐 36mmol/L，你解读的结果为

　　A. 正常

　　B. 呼吸性酸中毒

　　C. 呼吸性碱中毒伴呼吸代偿

　　D. 代谢性碱中毒伴呼吸代偿

答案：D；这个 pH 升高是碱中毒。虽然 $PaCO_2$ 和碳酸氢盐都发生了改变，但碳酸氢盐的改变与 pH 改变相称。$PaCO_2$ 的升高代表了呼吸系统尽力通过保留二氧化碳来对碱中毒进行代偿。

评分

☆☆☆　如果你回答对了所有 6 个问题，那么祝贺你！所有酸碱的问题你都掌握得很好！

☆☆　　如果你回答对了 4 或 5 道题，很好！你也很优秀！

☆　　　如果你回答对的问题少于 4 个，别担心！继续努力，成功为时不晚！

（叶春媛　钟兆红）

参考文献

Alexander, M., Corrigan, A. M., Gorski, L. A., & Phillips, L. (2014). *Core curriculum for infusion nursing* (4th ed.). Lippincott Williams & Wilkins.

Alfano, G., Fontana, F., Mori, G., Giaroni, F., Ferrari, A., Giovanella, S., Ligabue, G., Ascione, E., Cazzato, S., Ballestri, M., Di Gaetano, M., Meschiari, M., Menozzi, M., Milic, J., Andrea, B., Franceschini, E., Cuomo, G., Magistroni, R., Mussini, C.,..., Pinti, M. (2021). Acid base disorders in patients with COVID-19. *International Urology and Nephrology, 54*(2), 405–410. https://doi.org/10.1007/s11255-021-02855-1

Willis, L. (Ed.) (2018). Chapter 6: Disruptions in homeostasis. In *Lippincott certification review: Medical-surgical nursing* (6th ed., pp. 59–88). Wolters Kluwer.

Cho, K. C. (2016). Electrolyte & acid-base disorders. In M. A. Papadakis, S. J. McPhee, & M. W. Rabow (Eds.), *Current medical diagnosis and treatment 2017* (56th ed., pp. 901–912). McGraw-Hill Education.

Harris, D. (2022). Essential critical care skills 6: arterial blood gas analysis. *Nursing Times [online], 118*(4). https://www.nursingtimes.net/clinical-archive/critical-care/essential-critical-care-skills-6-arterial-blood-gas-analysis-28-03-2022/

第二篇　体液和电解质失衡

第四章　体液失衡

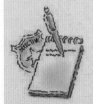
了解血容量

血压与心脏的每搏输出量及血管收缩程度有关。血容量可影响每搏输出量及血管收缩程度，因此，血压成为评估患者体液状况的关键。某些特殊压力，如肺动脉压（pulmonary artery pressure，PAP）和中心静脉压（central venous pressure，CVP）都可以通过专用的导管进行测量。这些测量值也有助于评估血容量状况。

为了使血压测量系统检测准确，应定期将仪器自动检测值和手工测量值进行对比。

袖带测量血压

使用听诊器和血压计测量血压是评估血容量最好的方法之一，它快速、简单，且患者几乎没有什么风险，直接或间接方法测量的血压值通常与患者的循环血量有关。

（一）袖带尺寸

要想准确测量血压，必须确保袖带尺寸正确。袖带气囊的长度应是上臂周径的80%，宽度至少是上臂周径的40%。

（二）袖带位置

将患者手臂置于肱动脉与心脏在同一平面的位置。正确的袖带位置是在肘前窝上方并能将上臂包裹。成人袖带底边应位于肘上 2.5cm，而儿童袖带的底边应接近肘前窝。

将袖带气囊的中心置于前臂中央、肱动脉之上。多数袖带上标有正确放置气囊的标志。气囊放至正确位置后，用食指触诊肱动脉，将听诊器的体件置于搏动最强位置处（见"血压袖带的位置"）。如果患者体位正确，应先让患者休息 5 分钟，然后再测量血压。

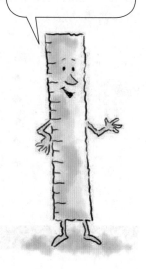

袖带尺寸！袖带气囊的长度应该是上臂周径的80%,宽度至少是上臂周径的40%。

（三）听诊

一旦放置好听诊器和袖带，用另一只手的拇指和食指旋紧橡胶球的气囊泵并关紧阀门，然后将空气泵入袖带，同时一边进行桡动脉听诊、一边不断泵入空气，直至听到最后一声动脉搏动后，再打气至测量表压力至少增高 10mmHg。接下来缓慢打开空气泵阀门，慢慢将袖带气囊放气，在释放空气的同时观察压力表并进行桡动脉听诊，当听到第一声搏动时，记下压力表上的压力读数，这就是收缩压；继续缓慢释放空气和听诊，当音调变弱甚至消失，此时的数值为舒张压。如果怀疑读数虚高或虚低，可采取措施纠正（见"血压测量中的常见问题"）。

（四）全自动血压仪

当患者的血压频繁变化时（如体液失衡患者），你可使用自动测血压装置，该装置可反复测量血压，自动计算，并以数字的形式显示血压数值。

血压袖带的位置

下图显示了血压袖带和听诊器的正确位置。

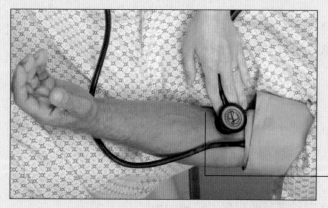

肱动脉

治疗无效时！　故障处理

血压测量中的常见问题

下表列举出读数虚高或虚低可能的原因。

问题和可能的原因	解决办法
读数虚高	
袖带太小	确保袖带足够长，能够完全包绕上臂
袖带包绕得太松，导致有效宽度不足	裹紧袖带
气囊放气太慢，导致手臂或腿部的静脉充血	气囊放气的速度为每次心搏不低于 2mmHg
测量时间选择错误（患者饭后、活动后、明显焦虑或手臂肌肉弯曲时）	延迟测量或让患者在测量血压之前放松
在同一手臂上多次测量血压导致静脉充血	不要在同一胳膊上测量血压超过两次，且两次测量期间应间隔几分钟
读数虚低	
手臂或腿的位置放置不正确	确保患者手臂或腿部与心脏处于同一平面
没有注意听诊间隙（压力降低 10～15mmHg 会出现声音减弱，然后再增强的现象）	在准确测量之前先触诊评估收缩压，然后对比触及的压力和测量的压力
听不见或音量太低	在袖带气囊充气前，指导患者抬高手臂或腿，以降低静脉压和放大低容量时的声音；袖带充气后，告诉患者放低手臂或腿，然后给袖带气囊放气并听诊，如果仍然不能听到声音，那么就记录可触及的收缩压

袖带气囊会自动充气检测血压，然后立刻自动放气。你可以根据需要设定程序监测气囊充气压，并设定血压高、低或平均压的报警值。大部分监护器显示的是最新测量的血压读数。

（五）触诊测量血压

当患者血压低时，通常检测不到血压值，只能通过触诊评估收缩压。

将袖带置于上臂，通过触诊肱动脉或桡动脉搏动感知血压。方法是：给袖带气囊充气，直到不能触及搏动，然后慢慢给袖带气囊放气，当你重新触及动脉搏动，即为收缩压。例如，如果触及的血压是90mmHg，就记录"90/P"（这个 P 代表触诊）。

（六）多普勒仪测量血压

如果患者手臂肿胀或血压过低，触及不到脉搏，你应该怎么做？首先，触诊颈动脉以确认其有脉搏，然后用多普勒仪获取收缩压读数（见"如何用多普勒仪测量血压"）。

多普勒仪的探头采用超声波直接探测血管内血流。通过多普勒装置，你就能听到患者每次脉搏的血流声。

多普勒仪检测血压的步骤如下：

- 像听诊法测量一样，将血压袖带绑在手臂上
- 在你认为能找到肱动脉搏动的肘前区域涂上耦合剂
- 打开开关，将探头轻轻放置在肱动脉上方
- 调节音量和探头的位置，直至能清晰地听到肱动脉搏动的声音
- 给血压袖带气囊充气，直至脉搏声音消失
- 缓慢给袖带气囊放气，直至脉搏声音再次出现——此时血压计上显示的数值即为收缩压。例如，如果在 80mmHg 时听到搏动音，就记录"80/D"（D 代表多普勒仪检测）

> **如何用多普勒仪测量血压**
>
> 当不能听见或无法感觉到患者的脉搏时，试用下图所示的多普勒超声装置。
>
>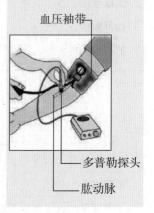
>
> 血压袖带
> 多普勒探头
> 肱动脉

直接测量血压

直接测量是一种使用动脉导管获得血压读数的有创测量方法。当需要所测血压准确度高或频繁测量血压时，如严重体液失衡，就需要直接测量。

（一）动脉导管

将动脉导管插入桡动脉或肱动脉（必要时也可以是股动脉）。动脉导管可持续监测血压，也可用于采集动脉血样本进行血气分析或其他实验室检测。因为插入动脉导管需要一定的技术水平和经过培训的团队，通常要将患者收住监护室或亚监护病房。

（二）压力连接导线

将导管与冲洗系统相连接———个装有生理盐水的输液袋（含有肝素），其外包绕加压气囊。该系统能维持动脉管路通畅。

将动脉导管与床旁监护仪传感器连接。传感器能将导管内的流体压力波转化为能被分析和能在监护仪上显示的电信号。因为患者的血压是持续的，所以你能立即观察到测量值的变化，并迅速作出反应。

肺动脉导管

动脉导管可以直接测量血压，而肺动脉（pulmonary artery,

PA）导管能够直接测量其他压力。通常可将肺动脉导管插入锁骨下静脉或颈内静脉，有时也可插入手臂（肱静脉）或腿（股静脉）的静脉。

导管尖端通过静脉进入右心房，然后进入右心室，最后到达肺动脉。然后，将导管与动脉导管系统相似的压力传感器系统连接（见肺动脉导管）。

（三）清晰的图形

与其他测量方法相比，肺动脉导管能为我们提供反映体液容量更清晰的图形。用肺动脉导管可以测量肺动脉压（PAP）、肺动脉楔压（pulmonary artery wedge pressure，PAWP）、心排血量、中心静脉压（CVP）——所有这些都是反映左心功能的指标，包括泵功能、充盈压和血管内容量。

PAP 在监护仪上能常规显示。肺动脉收缩压的正常值是 15 ～ 25mmHg，反映右心房收缩的压力。肺动脉舒张压的正常值是 8 ～ 15mmHg，反映肺血管的最低压力。平均 PAP 的正常值为 10 ～ 20mmHg。

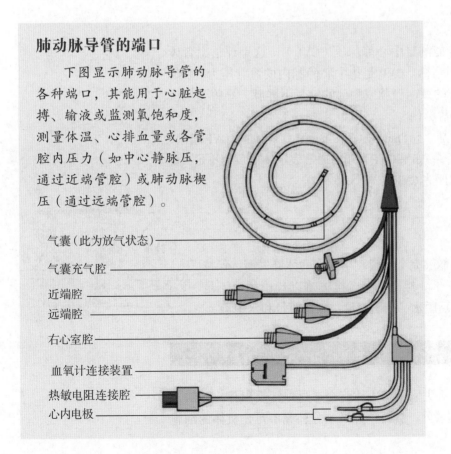

肺动脉导管的端口

下图显示肺动脉导管的各种端口，其能用于心脏起搏、输液或监测氧饱和度，测量体温、心排血量或各管腔内压力（如中心静脉压，通过近端管腔）或肺动脉楔压（通过远端管腔）。

气囊（此为放气状态）
气囊充气腔
近端腔
远端腔
右心室腔
血氧计连接装置
热敏电阻连接腔
心内电极

（四）肺动脉楔压

当给导管尖端气囊充气时，血流会推动导管尖端进入肺动脉。导管尖端在肺动脉中一直浮动前行直到停止或楔入较小的分支。

当导管尖端楔入肺动脉分支时，导管测量到的压力来自左心，该测量值反映血容量的变化。肺动脉楔压（PAWP）的正常值是 4～15mmHg。PAP 和 PAWP 通常在容量负荷过多时增高，在容量不足时降低。这就是为什么肺动脉导管在评估和治疗急性体液失衡时很有用。

（五）多种测量值

肺动脉导管也能测量心排血量，可以持续测量或经近端管腔瞬间静脉注射液体测量。心排血量是心脏每分钟泵出的血量，是由每搏输出量乘以心率计算而来。通常监护仪可以自动计算心输出量。

每搏输出量是心脏每次搏动时心室泵出的血量，也可由床旁监护仪计算得到。心排血量的正常值为 4～8L/min。如果血容量不足，则认为心排血量偏低（假设心脏能够正常泵血）；如果血容量负荷过多，则认为心排血量增高。

（六）中心静脉压

经中心静脉导管能测量中心静脉压（CVP），这是评估患者体液状态的另一个常用指标。CVP 是指中心静脉内的血管压力。CVP 导管通常放置在颈部的颈内静脉或胸部的锁骨下静脉，导管尖端位于右心房上部的上腔静脉内。

CVP 的正常范围是 2～8mmHg（2～6cmH$_2$O）。如果 CVP 增高，通常表示体液负荷过多；如果 CVP 降低，通常表示体液负荷不足（要自行评估 CVP，见"评估 CVP"）。

维持平衡

大多数时候机体能够完全代偿较小程度的体液失衡，保持血压和其他测量值正常。然而，有时机体难以代偿体液不足或过剩，此时就会出现脱水、低血容量、高血容量和水中毒。

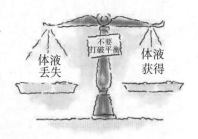

脱水

机体如果一直在丢失水分。人体将会通过口渴反射作出反应，喝水或摄取食物补充水分。然而，如果水分补充不足，机体的细胞

评估 CVP

按照以下步骤评估患者的中心静脉压（CVP）：

1. 患者平躺在床上，床头抬高 45°～60°。
2. 从颈部切线方向观察颈内静脉。
3. 注意搏动的最高点。
4. 首先触诊锁骨与胸骨连接处，找到锁骨上凹。接下来找到 Louis 角或胸骨切迹的位置。
5. 然后将两个手指放置在患者的锁骨上凹，沿胸骨下移直至骨性突起的位置——这就是 Louis 角。右心房位于该点下方 5cm 的位置。
6. 测量 Louis 角与可视搏动点之间的距离。正常情况下该距离＜3cm。
7. 该数字加上 5cm 为搏动最高点与右心房之间距离的估计值。该距离＞10cm 就表示 CVP 升高。

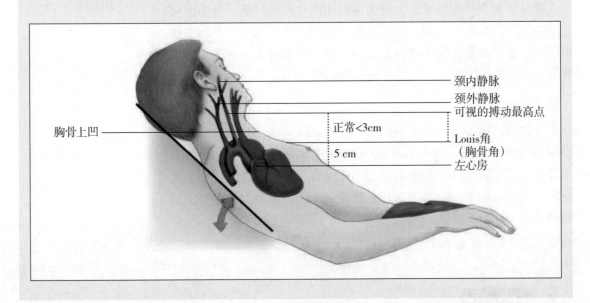

就会失水，此种状况称之为脱水。脱水可分为等渗性脱水、高渗性脱水和低渗性脱水。等渗性脱水是由于低血容量或液体容量丢失造成的。高渗性脱水是由于液体不足造成的，通常见于老年人和幼儿。低渗性脱水是由于钠流失量大于水的结果，通常是低钠饮食或过度使用利尿剂的结果。

脱水原因

体液缺失可导致血液浓缩（渗透压升高）和血清钠水平升高。为了试图恢复细胞内外的液体平衡，水分子从细胞内转移到浓缩的血液中。机体通过增加水摄入和肾脏对水的保留通常可以使血容量恢复。

（一）不可思议的细胞缩水

如果细胞外水仍未充分补充，水分就会不断从细胞内转移到细胞外。如果此过程持续存在，细胞则开始皱缩。由于水在营养物质的摄取、废物的排泄和维持细胞形状时是必需的，如果没有充足的水分，细胞就不能正常发挥功能。

（二）危险因素有哪些？

如果不能对口渴刺激做出充分反应，就会增加脱水的风险。谵妄、昏迷或长期卧床的患者相当虚弱，不能自主喝水、肾发育不成熟、不能有效浓缩尿液的婴儿也同样脆弱。

老年患者也很容易脱水，因为他们体内含水量较低、肾功能减退和感觉口渴的能力减弱，所以他们不能像年轻人那样容易调节体液不足。患者如果接受了较高浓度的管饲而没有补充足够的水，也很容易发生脱水（见"有区别但却有共同点"）。

（三）危害

任何加速体液丢失的情况都会导致脱水。例如，大脑不能分泌抗利尿激素（antidiuretic hormone，ADH）的尿崩症患者。如果大脑不能分泌足够的 ADH，尿量就会超出正常范围。尿崩症患者产生大量高度稀释的尿液——约为 30L/d，患者也会因口渴而大量喝水，然而通常摄入量小于尿量。

脱水的危险症状

如果怀疑患者体液失衡，并出现以下症状，需要紧急处理：
- 精神障碍
- 惊厥
- 昏迷

年龄因素

有区别但却有共同点

老年患者和幼儿对体液和电解质失衡都非常敏感，尽管年龄差距很大，但是引起失衡的原因在许多方面却相同：
- 在没有帮助的情况下无法获得水
- 无法表达口渴的感觉
- 不能准确估计丢失量——如患者必须用尿布时
- 因为发热通过出汗丢失体液
- 腹泻和呕吐丢失体液

其他引起脱水的原因包括长期发热、大量腹泻、肾衰竭和高血糖（导致机体产生大量稀释尿液）。

症状体征

随着脱水的进展，可以观察到患者的精神状况也会发生变化。患者可能主诉头晕、乏力或极度口渴，还可能出现发热（患者因为需要通过出汗使体温下降，导致体液量下降）、皮肤干燥或黏膜干燥，皮肤弹性差。因为老年患者的皮肤可能缺乏弹性，所以通过检查皮肤弹性来评估脱水是不可靠的。

患者的心率可能增快，血压可能下降，严重时可导致惊厥或昏迷。同时，由于循环血容量不足，患者的尿液也会减少。除尿崩症患者会出现尿色变淡、尿量增加外，脱水会引起尿液浓缩（见"脱水的危险症状"）。

如果快速为患者补充低渗溶液，则水分会从静脉进入到细胞内，导致细胞肿胀。

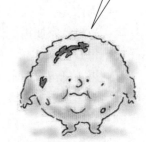

实验室检查结果

脱水时，实验室检查结果会出现：

- 血细胞比容（hematocrit，HCT）升高
- 血浆渗透压升高（> 300mOsm/kg）
- 血清钠离子水平增加（> 145mmol/L）
- 尿比重 > 1.030

因为尿崩症患者的尿液稀释，尿比重通常 < 1.005，尿渗透压在 50 ～ 200mOsm/kg。

处理原则

脱水治疗的目的是补充丢失的体液。因为脱水患者的血液浓缩，应避免使用高渗溶液。如患者能口服，尽量鼓励其口服。由于血清钠水平升高，应给予不含钠的液体。

给予严重脱水患者静脉输液，补充丢失的体液。大多数患者需输注低渗、低钠液体，如 5% 的葡萄糖溶液（D_5W）。

请记住，如果低渗液输入过快，那么水分会从静脉进入到细胞内，导致细胞肿胀。脑细胞肿胀会引起脑水肿。为了避免这些潜在危险，应逐渐补液，补液时间应超过 48 小时。

教学要点

脱水的宣教

脱水宣教时应包括以下内容：

- 脱水的定义和治疗
- 危险的症状和体征
- 处方药物
- 遵从医嘱的重要性

抢救程序

密切观察可能发生脱水的患者。如果发现患者存在脱水症状，应采取以下步骤：

- 密切监测症状和生命体征，以便能迅速作出反应
- 准确记录患者出入量，包括尿液和大便的量
- 保持患者静脉通路通畅，监测静脉输液情况。当给患者输低渗液时，观察患者有无脑水肿的症状和体征，包括头痛、谵妄、易激惹、嗜睡、恶心、呕吐、脉压差增加、脉率下降和惊厥（见"脱水的宣教"）
- 请记住，尿崩症患者需应用抗利尿激素
- 监测患者血清钠离子水平、尿渗透压和尿比重来评估体液失衡程度
- 插入导尿管准确监测尿量
- 为谵妄、眩晕或有惊厥风险的患者提供一个安全的环境，并教患者家属需要做的事情
- 每日测量体重（每天同一时间，使用同一秤）以评估治疗效果（见记录脱水）
- 对患者进行皮肤和口腔护理，维持其皮肤表皮和口腔黏膜的完整

评估患者的出汗情况——这有可能是患者丢失水分的主要原因。

低血容量

低血容量是指等张液从细胞外丢失（包括液体和溶质的丢失）。

智能图表

记录脱水

当患者脱水时，应记录：

- 评估结果
- 液体入量、出量和每日体重
- 静脉治疗方法
- 患者对干预的反应
- 相关的实验室检查结果
- 提高患者的认识和认知

儿童和老年患者是发生低血容量的高危人群。由于机体对循环血容量丢失会出现代偿，低血容量的最初症状和体征很轻。如果没有早期发现和及时治疗，体征就会更加明显，后续会发展为低血容量性休克———一种常见的休克形式。

发病机制

体液丢失过多（如出血），尤其是同时合并摄入不足时，是发生低血容量的一个危险因素。体液从血管内转移到第三间隙，而不是进入细胞内，是发生低血容量的另一个危险因素。例如，液体可能进入腹腔（腹水）、胸腔或心包。这些第三间隙液体转移可能是由于毛细血管通透性增加或血浆胶体渗透压降低引起的。

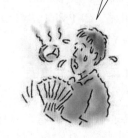

体液自细胞外间隙丢失有几种不同的原因，包括出汗过多。谁能帮我降降温啊?

（一）液体丢失的原因

液体从细胞外间隙丢失的原因包括：

- 腹部手术
- 尿崩症（尿量增加）
- 过度使用利尿剂
- 过度使用缓泻剂
- 过度发汗
- 发热
- 瘘管
- 出血 [可能是可见的（明显）或隐蔽（难以发现）的出血]
- 鼻饲管引流
- 肾衰竭多尿期
- 呕吐或腹泻

（二）液体转移

以下任何一个因素都可能导致第三间隙积液，包括：

- 急性肠梗阻
- 急性腹膜炎
- 烧伤（初期）
- 挤压伤
- 心力衰竭
- 髋部骨折
- 低蛋白血症
- 肝衰竭
- 胸腔积液

低血容量的表现

如果体液丢失量极小（循环血量的 10% ～ 15%），机体可通过加快心率来代偿。可观察到患者出现直立性低血压、不安或焦虑等情况。患者的尿量可能＞ 30ml/h，但其可能存在毛细血管充盈延迟、上臂和大腿皮肤湿冷、苍白等问题（见"低血容量的危险症状"）。

（一）体重改变

低血容量患者可能出现体重下降。急性体重下降提示体液快速改变。体重下降 5% ～ 10% 提示轻度到中度脱水，体重下降超过 10% 提示重度脱水。随着低血容量的进展，患者的症状和体征更加明显，CVP 和 PAWP 下降。应密切监测患者的细微体征改变，包括直立性低血压。

（二）头晕和谵妄

中度血容量丢失（大约 25%）时，患者会出现谵妄、易激惹、头晕、恶心或极度口渴，通常伴有脉搏细速，血压下降。患者可能感觉皮肤湿冷，且尿量可下降至 10 ～ 30ml/h。

（三）休克

重度血容量丢失（血管内容量降低 40% 或更多）可能导致低血容量性休克。低血容量性休克患者的心排血量降低，精神状况恶化，甚至出现意识丧失。症状可进展为明显的心动过速和低血压，伴外周脉搏减弱或消失。皮肤可变得湿冷甚至发绀。尿量减少不足 10ml/h。

实验室检查结果

仅凭单一的实验室检查结果并不能诊断血容量不足。检查结果可随基础疾病和其他因素不同而发生变化。实验室检查通常能够提示血液浓缩。典型的实验室检查结果包括：

- 随钠离子和液体丢失的量不同而出现血清钠水平正常或增高（＞ 145mmol/L）
- 出血时会出现血红蛋白和 HCT 降低
- 血尿素氮（BUN）和肌酐升高
- 由于肾代偿性储水，尿比重会增高
- 血浆渗透压增高

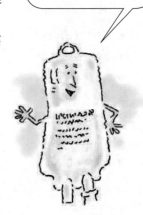

患者一旦发生低血容量性休克，需要短时间内输入大量液体。

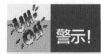

警示!

低血容量的危险症状

为了避免意外，应注意观察低血容量以及低血容量性休克早期的症状和体征：

- 精神状况恶化（从不安和焦虑发展到昏迷）
- 口渴
- 头晕
- 恶心
- 心动过速
- 毛细血管再充盈延迟
- 由直立性低血压进展为明显的低血压
- 尿量开始＞ 30ml/h，然后很快出现尿量＜ 10ml/h
- 上臂和大腿的皮肤湿冷、苍白
- 体重减轻
- 颈静脉扁平
- 中心静脉压降低
- 外周脉搏减弱或消失

治疗措施

血容量不足的治疗包括补充相同浓度的液体，这有助于使血压和血容量恢复正常。口服补充液体通常不能充分补足血容量。静脉输入等渗液，如生理盐水和复方林格液，能增加循环血量。

（一）补液

早期可在短时间内输入大量液体。低血容量性休克是一种紧急状况，需要补充多种液体成分。大量液体需要经短而大口径的导管输注，可能因为它们比长而细的导管对液体流动的阻力更小。

（二）输白蛋白或输血

快速输注生理盐水或复方林格液后，通常接下来是输注血浆蛋白质液，如白蛋白。如果患者存在出血，则需要输血。患者也许还需要使用血管加压药，如多巴胺，来维持血压直至其体液水平恢复正常。

初期应进行吸氧治疗以确保组织灌注充足。也许还需要外科手术进行止血。

护理措施

对于血容量不足的患者，护理工作包括以下内容：

- 确认患者气道通畅
- 根据医嘱提供和调节氧疗浓度
- 降低患者床头以减缓其血压下降速度
- 若患者正在出血，如果可能，应采用直接、持续的方法压迫止血，也可借助其他干预措施进行止血
- 如果采取措施后患者的血压仍不能达到预期效果，可能还有其他出血部位没有发现。记住，患者可能由于髋关节或骨盆断裂而发生内部大量失血。另外，血容量不足单靠输注液体不能纠正低血压时，需要联合应用血管加压药物提高血压
- 维持患者静脉通路畅通，使用短而大口径的导管快速输液。一般来说，应该为患者建立两个大口径的静脉输液通路
- 按照医嘱给予患者静脉输液、血管加压药和输血。可应用自动转换器回收患者自身的血液
- 按照要求抽血进行血型检测和交叉配血，准备输血
- 密切监测患者的精神状态和生命体征，包括准确测量直立血压，观察有无心律失常
- 如果条件允许，使用肺动脉导管进行血流动力学监测（心排血量、CVP、PAP 和 PAWP），判定患者对处理的反应（见"低血容量性休克时监测血流动力学的价值"）
- 监测患者脉搏情况和皮肤温度以评估其外周血管收缩情况
- 获得并记录检查结果，如全血细胞计数、电解质水平、动脉血气（aterial blood gas，ABG）分析、12 导联心电图和胸部 X 线片
- 为患者及其家属提供心理支持（见"低血容量的宣教"）
- 鼓励患者适当喝水
- 根据医嘱为患者插尿管，测量每小时的尿量（见"低血容量的记录"）
- 听诊监测呼吸音，观察患者有无静脉输液治疗的潜在并发症——体液过多征象。肺部液体过多时，听诊会出现湿啰音
- 监测患者的氧气需要量是否增加，增加是体液过多的信号
- 观察患者有无并发症出现，如弥散性血管内凝血、心肌梗死或成人呼吸窘迫综合征

警示！

低血容量休克时监测血流动力学的价值

血流动力学监测可以帮助你评估低血容量性休克患者的心血管状况。让我们来看一下这些参数的参考值：

- 中心静脉压：正常范围是 2 ～ 6cmH$_2$O，低血容量休克时降低
- 肺动脉压：正常范围是 10 ～ 20mmHg，低血容量休克时降低
- 肺动脉楔压：正常范围是 4 ～ 12mmHg，低血容量休克时降低
- 心排血量：正常范围是 4 ～ 8L/min，低血容量休克时降低

- 每日监测患者体重以监测治疗效果
- 为患者提供有效的皮肤护理，防止其皮肤破损

血容量过多

血容量过多是细胞外液中的等张液（水和钠离子）过多。因为液体和溶质按相同比例增加，血浆渗透压通常不受影响。血容量过多时机体会启动代偿机制，当代偿机制不足以代偿时，血容量过多

教学要点

低血容量的宣教

对于低血容量患者，应告知患者以下几点，并评估患者的掌握情况：

- 疾病的性质和产生原因时
- 注意症状和体征以及何时通知医生
- 治疗和遵从医嘱的重要性
- 缓慢改变体位的重要性，尤其是从仰卧位变成站立体位时，应避免直立性低血压
- 测量血压和脉率
- 处方药物

智能图表

低血容量的记录

对于低血容量患者，你应该记录患者的：

- 精神状态
- 生命体征
- 外周血管脉搏强度
- 皮肤的外观和温度
- 静脉输液治疗措施
- 输血
- 血管加压药的剂量（如果需要）
- 呼吸音和给氧量
- 每小时尿量
- 实验室检查结果
- 每日测量体重
- 干预和患者的反应
- 患者的宣教

的症状和体征就会出现。

发病机制

细胞外液容量在组织间隙和血管内都可能增加。通常机体能够通过调节循环中醛固酮、ADH、心房钠尿肽（由心脏的心房肌产生的激素）的水平进行代偿，使肾排出过多的水和钠离子，使体液恢复平衡。

然而，如果高血容量持续时间过长，血容量过多，或患者存在心功能不全，机体不能代偿，就会出现心力衰竭和肺水肿。液体会被迫从血管内进入组织间隙，导致组织水肿。

老年患者和肾功能或心血管功能受损患者尤其容易发展为血容量过多。

血容量过多的原因

血容量过多通常因钠离子和水摄入过多、水钠潴留或体液由组织间隙转移到血管内而导致。急性或慢性少尿型肾衰竭也能引起血容量过多。

引起钠或水摄入过多的原因和因素包括：

- 静脉输液时使用生理盐水或复方林格液
- 输血或血浆制品
- 摄入过多食盐

引起钠和水潴留的原因包括：

- 心力衰竭
- 肝硬化
- 肾病综合征
- 皮质类固醇治疗
- 醛固酮增多症
- 饮食中蛋白质摄入量过低

导致体液转移到血管内的原因包括：

- 烧伤治疗后液体再分布
- 输入高渗液体，如甘露醇或高渗盐溶液
- 使用血浆蛋白质，如白蛋白

临床表现

由于没有单一的实验室检查可诊断血容量过多，其诊断主要依据症状和体征。机体首先会尽可能通过增加心排血量来代偿过多的血容量，此时脉搏会变得快而有力，血压、CVP、PAP 和 PAWP 都会升高。当心力衰竭时，血压和心排血量会下降，会闻及第三心音奔马律，并可见静脉怒张，特别是手和颈静脉怒张。当患者将手部抬高至心脏水平之上时，手部静脉怒张维持超过 5 秒。

（一）面部水肿

水肿是由于血管内的流体静水压增高，导致液体进入组织所致。水肿可能首先出现在低垂部位，例如，患者平卧时出现在骶骨和臀部；直立时，腿部和足会出现水肿（见"评估指凹性水肿"）；然后水肿变得更加广泛。全身性水肿是指严重、广泛的水肿。水肿皮肤看起来肿胀，甚至会波及眼周，皮温凉，按压时有凹陷。由于液体潴留导致患者体重增加（每 0.5L 液体可增加体重 0.45kg）。体重增加 5% ～ 10%，提示轻到中度液体潴留；体重增加超过 15%，提示严重体液潴留。

（二）超负荷

肺部也可以发生水肿。当左心超负荷过多、心搏出量下降时，液体就会潴留在肺部。

评估指凹性水肿

你可以使用 +1 ～ +4 度评估水肿。在骨性表面的皮肤上用指尖按压几秒钟，然后观察手指离开皮肤后留下的指痕深度。水肿压痕应在 10 ～ 30 秒内消失。根据 Kogo 等（2017）的研究，1+ 水肿的特征是在肿胀组织中出现 2mm 的压痕；2+ 水肿会出现 4mm 的压痕；3+ 水肿为 6mm 的压痕；4+ 水肿是在肿胀组织出现 8mm 的压痕。

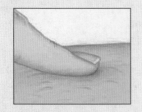 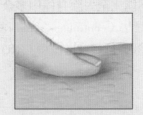 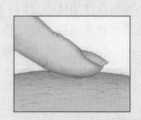

轻微的压痕提示 +1 度指凹性水肿。

压痕深，皮肤恢复原来的外形很慢，提示 +4 度指凹性水肿。

当皮肤难以按压而张力大时称之为实性水肿。出现实性水肿时，由于皮肤过于肿胀，以至于液体不能移位。

流体静水压会迫使液体从肺血管（和其他血管一样）进入组织间隙和肺泡，导致肺水肿。此时听诊能闻及湿啰音，患者会出现气短和呼吸急促，有时出现泡沫痰、咳嗽。咳粉红色泡沫痰是肺水肿的特征表现（见"肺水肿是如何发生的"）。

实验室检查结果

血容量过多患者的典型实验室检查结果包括：
- 由于血液稀释，会出现 HCT 降低
- 血清钠离子水平正常
- 由于血液稀释，血清钾和 BUN 水平低，增高提示肾衰竭或肾灌注不足
- 血浆渗透压降低
- 低氧血症（早期气促、动脉二氧化碳分压低，导致 pH 降低和呼吸性碱中毒）
- 胸部 X 线提示肺充血

治疗原则

血容量过多的治疗包括限制钠和水的摄入、应用药物预防并发症，例如心力衰竭或肺水肿等。同时应治疗引起血容量过多的病因。给予患者利尿剂以进一步促进多余液体的排出。

如果患者合并肺水肿，还要使用其他药物，如吗啡和硝酸甘油，以扩张血管，减少肺充血和回心血量。用地高辛治疗心力衰竭，因为地高辛可增强心肌收缩力和减慢心率。同时应给予患者吸氧并嘱其卧床休息。

当患者肾功能不全时，利尿剂不能完全去除身体中多余的液体，需要进行血液透析和连续性肾替代疗法（continuous renal replacement therapy，CRRT）。如果不能进行血液透析，可以使用 CRRT（见"了解 CRRT"）。

护理措施

护理血容量过多的患者需要做很多护理工作，包括以下几方面：
- 评估患者的生命体征和血流动力学状态，留意其对治疗的反应性。警惕可能出现的因过度矫正导致的血容量过低的症状。记住，老年人、小儿和其他缺乏抵抗力的患者发生并发症的

肺水肿是如何发生的？

体液过多持续时间较长可能导致肺水肿。下图描述了这个过程发生的机制。

正常

正常情况下，肺部液体的移动取决于两个对立的、相等的压力——流体静水压和来自血管中蛋白质分子的血浆胶体渗透压

充血

肺部流体静水压异常升高（提示肺动脉楔压升高），迫使液体从毛细血管进入组织间隙，引起肺部充血。

水肿

当组织间液过多时，液体进入肺泡，导致肺水肿。液体填充肺泡并妨碍气体交换。

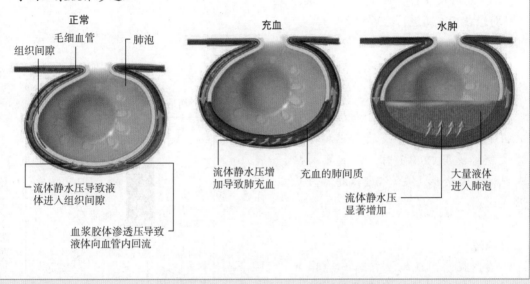

正常

组织间隙　毛细血管　肺泡

流体静水压导致液体进入组织间隙

血浆胶体渗透压导致液体向血管内回流

充血

流体静水压增加导致肺充血　　充血的肺间质

水肿

大量液体进入肺泡

流体静水压显著增加

风险高

- 监测有无加重呼吸窘迫的表现，如呼吸急促或呼吸困难加重
- 观察手或颈部静脉充盈情况
- 记录每小时出入量
- 定时听诊呼吸音以评估肺水肿情况，注意湿啰音和干啰音
- 密切注意血气分析结果，监测氧含量和酸碱平衡变化
- 监测其他实验室检查结果的变化，包括钾离子水平（大部分利尿剂都会使之减低）和 HCT
- 抬高床头（如果血压允许）以利于患者呼吸，按需给予吸氧
- 必要时限制患者的液体摄入，提醒患者和工作人员遵从医嘱（见"血容量过多的宣教"）
- 在开始使用利尿剂之前插入导尿管，以便能够更准确地监测

尿量

- 维持静脉输液通路通畅，以便于给药，如利尿剂。如果患者有血容量过多的倾向，应使用输液泵输注液体以防给予过多的液体
- 给予利尿剂或其他药物时，监测治疗效果和不良反应
- 观察水肿情况，特别是低垂部位
- 当心室容量负荷过多时，检查有无第三心音。第三心音在心尖部的二尖瓣听诊区最清晰
- 经常给予口腔护理
- 每日测量体重，并评估其变化趋势
- 因为水肿皮肤容易破溃，给予皮肤护理
- 对患者和家属进行心理疏导

了解 CRRT

　　CRRT 用于治疗血流动力学不稳定且不能耐受血液透析患者的水和电解质失衡。使用 CRRT 时，需留置双腔静脉导管为患者提供血液进出滤器的循环通道。

工作原理

　　右图描绘了连续性静脉–静脉血液滤过治疗的 CRRT 标准设置。患者的血液从静脉导管的一侧进入滤器，然后经静脉导管的另一侧流回患者体内。

　　血液流经第一个泵时加入抗凝剂，经过第二个泵通过滤器时会产生透析液，经过第三个泵时如需要可加入置换液。超滤液（血浆中的水和毒素）进入收集袋。

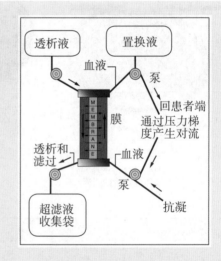

优点

- 患者血液可直接经静脉双腔管循环
- 保留血液中细小的分子和蛋白质成分
- 不会产生明显的血压变化，但血液透析经常会出现血压波动
- 精确控制液体出入量

缺点

- 需要由经过重症医疗或肾病学特殊培训的人员操作
- 需要在重症监护病房实施
- 需要 CRRT 设备和相关用品
- 如果 CRRT 使用次数很少，操作人员可能出现治疗差错
- 耗时多，费用昂贵
- 可导致低体温

智能图表

血容量过多的记录

对于血容量过多的患者，你应该记录：

- 评估结果，包括生命体征、血流动力学状态、肺部状况和水肿情况
- 吸氧浓度
- 出入量
- 干预措施，如利尿剂的使用情况，以及患者的治疗反应
- 每日测量的体重和所用的单位
- 相应的实验室检查结果
- 限制饮食和液体的摄入量
- 安全的测量工具
- 患者宣教

教学要点

血容量过多的宣教

对血容量过多患者进行宣教时，确保包括以下主题，并让患者了解：

- 血容量过多的特征和原因。
- 告诉他们什么症状和体征应该报告。
- 治疗和遵从医嘱的重要性。
- 测量血压和脉率。
- 限制钠和水的摄入。
- 常规测量体重的重要性。
- 按医嘱服药。
- 必要时转诊给营养师。

- 记录评估结果和干预措施（见"血容量过多的记录"）

水中毒

当过多的水分从细胞外进入细胞内时就会发生水中毒。下面进行详细描述。

发病机制

细胞外过量的低钠液体相对于细胞内液体是低渗的；此时细胞内的渗透压相对较高，由于细胞内外渗透压不同，水分通过渗透作用进入溶质浓度相对较高的细胞内。为了要平衡内外浓度，水发生转移，导致细胞肿胀的状况称之为水中毒。

水中毒的常见原因

抗利尿激素分泌异常综合征（syndrome of inappropriate antidiuretic hormone，SIADH）患者由于 ADH 持续分泌或活性作用过强，使血浆渗透压降低，水排泄发生障碍，导致水中毒。中枢神经系统或肺功能紊乱，头部创伤，某些药物、肿瘤和一些外科手术都可引起 SIADH（参见第五章关于钠离子失衡的讨论，有更多关于

SIADH 的知识）。

快速注入低渗溶液，如 D_5W（5% 的葡萄糖溶液），就会发生水中毒。通过鼻饲管过度注入水或过度灌肠都能增加水的摄入。

精神性多饮（一种心理疾病）是导致水中毒的另一个原因。患者即使不缺水，也在不断地饮水或其他饮料。若此时合并肾功能障碍，则状况尤其危险。

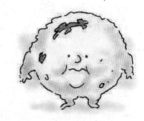

我确实已经喝了太多的水……

症状体征

水中毒的体征包括低钠和由于脑细胞肿胀而造成的颅内压（increased intracranial pressure，ICP）升高。尽管最初出现的症状是头痛和性格改变，也可有行为改变或意识改变，如谵妄、易激惹或嗜睡。患者也可表现为恶心、呕吐、痉挛、肌肉无力、抽搐、口渴、劳力性呼吸困难和表情淡漠。

ICP 升高的迟发体征包括瞳孔改变和生命体征变化，如心动过缓和脉压增大。水中毒患者还可出现癫痫和昏迷。体重增加也反映了细胞内含水量增加。

实验室检查结果

水中毒患者的典型实验室检查结果包括：
- 血清钠离子浓度 < 125mmol/L
- 血浆渗透压 < 280mOsm/kg

如何治疗

水中毒的治疗包括：纠正引起水中毒的原因；限制口服和胃肠外液体的摄入量；避免使用 D_5W 低渗静脉注射液，直至血清钠离子浓度上升。仅在严重情况下才使用高渗溶液以促进水分从细胞内移出，同时应密切观察患者。应记录水中毒的起始原因。

护理措施

对于水中毒，最好的处理方法是预防。然而，如果患者发展为水中毒，应该采取以下护理措施：
- 密切观察患者的精神和神经状况；观察恶化情况，尤其是性格和意识水平的改变
- 监测生命体征、出入量来评估患者的病情发展

- 按医嘱限制患者口服和静脉输液量
- 注意营养，向患者家属宣教，使其了解限制患者液体入量的意义，在患者病房粘贴标记，让全体工作人员都知道情况（见"关于水中毒的宣教"）
- 留置静脉留置针，使用输液泵缓慢输注高渗溶液
- 密切注意患者对治疗的反应性
- 每日称体重，了解过多的水潴留情况
- 监测实验室检查结果，如血清钠离子水平
- 为精神状态改变的患者提供安全的环境，同时也向家属宣教
- 对于严重病例应预防癫痫发作
- 记录评估结果和干预措施（见"水中毒的记录"）

教学要点

关于水中毒的宣教

对水中毒患者进行宣教时，要明确以下要点并确保患者了解：

- 水中毒的特征和原因
- 需要限制液体入量
- 告诉他们什么症状和体征需要报告
- 遵从医嘱用药
- 常规测量体重的重要性

智能图表

水中毒的记录

对水中毒患者，你应该记录：

- 所有的评估结果
- 出入量，注意限制液体入量
- 安全测量
- 癫痫发作类型和治疗情况
- 实验室检查结果
- 每日测量的体重数值
- 护理干预和患者的反应
- 患者宣教

学习要点

体液失衡小结

体液容量的基础知识

- 血压与心脏泵血量相关
- 血容量会影响回心血量，因此，评估血压也就是评估患者的体液状态

测量血压和体液容量状态

- 血压计和听诊器
  - 提供简单而无创的测量血压方法
  - 需要使用正确尺寸的袖带
  - 需要将袖带置于上臂肱动脉以上部位
- 动脉导管
  - 通常是插入桡动脉或肱动脉用于连续监测血压
  - 也能获得动脉血样本进行实验室检查
- 肺动脉导管
  - 通常插入锁骨下静脉或颈内静脉
  - 测量 PAP、PAWP、CVP 和心排血量
  - 有助于评估左心功能，包括泵功能、充盈压和血容量
  - 可清晰描绘体液容量状态
- 脱水
  - 细胞外缺水可导致水分从细胞内移出，引起细胞皱缩
  - 能够加速体液丢失的任何原因都可导致脱水，包括尿崩症、长时间发热、水样腹泻、肾衰竭和高血糖
- 容易出现脱水的患者：
  - 昏迷、谵妄或卧床患者
  - 婴儿
  - 老年患者
  - 接受高浓度管饲喂食，而没有充足补给水分的患者
- 评定指标：易激惹、谵妄、眩晕、无力、极度口渴、发热、皮肤干燥、黏膜干燥、眼球凹陷、皮肤弹性差、尿量减少（尿崩症时，尿色淡，尿量多），出现血压下降、心率增快

血容量不足

- 细胞外丢失低渗液
- 如果没有尽早发现和及时处理，就会进展为低血容量性休克
- 原因为丢失过多体液或体液进入第三间隙

体液丢失的症状和体征

- 轻度脱水
  - 直立性低血压
  - 烦躁

- 焦虑
- 体重减轻
- 心率增快
- 中度脱水
  - 谵妄
  - 头晕
  - 激惹
  - 极度口渴
  - 恶心
  - 皮肤湿冷
  - 脉速
  - 尿量减少（10 ~ 30ml/h）
- 重度脱水
  - 心排血量减少
  - 无意识
  - 明显的心动过速
  - 血压过低
  - 外周脉搏弱或消失
  - 皮肤湿冷
  - 尿量减少（< 10ml/h）

血容量过多

- 细胞外容量增加
- 可导致心力衰竭和肺水肿，特别是在血容量增加时间较长、严重血容量增多或心功能差的患者更易出现
- 轻到中度水潴留可使体重增加 5% ~ 10%
- 重度水潴留可使体重增 10% 以上
- 原因包括：
  - 钠、水摄入过多
  - 水钠潴留
  - 体液从组织间隙进入血管内
  - 少尿型急性或慢性肾衰竭
- 判定指标：呼吸急促，呼吸困难，湿啰音，脉搏快而有力，高血压（心力衰竭时除外），CVP、PAP 和 PAWP 增高，颈部或手部静脉扩张，体重急剧增加，水肿，第三心音奔马律

水中毒

- 过多的液体从细胞外进入细胞内
- 引起 ICP 增高
- 可能导致癫痫和昏迷
- 原因包括：
  - SIADH
  - 快速输注低渗性溶液
  - 鼻饲导管给水过多或过度灌肠
  - 精神性多饮
- 实验室检查结果：血清钠离子浓度减低和血渗透压降低

小测验

1. 脱水的高危人群包括

    A. 婴儿

    B. 青少年

    C. SIADH 患者

    D. 年轻人

    答案：A；脱水的高危人群是口渴机制不完善或不能对口渴作出反应的患者，婴儿属于此类。

2. 监测直立性低血压是让护士识别（   ）的早期征象

    A. 血容量减少

    B. 血浆渗透压下降

    C. 血浆渗透压升高

    D. 血容量过多

    答案：A；血压改变——能够导致直立性低血压——它和脉搏改变是血容量不足的最初出现的两个体征。

3. 对于低血容量性休克患者，你应该采取的第一步措施是

    A. 评估脱水情况

    B. 给予静脉输液

    C. 插入导尿管

    D. 准备手术

    答案：B；低血容量性休克是危急情况，需要快速静脉输注液体。

4. 血容量增多的表现是

    A. 尿量增加

B. 透明的水样痰

C. 重度高血压

D. 脉搏快而有力

答案：D；血管内体液过多会导致脉搏快而有力。当血容量进一步增加时，液体能进入肺间质而导致肺水肿，出现粉红色、泡沫样痰常提示肺水肿。

5. 水中毒可由以下哪项引起

A. 给予过多的高渗溶液

B. 给予过多的低渗溶液

C. 鼓励患者多摄入液体

D. 给予过多的等渗溶液

答案：B；给予过多的低渗液能够导致水从血管移入细胞内，导致水中毒和细胞水肿。

评分

☆☆☆　如果你答对了五道题，继续往下进行！你对本章已非常熟悉了！

☆☆　　如果你答对了四道题，继续！你肯定已知道如何认识体液失衡。

☆　　　如果你回答正确的问题少于四道，那么振作精神，重新复习一下这一章。

（刘桂林）

参考文献

Austin, A., Saha, B. K., Giampa, J., & Beegle, S. H. (2020). Rapid reversal of diffuse cerebral edema with correction of serum sodium in acute water intoxication. *Journal of Clinical Neuroscience: Official Journal of the Neurosurgical Society of Australasia, 78*, 409–410.

Eno-Jones, A. (2022). Management of acute pulmonary edema. *International Student Journal of Nurse Anesthesia, 21*(1), 12–16.

Ferri, F. (2019). *Ferri's best test: A practical guide to clinical laboratory medicine and diagnostic imaging* (4th ed.). Elsevier.

Gaudry, S., Grolleau, F., Barbar, S., Martin-Lefevre, L., Pons, B., Boulet, É., Boyer, A., Chevrel, G., Montini, F., Bohe, J., Badie, J., Rigaud, J.-P., Vinsonneau, C., Porcher, R., Quenot, J.-P., & Dreyfuss, D. (2022). Continuous renal replacement therapy versus intermittent hemodialysis as first modality for renal replacement therapy in severe acute kidney injury: A secondary analysis of AKIKI and IDEAL-ICU studies. *Critical Care (London, England), 26*(1), 93.

Goldman, M. B. (2010). The assessment and treatment of water imbalance in patients with psychosis. *Clinical Schizophrenia & Related Psychoses, 4*(2), 115–123.

Hughes, F., Ng, S. C., Mythen, M., & Montgomery, H. (2018). Could patient-controlled thirst-driven fluid administration lead to more rapid rehydration than clinician-directed fluid management? An early feasibility study. *British Journal of Anaesthesia, 120*(2), 284–290.

Kogo, H., Murata, J., Murata, S., & Higashi, T. (2017). Validity of a new quantitative evaluation method that uses the depth of the surface imprint as an indicator for pitting edema. *PLoS ONE, 12*(1), 1–10.

Luft, F. C. (2020). Did you know? Fluid-and-electrolyte replacement and the uncertainty principle. *Acta Physiologica, 230*(4), 1–8.

Manouras, A., Lund, L. H., Gellér, L., Nagy, A. I., & Johnson, J. (2020). Critical appraisal of the instantaneous end-diastolic pulmonary arterial wedge pressures. *ESC Heart Failure, 7*(6), 4247–4255.

Nordstrom, K., & Wilson, P. (2018). *Quick guide to psychiatric emergencies: Tools for behavioral and toxicological situations.* Springer.

Park, L., Ford, C., & Allan, J. (2022). A guide to undertaking and understanding blood pressure measurement. *British Journal of Nursing, 31*(7), 356–362.

Perlmutter, M. C., Cohen, M. W., Stratton, N. S., & Conterato, M. (2020). Prehospital treatment of acute pulmonary edema with intravenous bolus and infusion nitroglycerin. *Prehospital & Disaster Medicine, 35*(6), 663–668.

Potter, P. A., Perry, A. G., Stockert, P. A., Hall, A. M., & Felver, L. (2021). Chapter 42: Fluid, electrolyte and acid-base balance. In *Fundamentals of nursing* (10th ed., pp. 943–991). Elsevier Mosby.

Schell-Chaple, H. (2017). Continuous renal replacement therapy update: An emphasis on safe and high-quality care. *AACN Advanced Critical Care, 28*(1), 31–40. https://doi.org/10.4037/aacnacc2017816

Shin, J., Song, H. C., Hwang, J. H., & Kim, S. H. (2022). Impact of downtime on clinical outcomes in critically ill patients with acute kidney injury receiving continuous renal replacement therapy. *ASAIO Journal (American Society for Artificial Internal Organs: 1992), 68*(5), 744–752.

Swaffield, T. P., & Olympia, R. P. (2022). School nurses on the front lines of healthcare: Emergencies associated with sport and physical activities (Part 2): Sudden cardiac arrest, hypovolemic shock, and spinal cord injury. *NASN School Nurse (Print), 37*(3), 141–146. https://doi-org.frontier.idm.oclc .org/10.1177/1942602X211046048

Takenouchi, H., Anno, T., Kimura, Y., Kawasaki, F., Shirai, R., Kaneto, H., Kurokawa, K., & Tomoda, K. (2022). Case report: A patient with neuroleptic malignant syndrome, water intoxication and hyponatremia associated with severe cerebral edema and coma. *Frontiers in Endocrinology, 13,* 822679.

Tkacs, N., Herrmann, L., & Johnson, R. (2021). *Advanced physiology and pathophysiology: Essentials for clinical practice.* Springer Publishing.

Walker, M. D. (2016). Fluid and electrolyte imbalances: Interpretation and assessment. *Journal of Infusion Nursing, 39*(6), 382–386.

Wenzler, E., Butler, D., Tan, X., Katsube, T., & Wajima, T. (2022). Pharmacokinetics, pharmacodynamics, and dose optimization of cefiderocol during continuous renal replacement therapy. *Clinical Pharmacokinetics, 61*(4), 539–552. https:// doi.org/10.1007/s40262-021-01086-y

第五章　钠失衡

划重点

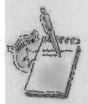

在本章中，你将学习：
◆ 钠离子在体液和电解质平衡中所起的作用
◆ 机体对钠离子平衡的调节机制
◆ 导致钠离子失衡的原因、症状和体征以及钠
　离子失衡相关的治疗
◆ 正确护理钠离子失衡患者

了解钠离子

钠离子是机体最重要的元素之一，它占细胞外液阳离子（带正电荷）总量的90%，是细胞外液含量最多的溶质。机体几乎所有的钠离子都在细胞外液中。

钠离子的重要性

机体需要钠离子来维持细胞外液渗透压（浓度）。钠离子吸引水分有助于维持细胞外液容量和体液在机体内分布。钠离子还有助于神经和肌肉纤维传递冲动，并且与氯离子和碳酸氢根结合调节酸碱平衡。因为血清和组织间隙中的电解质浓度基本相等，所以测量到的细胞外液钠离子浓度就是血清中的钠离子浓度。血清钠离子的正常范围是 135～145mmol/L，而细胞内钠离子的浓度是 14mmol/L。

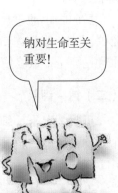

钠对生命至关重要！

钠离子的调节

一个人吃什么及其肠道的吸收情况决定其机体内钠离子水平。钠离子的需要量随一个人的体型大小和年龄的不同而不同，每日最低需要量是 0.5～2.7g。然而，美国人的饮食中盐的摄入量至少为 6g/d，美国卫生与公众服务部和美国农业部（USDA）（2015 年）发布了指南，建议每人每天的食盐摄入量不应超过 2300mg。他们还建

议 51 岁及以上的人群、非裔美国人或患有高血压、糖尿病或慢性肾脏病的人群应将每天的盐摄入量限制在 1500mg 以内。一茶匙食盐的量大约为 2340mg。

肾脏会自动平衡体内储存的钠含量，以达到最佳健康状态。钠含量低时，肾脏会保留钠；钠含量高时，肾脏会通过尿液排出多余的钠。

如果肾脏无法排出足够的钠，钠开始在血液中积聚。由于钠会吸引并保持水分，因此血容量会增加，这反过来又会增加心脏的工作负荷，导致血压升高（请参阅"钠的膳食来源"）。

钠也可以通过消化腺分泌和汗液排出体外。当你想到钠时，自然就会想起水——两者在机体内是紧密相关的。血清钠离子在正常范围，就说明水也在正常范围。如果钠离子摄入突然增加，细胞外液的浓度就会升高，反之亦然。

（一）钠离子浓度波动

当钠离子浓度升高时，机体就会自动调节。血清钠离子浓度增加使人感觉口渴，神经垂体就会释放抗利尿激素（antidiuretic hormone，ADH）（关于 ADH 的更多描述见第一章"体液平衡"）。ADH 让肾脏保留水分，从而使血液稀释和血浆渗透压恢复正常。

当钠离子浓度降低时，血浆渗透压下降，人不会口渴，ADH 的分泌受到抑制，肾排出更多的水以恢复正常渗透压（见"钠和水的调节"）。

醛固酮也通过反馈环路调节细胞外钠离子平衡。肾上腺皮质分泌醛固酮。当体内钠离子浓度降低时，醛固酮能够刺激肾小管保留水和钠离子，最终使细胞外液钠离子浓度恢复正常。

（二）钠 - 钾泵

正常情况下，细胞外钠离子浓度较细胞内浓度高。机体内有一个主动转运钠的装置，称之为钠 - 钾泵，有助于维持钠离子浓度正常。其工作原理如下：

扩散（一种被动转运形式），是物质从高浓度一侧移动到低浓度一侧。正常情况下钠离子在细胞外浓度高，有向细胞内扩散的趋势；同样，钾离子在细胞内浓度高，有向细胞外扩散的趋势。为了阻止这种离子的扩散和维持正常的钠、钾浓度，钠 - 钾泵在细胞内要持续不断地工作。

然而，如果没有钠 - 钾泵，钠离子移出细胞和钾离子移入细胞都是不可能发生的。每个离子都要用载体运载，因为它们不能独自通过细胞壁。这种逆浓度梯度的移动（一种主动转运形式）需要能量（来源于腺苷三磷酸——由磷酸根组成）和其他电解质（镁离子

钠的膳食来源

含钠的主要膳食包括：

- 罐装汤和蔬菜
- 奶酪
- 番茄酱
- 熟肉制品
- 精致食盐
- 腌制食品
- 海鲜食品

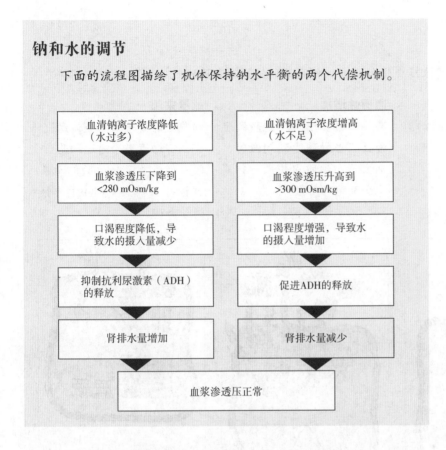

钠和水的调节

下面的流程图描绘了机体保持钠水平衡的两个代偿机制。

血清钠离子浓度降低（水过多）	血清钠离子浓度增高（水不足）
血浆渗透压下降到 <280 mOsm/kg	血浆渗透压升高到 >300 mOsm/kg
口渴程度降低，导致水的摄入量减少	口渴程度增强，导致水的摄入量增加
抑制抗利尿激素（ADH）的释放	促进ADH的释放
肾排水量增加	肾排水量减少

血浆渗透压正常

和酶）参与。这些物质能够帮助钠离子移出细胞和钾离子进入细胞。

钠－钾泵有利于机体完成基本功能，有助于阻止因细胞内离子过多而吸引大量的水导致细胞肿胀。该泵也通过促进离子移动而产生电荷，参与神经肌肉冲动的传递（见"钠－钾泵"）。

低钠血症

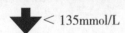 < 135mmol/L

低钠血症是一种常见的电解质失衡，指的是钠离子相对于机体内水含量而言缺乏。换言之，由于细胞外液渗透压降低，体液稀释，细胞肿胀。严重的低钠血症可导致癫痫、昏迷和永久性的神经功能受损。

发病机制

通常，机体通过减少 ADH 的分泌来排出体内多余的水分，ADH减少会引起尿量增多。但只有在患者的肾功能正常时，才可以滤过

钠－钾泵

下图描绘了当离子浓度变化时，钠－钾泵是如何转运离子的。

正常情况

正常情况下，细胞外的钠离子比细胞内的多，细胞内的钾离子比细胞外的多。

通透性增加

某些刺激会增加细胞膜的通透性。当细胞受到刺激时，钠离子向细胞内扩散，钾离子向细胞外扩散。

能量来源

细胞中的离子都与载体结合，有助于离子通过细胞膜。促进离子转运的能量来自腺苷三磷酸（ATP）、镁离子和酶。

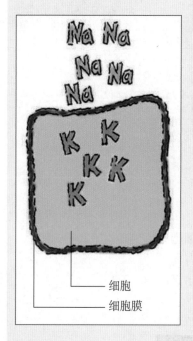
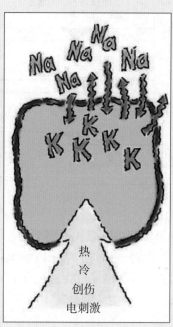
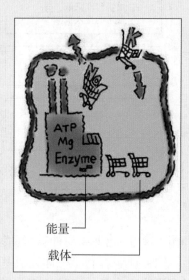

和排出多余水分，重吸收钠离子。

当这种调节功能发生障碍时就会出现低钠血症。血清钠离子浓度降低，水分随之发生转移。当血管内含水较多而钠离子减少时，水分就会通过渗透作用从细胞外进入到细胞内。随着细胞内水分增多和血管内水分减少，就会出现脑水肿和血容量不足（体液容量不足）（见"低钠血症时的体液流动"）。

（一）钠的消耗和稀释

低钠血症是由钠离子丢失、水过多（稀释性低钠血症）或钠离子摄入不足（消耗性低钠血症）而引起的。可根据患者的细胞外液钠异常减少（低血容量性低钠血症），或钠异常增加（高容量性低

低钠血症时的体液流动

下图描绘了低钠血症中的体液流动。当血浆渗透压因钠离子浓度降低而降低时，液体会通过渗透作用从细胞外移动到细胞内。

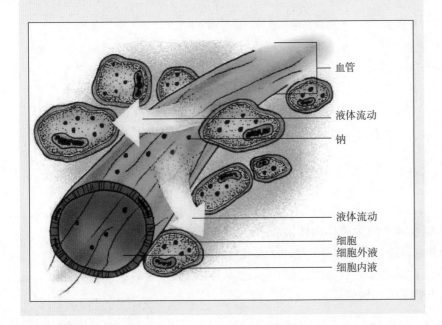

血管

液体流动

钠

液体流动

细胞
细胞外液
细胞内液

钠血症）或与细胞内液容量相等（等容量性低钠血症）进行分类。

（二）失钠大于失水

低血容量性低钠血症时，细胞外的钠离子和水都减少，但钠离子丢失多于水丢失。其原因可以是肾性可以是非肾性原因。非肾性原因包括呕吐、腹泻、瘘、洗胃、过度出汗、囊性纤维化、烧伤和伤口引流。肾性原因包括渗透性利尿、失盐性肾炎、肾上腺皮质功能不全和使用利尿剂。

利尿剂可增加钠离子和血管内血容量的丢失，使人出现口渴感，肾脏开始潴留水分。大量喝水会导致低钠血症更加严重。如果再限制患者的钠摄入，钠离子不足会变得更加明显。利尿剂也可导致钾丢失（低钾血症），与低钠血症相关（见"与低钠血症相关的药物"）。

（三）水和钠都增加，但水增加更明显

高血容量性低钠血症时，细胞外的水和钠离子的浓度都增加，但水增加相对更多。血清钠离子被稀释，且发生细胞水肿。其病因包括心力衰竭、肝衰竭、肾病综合征、静脉输注低渗液体过多和醛固酮增多症。

与低钠血症相关的药物

　　药物能够通过增强抗利尿激素的作用可导致低钠血症，抗利尿激素分泌异常综合征也会导致低血钠，利尿剂也能通过抑制肾对钠离子的重吸收而导致低钠血症。

抗凝剂	抗癫痫药物	治疗糖尿病药物	抗肿瘤药物	抗精神病药物	利尿剂	镇静剂
● 肝素	● 乙酰唑胺 ● 卡马西平	● 氯磺丙脲 ● 苯磺丁脲 　（很少）	● 环磷酰胺 ● 长春新碱	● 氟非那嗪 ● 甲硫哒嗪 ● 替沃噻吨	● 阿米洛利 ● 环类（如布美他尼、呋塞米、利尿酸） ● 噻嗪类（如氢氯噻嗪）	● 巴比妥类药物 ● 吗啡

（四）只有水增多

　　发生等容量性低钠血症时，因为机体内体液较多，钠离子浓度可表现为减低，但患者无血容量过多的体征，钠离子总量保持不变。其原因包括肾上腺皮质激素缺乏（导致肾滤过液体不足）、甲状腺功能减退（导致水的排出受限）和肾衰竭。

（五）内分泌紊乱

　　等容量性低钠血症的另一个原因是抗利尿激素分泌异常综合征（SIADH）。SIADH 导致 ADH 释放过多，过多的水潴留，干扰水和电解质平衡。该综合征是导致低钠的主要原因，是在机体不需要时释放 ADH，导致水潴留和钠离子排出（见"SIADH 的机制"）。

　　SIADH 的病因为：
- 恶性肿瘤，特别是十二指肠的恶性肿瘤、胰腺的恶性肿瘤以及肺部的燕麦细胞癌。
- 中枢神经系统功能紊乱，如创伤、肿瘤和卒中。
- 肺部疾患，如肿瘤、哮喘和慢性阻塞性肺疾病。
- 药物，如某些口服抗糖尿病药物、化疗药物、精神类药物、利尿剂、合成激素和巴比妥类药物。

（六）对因治疗

　　治疗措施包括针对 SIADH 的病因进行治疗和纠正低钠血症。例如，如果 SIADH 综合征是肿瘤引起的，患者就要接受抗癌治疗；如果是药物导致的，就要停用药物。对低钠血症的治疗取决于其严重程度。

　　对于许多患者而言，最初的治疗可能比较简单。应限制患者液

肾衰竭可导致等容量性低钠血症，此时体液容量显著增加！

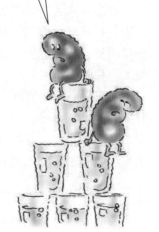

SIADH 的发病机制

下面的流程图描绘了抗利尿激素分泌异常综合征的发病机制。

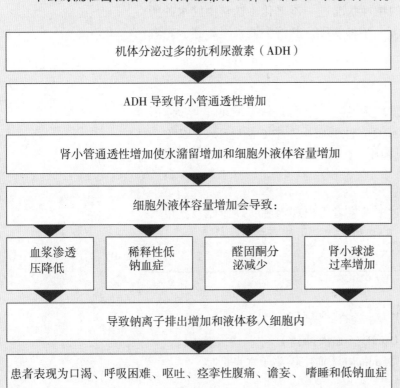

机体分泌过多的抗利尿激素（ADH）

⬇

ADH 导致肾小管通透性增加

⬇

肾小管通透性增加使水潴留增加和细胞外液体容量增加

⬇

细胞外液体容量增加会导致：

| 血浆渗透压降低 | 稀释性低钠血症 | 醛固酮分泌减少 | 肾小球滤过率增加 |

⬇

导致钠离子排出增加和液体移入细胞内

⬇

患者表现为口渴、呼吸困难、呕吐、痉挛性腹痛、谵妄、嗜睡和低钠血症

体摄入，尤其是水摄入，目的是减少尿量从而刺激 ADH 分泌，使血浆渗透压升高进行代偿。如果治疗效果不佳，那么患者需口服尿素或给予高钠饮食以增加肾溶质的排出（水分也随之排出）。患者也可使用药物，如地美环素或氯化锂，阻止 ADH 进入肾小管。如果限制液体摄入不能升高患者钠离子浓度，需补充高渗盐溶液。

症状体征

观察低钠血症的体征时，请记住，患者存在个体差异，并且患者的体征也会随钠离子降低的快慢而不同。患者的血钠快速降低时较缓慢下降时症状要多。除非血钠水平下降过快，否则患者的血钠水平＞125mmol/L 时可能不会出现低钠血症的症状。通常，当血清钠离子降低至 115～120mmol/L 时，患者开始出现最初的急性症状和体征，如恶心、呕吐和厌食。

低钠血症最初的症状和体征主要是神经系统方面的。患者会主诉头痛或易怒，或出现定向力障碍。还有可能出现肌肉抽搐、震颤或无力。患者的意识水平（LOC）的初期改变可能是注意力改变，但持续时间较短，很快会进展为嗜睡或昏迷。当血清钠离子水平降低到 110mmol/L 时，患者的精神状况进一步恶化（通常由脑水肿所致），出现精神恍惚、谵妄、精神错乱、共济失调甚至昏迷。患者也可出现癫痫发作。

（一）低血容量的表现

低血容量患者可出现皮肤弹性差、干燥和黏膜干裂。生命体征表现为脉搏细速、低血压或直立性低血压。中心静脉压（CVP）、肺动脉压（PAP）和肺动脉楔压（PAWP）可降低。

（二）高血容量的表现

高血容量（体液容量过多）患者可出现水肿、高血压、体重增加和脉搏快速有力。CVP、PAP 和 PAWP 可能升高。

实验室检查结果

通常低钠血症患者的实验室检查结果包括：
- 血浆渗透压＜ 280mOsm/kg（血液稀释）
- 血清钠离子水平＜ 135mmol/L（血中钠离子水平低）
- 尿比重＜ 1.010
- SIADH 患者的尿比重和尿钠浓度增加（＞ 20mmol/L）
- 尿钠：
  - 低血容量：
    - 低尿钠(＜ 25mmol/L)：消化道损失导致的低血容量(腹泻)、利尿剂导致的肾脏钠的丢失（利尿剂停用后）、"第三间隙"
    - 高尿钠（＞ 40mmol/L）：代谢性碱中毒（呕吐）、利尿剂导致的肾脏钠丢失（利尿剂停用前）、肾上腺功能不全引起的肾脏钠丢失或脑盐丢失
  - 等血容量：
    - 低尿钠（＜ 25mmol/L）和低尿渗透压（＜ 100mOsm/kg）：原发性多尿症（精神疾病）和营养不良（主要是啤酒饮用者和蛋白质缺乏饮食者）
    - 高尿钠（＞ 40mmol/L）和高尿渗透压（＞ 300mOsm/kg）：SIADH、严重甲状腺功能减退和皮质醇抑制
- 血细胞比容和血浆蛋白浓度增高

治疗措施

一般而言，根据低钠血症的原因和严重程度不同，治疗也有所不同。例如，对有潜在的内分泌失调的患者可能需要予以激素治疗。

（一）一般治疗

治疗轻度高容量性或等容量性低钠血症患者的方法通常包括：限制液体摄入和口服补充钠。如果患者是低容量性低钠血症，可以为患者输入等张盐溶液以恢复血容量，也可给予高钠食物。

（二）紧急处理

当血清钠离子水平降低至120mmol/L以下时，如果患者有症状（癫痫、昏迷），应将患者安置在监护病房中治疗，包括输注高张盐溶液（如3%或5%的盐溶液）。输液期间密切监测患者有无循环系统负荷过重或精神状况恶化的情况出现。高张盐溶液可促使水从细胞内移至细胞外，从而导致血管内容量负荷过高和严重的脑损害（渗透压相关的脱髓鞘作用），尤其是在脑桥部位。

如果不治疗，体液容量负荷过高是致命性的。为了防止体液负荷过重，可以给予小剂量高渗氯化钠溶液缓慢输注，通常同时给予速尿进行治疗。高渗溶液（3%～5%）的输注需要在重症监护室中进行，同时需要进行心功能监测。输入的钠离子浓度在最初的48小时内不应超过25mmol/L，速度不应超过每小时1～2mmol/L。

除了极少数症状严重的低钠血症外，对高容量性低钠血症患者不必输注高张氯化钠溶液。治疗期间监测血清钠离子水平和相关的实验室检查结果，密切关注患者的病情进展。

护理措施

注意低钠血症发生的高危因素，包括心力衰竭、癌症或有液体丢失的胃肠道紊乱。回顾患者的用药情况，留意可导致低钠血症的药物。对于低钠血症患者，可进行以下处理：

- 监测和记录患者的重要生命体征，尤其是血压和脉搏，观察有无直立性低血压和心动过速
- 监测患者的精神状况，报告患者的意识水平（LOC）的恶化情况，对有嗜睡、肌肉抽搐、癫痫和昏迷的患者进行评估
- 准确测量和记录患者的出入量
- 每日测量患者的体重，以监测限制液体的效果
- 至少每8小时评估一次患者的皮肤水肿情况，以监测有无脱水

- 观察和报告患者的血清钠离子浓度和氯离子浓度的急剧变化。也应监测患者的其他实验室检查结果，如尿比重和血浆渗透压
- 按照要求限制患者的液体摄入量（限制液体是稀释性低钠血症的最基本治疗）。在患者的房间贴上限制摄入量标记，确保医护人员、患者和家属都知道限制液体的处置（见"关于低钠血症的宣教"）
- 按照医嘱给予中度低钠血症患者口服补充钠。如果医生已经告知患者增加饮食中钠的摄入量，需要告诉患者哪些食物含钠高
- 对于重度低钠血症患者，应确保静脉输液通路通畅，然后按医嘱静脉输注等张或高张盐溶液。静脉输液时要非常慎重，避免发生高钠血症、脑损害，或因为输液过多、过快而引起体液负荷过重。密切观察患者血容量过多的症状和体征（呼吸困难、湿啰音、颈部或手部静脉怒张），若发现，应立即报告，然后使用输液泵确保患者按照规定的量输入液体
- 在治疗的过程中应保证患者的安全，为有意识障碍的患者提供一个安全的环境，并在需要时为其提供帮助。如果患者出现癫痫发作，在床边加护栏，准备吸引装置和人工气道装置。（见"低钠血症的记录"）

高钠血症

 $> 145mmol/L$

高钠血症不如低钠血症常见，是指体内钠离子的量相对于水的量增多。严重的高钠血症能导致癫痫、昏迷和永久性神经损害。

发病机制

口渴是机体对高钠血症的主要防御机制。下丘脑（存在渗透压感受器）是脑部的口渴中枢。血浆渗透压增高（血液中的溶质浓度升高）能够刺激下丘脑产生口渴的感觉。

人体对口渴的反应是非常强烈的，只有那些不能自己喝水的患者，如婴儿、有意识障碍的老年人以及不能活动或无意识的患者才会出现严重的、持久的高钠血症。若下丘脑功能紊乱，如下丘脑损害，可能导致口渴机制紊乱，然而这种情况很少见。发生高钠血症时，通常死亡率很高（$> 50\%$）。

（一）人体的调节机制

人体力求通过来自神经垂体的 ADH 来维持正常的钠离子浓度。ADH 能够导致水潴留，有助于降低血清钠离子浓度。

细胞在维持钠离子平衡中也起作用。当血浆渗透压因为高钠血症升高时，液体通过渗透作用从细胞内移至细胞外，以维持钠离子平衡（更多描述见第一章"体液平衡"）。

如果水从细胞内流失，细胞就出现脱水、皱缩——尤其是中枢神经细胞。此时可能会出现神经损害的表现，也可能出现由于细胞外液进入血管内所致的高血容量症状——体液负荷过重（见"高钠血症中的液体流动"）。如果体液负荷过重，就会发生蛛网膜下腔出血。

（二）浓度增加

水分不足会导致高钠血症——也就是体内的钠离子量相对于水量要多，或者钠离子摄入过多也会导致高钠血症。不论是什么原因，体液都是高渗性的（浓度较高）。

（三）缺水

缺水可以单独发生，也可以随着钠离子一起丢失（但是失水多

年龄因素

婴儿、儿童、老年患者和危重病人是高风险人群

高钠血症在婴儿和儿童中常见的两个发病原因是：

- 由于腹泻、呕吐、摄入量不足和发热，导致他们水分丢失较多。

- 摄入量不足是因为他们吞咽困难、没有办法得到水和不能够表达他们想喝水的需求。

老年患者也处于高钠血症的高风险中。因为谵妄、不能活动或生病体质衰弱，他们对口渴的反应减弱或受到限制。

高钠血症时的液体流动

高钠血症时，机体尽可能通过将液体从细胞内移到细胞外以保持平衡。下面的示意图显示了高钠血症时液体的流动。

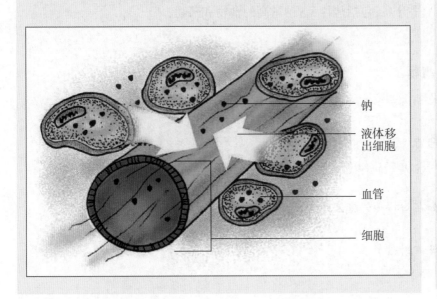

钠

液体移出细胞

血管

细胞

于失钠）。无论哪种情况，血清钠离子浓度都会增高，对于过度疲劳和水摄入不足的患者来说，高钠血症更加危险。

由发热和中暑导致的非显性失水每天会丢失几升液体，老年人和运动员也容易出现非显性失水。肺部感染患者也会因过度换气而使水从肺部蒸发，大面积烧伤患者也会丢失大量水分。呕吐和严重的水样腹泻也是水分丢失的原因，随后会发生高钠血症，尤其儿童特别危险（见"处于高风险的婴儿、儿童和老年患者"）。

高渗高糖非酮症综合征患者也可因渗透性利尿导致的严重失水而出现高钠血症。尿素利尿是高钠血症的另一个原因，一般发生在高蛋白喂养或高蛋白饮食而没有补给充足的水分的情况。

（四）极度口渴

尿崩症患者会出现极度口渴并丢失大量尿液，许多患者的尿量会超过15L/d。通常，他们要喝大量的水以弥补尿液的丢失，否则，就会发生重度脱水和高钠血症。尿崩症是由于大脑分泌ADH不足（中枢性尿崩症）或肾脏不能对ADH作出反应（肾性尿崩症）所致。

中枢性尿崩症可以由肿瘤、头部创伤（外伤或手术）或先天性（不明原因）的原因所导致。中枢性尿崩症对神经垂体加压素（ADH的另一名字）反应敏感。而肾性尿崩症对神经垂体加压素反应不敏感，并且更有可能同时发生电解质紊乱（如低钾血症）或因某些药物如锂剂所致。

（五）钠离子摄入过多

像机体失水一样，钠离子摄入过多也会导致高钠血症。许多因素都有可能引起钠离子水平升高，包括盐片、含钠量高的食物和药物，

与高钠血症相关的药物

下面列举了能够使钠离子浓度增高的药物。应询问患者有无服用以下药物：

- 用碳酸氢钠做抗酸治疗
- 抗生素，如替卡西林－克拉维酸钾
- 盐片
- 碳酸氢钠注射液（如在心搏骤停期间给予的）
- 静脉氯化钠制剂
- 聚苯乙烯磺酸钠（降钾树脂）
- 皮质类固醇

如聚苯乙烯磺酸钠（降钾树脂）。通过静脉注射或胃肠管给予过多的高渗盐溶液和碳酸氢钠制剂也都可以导致高钠血症（见"与高钠血症相关的药物"）。

其他使钠离子浓度升高的原因包括：在人工流产期间，无意中让高张盐溶液进入了母体。肾上腺皮质激素过多（如库欣综合征和高醛固酮血症）也影响水和钠离子的平衡。

导致新冠肺炎的 SARS-CoV-2 病毒通过血管紧张素转换酶Ⅱ（ACEⅡ）受体进入细胞。感染通常首先发生在上呼吸道，随后可能影响肺、心脏、大脑、消化道和肾脏。ACEⅡ和 ACE 都是属于肾素 - 血管紧张素 - 醛固酮系统（RAAS）的酶，有助于通过影响肾脏对钠和水的重吸收来调节电解质平衡。这意味着病毒可以通过 ACEⅡ影响患者的电解质平衡。高钠血症在急性新冠肺炎患者中很常见，会增加患者的死亡率，所以监测患者的钠离子浓度非常重要。血液中的钠离子浓度是新冠肺炎患者病情稳定与否的重要指标，也能够提示疾病的进程。

症状体征

因为体液流动对脑细胞有显著的影响，所以高钠血症最重要的症状是神经症状。记住，机体能够耐受缓慢进展的高钠血症，但不能耐受突然升高的血钠浓度。高钠血症的早期症状和体征包括：不安、躁动、厌食、恶心和呕吐。随后可能出现无力、嗜睡、谵妄、恍惚、癫痫发作和昏迷。通常，也可同时出现神经肌肉体征，包括抽搐、反射亢进、共济失调和震颤。

发热、皮肤潮红

你也可以观察到患者出现低热和皮肤潮红现象。因为渗透压升高刺激下丘脑，患者主诉极度口渴。

其他症状和体征根据引起高钠的原因不同而不同。如果为钠离子摄入过高，液体进入血管内，则患者会出现血容量过高的症状，如血压升高、脉搏洪大和呼吸困难。

如果为失水过多，液体移出血管，可出现低血容量的表现，如黏膜干燥、少尿、直立性低血压（随体位改变血压下降，心率加快）。

实验室检查结果

知道了高钠血症的发展过程，你就能更好地理解实验室检查

记忆小妙招

要想记住高钠血症的常见症状和体征，可以用一个词"SALT"帮助记忆：

S（Skin fresh）：皮肤潮红

A（Agitation）：躁动

L（Low-grade fever）：低热

T（Thirst）：口渴

结果：

- 血清钠离子水平 > 145mmol/L
- 尿比重 > 1.030（在尿崩症时尿比重降低）
- 血浆渗透压 > 300mOsm/kg

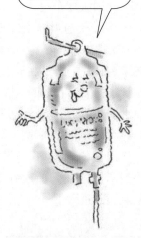

如果患者不能口服足量的水，就应该静脉输液

治疗措施

根据高钠血症的病因不同，治疗也不同。必须纠正目前存在的功能紊乱，监测血清钠离子浓度和相关的实验室检查结果。如果是由于体内失水所致，可以口服液体替代治疗。注意液体应逐渐补充，时间最好超过 48 小时，避免水快速进入脑细胞。

务必防止脑水肿

记住，当血中钠离子浓度升高时，水会移至细胞外，包括脑细胞，以稀释血液使其浓度平衡。如果大量的水快速进入体内，水就会进入脑细胞，使细胞增大，导致脑细胞水肿。

如果患者不能饮用足量的水，就需要静脉输液。可输注无盐溶液（如 5% 的葡萄糖溶液），使血清钠离子浓度恢复正常，然后输注半张盐溶液，防止低钠血症和脑水肿的发生。其他治疗包括：限制钠的摄入和给予口服利尿剂或静脉替代治疗，以促进钠离子排泄。

对尿崩症的治疗包括：应用垂体加压素，静脉输注低张溶液和应用噻嗪类利尿剂以减少水从肾丢失。也应针对导致高钠血症的病因进行治疗。

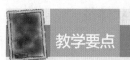

教学要点

关于高钠血症的宣教

对高钠血症患者宣教时，确保包括以下内容，并评估患者的理解力：

- 高钠血症情况，包括病因和治疗
- 限制摄入钠的重要性，包括告知膳食含量和含钠量过高的药物
- 所用药物及其不良反应
- 症状和体征以及应该何时报告医生

护理措施

密切观察高危患者（如曾经历脑垂体附近手术的患者），防止其出现高钠血症。如果患者有服药史，要注意哪些药物可能导致高钠血症。若患者出现高钠血症，就要进行以下观察：

- 监测和记录重要的生命体征，尤其是血压和脉搏
- 如果需要静脉输液，应监测输注的液体和观察患者对治疗的反应。观察患者有无脑水肿的体征，并且时常检查其精神状况，任何意识水平减退的情况都应报告
- 仔细测量并记录出入量，每日为患者测量体重以观察液体丢失情况（见"高钠血症的记录"）
- 评估皮肤及黏膜的损伤和感染情况以及从汗液丢失的水量
- 监测血清钠离子浓度，一旦增加，立即报告。监测尿比重和

其他实验室检查结果

- 如果患者不能口服液体，建议医生给予常规输液治疗。如果患者可以喝水，且神志清醒，反应敏捷，鼓励患者尽量喝水并告知每次饮水量。让患者使用带有刻度的容器，以便能定量饮水，将容器放置在患者触手可及的地方并提供纸和笔，以便患者记录饮水量。如果家属帮助患者饮水，也要对其进行饮水指导（见"关于高钠血症的宣教"）

- 按需建立并保持静脉通路通畅，使用输液泵控制静脉输液速度，防止发生脑水肿

- 进行口腔护理时，常用水或润唇膏滋润患者的嘴唇并使用漱口水为其漱口。口腔护理有助于保持黏膜湿润，减少口气

- 为谵妄或不安的患者提供安全环境。如果有癫痫发作，在床边放置护栏，准备人工气道并保证吸引装置通畅。为患者提供帮助，减少环境刺激

 智能图表

低钠血症或高钠血症的记录

低钠血症或高钠血症患者应确保记录以下信息：

- 评估指标（包括精神状况）
- 重要的生命体征
- 癫痫发作的类型
- 每日体重
- 血清钠离子浓度和其他相关的实验室检查结果
- 液体出入量
- 所用药物和静脉治疗方案
- 患者情况出现变化时通知医生
- 护理干预和患者的反应性
- 患者对限制液体摄入量和膳食改变的依从性
- 对患者进行宣教及其对宣教的理解
- 提供保护患者的安全措施（癫痫发作的预防措施）

学习要点

钠离子失衡小结

钠离子的基础知识

- 是细胞外液的主要阳离子（90%）
- 钠与水密切相关
- 有助于神经和肌肉纤维传递冲动
- 与氯离子和碳酸氢根离子结合而调节酸碱平衡
- 正常血清钠离子浓度为：135 ～ 145mmol/L

钠离子平衡

- 来自神经垂体的 ADH 维持钠离子平衡
- 钠离子平衡取决于食物中的钠含量和其在小肠的吸收情况
- 钠离子摄入增加可导致细胞外液容量增加
- 钠离子摄入减少会导致细胞外液容量减少
- 钠离子浓度增高导致口渴、ADH 释放、肾保留水分和血液稀释
- 钠离子浓度降低导致口渴受抑制，ADH 分泌受抑制，肾排水增加，以及醛固酮分泌增加以保留钠离子
- 通过将钠离子移至细胞内和钾离子移出细胞的扩散作用维持钠离子平衡
- 钠 - 钾泵消耗能量将钠离子运出细胞，将钾离子运到细胞内，离子在细胞内外的移动产生电荷，促进神经冲动的传递

低钠血症

- 常见的电解质失衡
- 由钠摄入不足、水分丢失过多或补水过多所致
- 血清钠离子浓度＜135mmol/L
- 症状和体征存在个体差异
- 导致血浆渗透压降低
- 水移至细胞内：神经症状与脑水肿有关
- 血清钠离子浓度低至 110mmol/L 时可能导致昏睡或昏迷

分类

- 低血容量性——细胞外钠离子和水都减少，但是，失钠多于失水
- 高血容量性——细胞外钠离子和水都增加，但是，水增加的量较钠离子增加的量多
- 等容量性——水分增加，但是，钠总量保持稳定；也可以由 SIADH 所致

症状和体征

- 痉挛性腹痛
- 昏睡和谵妄（LOC 改变）
- 头痛
- 肌肉抽搐
- 恶心和呕吐
- 厌食

消耗性低钠血症的症状和体征

- 黏膜干燥
- 直立性低血压
- 皮肤弹性差
- 心动过速

稀释性低钠血症的症状和体征

- 高血压
- 脉搏快而有力
- 体重增加

高钠血症

- 由水分丢失过多、水摄入不足（少数是口渴机制丧失）、钠摄入过多或尿崩症引起
- 高危患者：婴儿、老年人、不能移动或神志不清患者
- 导致血浆渗透压增高
- 液体移出细胞，导致细胞皱缩
- 必须慢慢纠正，避免液体过快进入细胞内导致脑水肿

症状和体征

- 躁动
- 谵妄
- 皮肤潮红

- 昏睡
- 低热
- 口渴
- 不安
- 肌肉抽搐
- 无力

钠摄入过多的高钠血症的症状和体征
- 脉搏洪大
- 厌食
- 高血压

失水过多的高钠血症的症状和体征
- 黏膜干燥
- 少尿
- 直立性低血压

小测验

1. 除了影响体液平衡之外，钠离子还有（　　）作用
   A. 维持视力和维生素平衡
   B. 骨骼结构
   C. 传递冲动
   D. 肌肉收缩
   答案：C；钠离子除了是细胞外液的主要阳离子、调节体液平衡作用之外，还有传递神经－肌肉纤维冲动的作用。

2. 患者因头颈部癌症的并发症导致低钠血症入院。护士应观察患者以下哪种体征和症状？
   A. LOC 的改变、痉挛性腹痛和肌肉抽搐
   B. 头疼、呼吸加快和耗能高
   C. 胸部疼痛、发热和心包摩擦音
   D. 体重减轻、脉搏变慢和视觉改变
   答案：A；低钠血症的症状和体征包括 LOC 的改变、痉挛性腹痛和肌肉抽搐，患者表现为头疼、恶心、昏迷、血压改变和心动过速。

3. 下面哪句话表明对 45 岁的高血压患者健康教育很成功
   A. "健康成年人的钠推荐摄入量为 2g，但我的摄入量应为 1.5g，因为我有高血压。"

B."只有在食物中有添加过多的食盐时，才会影响我的健康。"

C."新鲜蔬菜和冷冻蔬菜的钠含量与罐装蔬菜相同。"

D."大多数人每天只能摄入推荐的最低水平的钠量。"

答案：A；根据美国农业部的规定，一般健康成年人每天可安全摄入 2～2.3g 钠，但 51 岁以上、非裔美国人或确诊患有糖尿病、高血压和心血管疾病的人每天应摄入 1.5g 或更少的钠。虽然成人每天对钠的最低需求量是 2g，但大多数人每天的摄入量超过 6g。

4. 血清钠浓度升高会导致 ADH 的释放，护士应该注意下列哪种症状是 ADH 对肾小管的影响所致

　A.面色苍白和发凉

　B.脉搏微弱和直立性低血压

　C.躁动不安和颈静脉扩张

　D.排尿过多

答案：C；血钠浓度升高会促使垂体后叶释放 ADH，导致水和钠的重吸收和潴留。

5. 钠-钾泵运送钠离子

　A.进入细胞

　B.出细胞

　C.细胞内和细胞外数量相等

　D.进入骨骼肌

答案：B；通常钠离子在细胞外大量存在，钠离子有向细胞内移动的趋势。钠-钾泵将钠离子转运到细胞外。钾离子有向细胞外移动的趋势，需要转运回细胞内。

6. 护士正在护理一名大面积烧伤后出现严重低钠血症（血清钠为 120mmol/L）的患者，她认为医生应开具哪项医嘱

　　A.输注等渗盐水

　　B.注射血管加压素

　　C.摄入高钠饮食

　　D.缓慢输注高渗盐水（如 3% 或 5% 的生理盐水）

答案：D；在严重低血容量低钠血症的情况下，应缓慢输注高渗盐水。

7. 以下哪种功能失调会导致等渗性低钠血症

　　A.甲状腺功能亢进

　　B.SIADH

　　C.心力衰竭

　　D.痴呆

答案：B；等渗性低钠血症的原因包括：肾上腺糖皮质激素不足、甲状腺功能减退、肾衰竭和 SIADH。

8. 在收治一名高钠血症新患者时，护士要注意病人在家服用的哪种药物可能会导致病情恶化
   A. 抗酸剂
   B. 利尿剂
   C. 抗精神病药
   D. 抗抑郁药
   答案：A；采用常规含碳酸氢钠的抗酸剂可使钠离子水平升高。

评分

☆☆☆ 如果你以上八道题都回答正确，恭喜你！你理解得非常深刻！

☆☆ 如果你六或七道题回答正确，很好，你是力量和智慧的栋梁！

☆ 如果你回答正确的题少于六题，不必烦恼，你会在以后的章节中对恰当的平衡有更深刻的了解。

（刘桂林）

参考文献

Ignatavicius, D. D., Workman, M. L., Rebar, C. R., & Heimgartner, N. M. (2021). *Medical-surgical nursing: Concepts for interprofessional collaborative care* (10th ed.). Elsevier Health Sciences.

Nahkuri, S., Becker, T., Schueller, V., Massberg, M., & Bauer-Mehren, A. (2021). Prior fluid and electrolyte imbalance is associated with COVID-19 mortality. *Communications Medicine, 1*(51). https://doi.org/10.1038/s43856-021-00051-x

Peri, A., Grohé, C., Berardi, R., & Runkle, I. (2017). SIADH: Differential diagnosis and clinical management. *Endocrine, 55*(1), 311–319. https://doi.org/10.1007/s12020-016-0936-3

Pourfridoni, M., Abbasnia, S., Shafaei, F., Razaviyan, J., & Heidari-Soureshjani, R. (2021). Fluid and electrolyte disturbances in COVID-19 and their complications. *BioMed Research International, 18*(4). https://doi.org/10.1155/2021/6667047

Robertson, G. L. (2016). Diabetes insipidus: Differential diagnosis and management. *Best Practice & Research. Clinical Endocrinology & Metabolism, 30*(2), 205. https://doi.org/10.1016/j.beem.2016.02.007

Seay, N., Lehrich, R., & Greenberg, A. (2020). Diagnosis and management of disorders of body tonicity—hyponatremia and hypernatremia: Core Curriculum 2020. *American Journal of Kidney Diseases, 75*(2), 272–286. https://doi.org/10.1053/j.ajkd.2019.07.014

U.S. Department of Health and Human Services & U.S. Department of Agriculture. (2015). *2015–2020 Dietary guidelines for Americans* (8th ed.). https://health.gov/dietaryguidelines/2015/resources/2015-2020_Dietary_Guidelines.pdf

Vallerand, A. H., & Sanoski, C. A. (2017). *Davis's drug guide for nurses* (16th ed.). F. A. Davis.

第六章　钾失衡

划重点

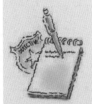

在本章中，你将学习：

◆ 钾离子在体液和电解质平衡中所起的作用
◆ 机体对血清钾离子的调节机制
◆ 钾失衡的治疗
◆ 钾失衡患者的护理

了解钾离子

作为细胞内液中的重要阳离子（带正电荷的离子），钾离子在很多细胞代谢中起重要作用。细胞外液中钾离子的含量只占体内钾含量的 2%，98% 的钾离子在细胞内液中，维持此种浓度差是神经冲动传导的必备条件。

疾病、损伤、药物和治疗均可影响钾离子浓度。如果不予以治疗，即使血清钾离子浓度发生微小的改变，也将严重影响神经肌肉和心脏功能。

钾的重要性

钾通过以下方式直接影响机体细胞、神经和肌肉的功能：

- 维持细胞电中性和渗透压
- 帮助神经肌肉传递神经冲动
- 有助于骨骼肌和心肌收缩以及电传导
- 与氢离子（另一种阳离子）一起影响酸碱平衡（见"钾在酸碱平衡中的作用"）

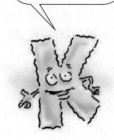

钾离子在很多细胞代谢中起重要作用。

钾离子在酸碱平衡中的作用

　　下图显示了细胞外液中氢离子浓度改变时钾离子如何移动。机体内氢离子浓度随酸碱度变化而变化。

正常状态下

正常状态下，细胞内液中的钾离子浓度显著高于细胞外液。氢离子浓度在细胞内、外液均偏低。

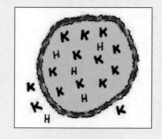

酸血症时

酸血症时，细胞外液的氢离子浓度升高，流向细胞内液。为了维持细胞内液的电中性，等量的钾离子就要移出细胞，导致高钾血症（血中钾增多）。

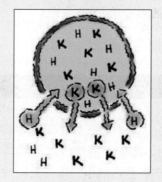

碱血症时

碱血症时，细胞内液的氢离子多于细胞外液。氢离子从细胞内液流向细胞外。为保持细胞内液的电中性，钾离子从细胞外液流向细胞内液，导致低钾血症（血中钾减少）。

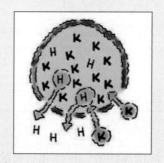

机体调节钾的机制

　　血清钾离子浓度的正常范围是 3.5 ～ 5.5mmol/L。在细胞内，钾离子浓度（通常无法测量）非常高，为 140mmol/L。由于机体不能保留钾，人体必须每天摄入钾。推荐的成人日需求量是 40mEq，每日平均摄入量是 60 ～ 100mEq（见"钾的食物来源"）。

　　当细胞破坏和细胞内的钾离子流向细胞外时，细胞外液的钾离子浓度就会增加。

（一）排泄

大约 80% 摄入的钾从尿液排出，每升尿液含 20 ～ 40mmol 的电解质，其余的钾从粪便和汗液排出。

当钾离子从细胞外液向细胞内液转移和细胞进行合成代谢时，也可发生细胞外液的钾丢失。影响血清钾离子水平的三个因素包括钠 – 钾泵、肾调节及 pH 水平。

（二）钠 – 钾泵

钠 – 钾泵是一种主动转运机制，为逆浓度差转运。钠 – 钾泵将钠离子从细胞内转运到细胞外，并将钾离子泵入细胞内液，以保持细胞内钾离子的高浓度。

机体也通过肾脏清除过多的钾，血清钾离子水平上升时，肾小管分泌过多的钾，导致钾自尿液排出。

钠离子和钾离子是互反关系。醛固酮激素分泌时，肾重吸收钠并排出钾。然而，肾没有有效的机制防止钾丢失，血清钾离子水平很低时依然会排钾，且即使钾的摄入量为零时，肾仍然会以 10 ～ 15mmol/d 的量排出钾。

（三）自由交换

氢离子和钾离子可通过细胞膜自由交换，所以 pH 的变化可影响血钾水平。例如，酸中毒时，为了维持酸碱平衡，过多的氢离子进入细胞内导致钾离子移到细胞外液，从而引起高钾血症。同样，碱中毒时，细胞内氢离子移出细胞以维持酸碱平衡，从而使钾离子由细胞外移入细胞内，引起低钾血症。

> **钾的食物来源**
>
> 以下是富含钾的食物：
> - 巧克力
> - 干果、坚果和种子
> - 水果，如橘子、香蕉、杏、哈密瓜
> - 肉类
> - 蔬菜，尤其是豆类、土豆、蘑菇、西红柿和芹菜

低钾血症

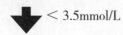 < 3.5mmol/L

低钾血症是指血钾浓度 < 3.5mmol/L。中度低钾血症是指血钾浓度在 2.5 ～ 3mmol/L；度低钾血症是指血钾浓度 < 2.5mmol/L。由于血清钾离子的正常值范围很窄（3.5 ～ 5mmol/L），其轻微的下降即可产生极大的影响。

发生机制

切记，机体不能保留钾。钾摄入不足及排泄过多都可导致血钾浓度下降，打破电解质平衡导致低钾血症。

一些情况，如长时间肠液引流、近期回肠造瘘术或小肠绒毛腺瘤，

可导致机体总钾量下降。有时，钾离子会从细胞外液转移至细胞内液并在细胞内聚集。此时由于细胞内液钾离子浓度很高，血液中检测到的钾就会减少。

（一）摄入不足

钾摄入不足可导致机体总钾量下降，如没有进食富含钾的食物，静脉钾补充不足，或静脉营养时（total parenteral nutrition，TPN）未补充钾。此外，大量摄入天然黑甘草也会引起假性醛固酮增多症，从而导致钠潴留和钾流失。

（二）排出过多

肠液中包含大量的钾，由于引流、洗胃及长时间呕吐所致的重度消化液丢失可耗竭机体的钾，导致体内钾含量下降。腹泻、瘘管、滥用泻药和大汗也可导致钾丢失（见"老年人及幼儿常见的低钾血症原因"）。

钾也可以通过肾脏排泄。肾移植患者术后利尿可能导致低钾血症。尿糖水平高可引起渗透性利尿而使钾通过尿液丢失。钾丢失的其他原因是：肾小管酸中毒、低镁血症、库欣综合征和高应激状态。

（三）药物作用

药物可以提高肾脏排泄钾的能力，如利尿剂、糖皮质激素、胰岛素、顺铂和一些抗生素，均能引起钾的丢失，呋塞米、布美他尼和噻嗪类等利尿剂引起的低钾血症的风险最高（见"药物相关的低钾血症"）。

年龄因素

老年人及幼儿常见的低钾血症原因

在老年患者，出现低钾血症的最常见原因是利尿治疗、腹泻和长期滥用泻药。另外，不能自己做饭或有咀嚼和吞咽困难者可能使钾摄入较少。

在儿童患者，因胃肠炎所致的呕吐和腹泻更容易导致脱水和低钾血症。

药物相关的低钾血症

以下药物可促进钾排泄，导致低钾血症：

- 肾上腺素能药物，如沙丁胺醇和肾上腺素
- 抗生素，如两性霉素 B、羧苄青霉素和庆大霉素
- 顺铂
- 糖皮质激素
- 利尿剂，如噻嗪类和速尿类
- 胰岛素
- 泻药（用量过多时）
- 大剂量青霉素
- 茶碱（包括急性和慢性中毒）

胰岛素过多，不管是内源性的还是外源性的，都会使钾离子转移入细胞内。患者输入大量葡萄糖溶液后，机体会释放胰岛素，可导致低钾血症。当用肾上腺素类药物治疗哮喘时，如肾上腺素或沙丁胺醇，钾离子浓度也会下降，因为它们会导致钾进入细胞内。

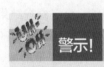

药物也可引起钾丢失！

（四）疾病

引起胃肠液体丢失的一些情况（如呕吐或腹泻）都能导致碱中毒和低钾血症。碱中毒使钾离子进入细胞内，氢离子移出细胞。

其他导致低钾血症的疾病还有肝疾病、醛固酮增多症、急性乙醇中毒、心力衰竭、吸收不良综合征、肾炎、Bartter 综合征和急性白血病。

目前发现新冠肺炎可导致低钾血症。当 SARS-CoV-2 病毒进入细胞时，它会通过血管紧张素转换酶 Ⅱ（ACE Ⅱ）受体进入细胞。ACE Ⅱ 及其前身 ACE 是肾素 – 血管紧张素 – 肾上腺素系统（RAAS）中的酶，是 RAAS 的组成部分，能够调节电解质平衡。虽然病毒首先感染上呼吸道，但随后可能会感染其他器官，包括肾脏。新冠肺炎对肾脏的损伤会严重影响人体排泄或重吸收钾的能力，导致酸碱失衡。患者通常会出现低钾血症，由此导致的酸碱失衡会使机体症状进一步复杂化，出现急性呼吸窘迫综合征，增加心脏损伤的风险。因此，监测和纠正患者血清钾离子的浓度非常重要。纠正钾失衡可能会降低新冠肺炎患者的发病率和死亡率。

症状和体征

低钾血症的症状和体征反映了电解质对维持机体的正常功能有多重要。

（一）下肢无力

骨骼肌无力，尤其是腿部无力，是中度缺钾的体征。如果骨骼肌无力继续发展，就会出现感觉异常。腿部出现痉挛性疼痛（抽筋），深部肌腱反射可能减弱或消失。低钾血症很少引起瘫痪，但可累及呼吸肌。如果呼吸肌无力，患者会出现心动过速和呼吸困难。

钾离子能够影响细胞功能，严重的低钾血症可引起横纹肌溶解，肌纤维破裂，导致尿中出现肌红蛋白。由于低钾血症会影响平滑肌，患者会出现厌食、恶心及呕吐等症状。

（二）胃肠道紊乱

患者可表现为肠道异常，如肠鸣音减弱、便秘及麻痹性肠梗阻。长时间低钾血症的患者可能会出现尿浓缩障碍，排出大量稀释

警示！

低钾血症的危险征象

- 心律失常
- 心搏骤停
- 地高辛中毒
- 肌肉瘫痪
- 呼吸停止

尿液。

（三）心脏异常

低钾血症也可导致心脏异常。脉搏可能无力且不规则。患者会出现直立性低血压或心悸。心电图提示 T 波低平或倒置、ST 段压低及特征性 U 波表现。中度到重度低钾血症会发生心律失常、异位搏动、心动过缓、心动过速及房室传导阻滞。

服用地高辛的患者，尤其是同时服用利尿剂时，要密切观察有无低钾血症的发生。低钾血症可以增强地高辛的作用，从而引起中毒（见"低钾血症的危险征象"）。

低钾血症的心电图特征

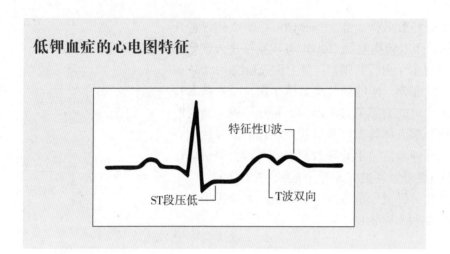

实验室检查结果

下列实验室检查结果会明确低钾血症的诊断：

- 血钾＜ 3.5mmol/L
- 24 小时尿量增加
- pH 值和碳酸氢盐浓度升高
- 血糖浓度轻度升高
- 血清镁离子浓度下降
- 心电图特征性改变
- 地高辛浓度升高（如果患者正在服用地高辛）

治疗措施

低钾血症的治疗原则是恢复正常的钾离子浓度，防止严重并发症，消除或治疗潜在病因。治疗方法的选择主要取决于低钾血症的严重程度及其潜在病因。患者应选择高钾低钠饮食。然而，对于急性低钾血症，单纯增加饮食中钾的摄入量是不够的，患者需要口服钾盐补钾，如氯化钾。对重度低钾血症或不能口服补钾的患者需要给予静脉补钾治疗，口服和肠外同时补钾是安全的。无论是经外周静脉，还是经中心静脉补钾，必须严密监测以防发生严重并发症。

防止反弹

血钾浓度恢复正常之后，仍需继续口服补钾，并增加饮食中钾的摄入量。当明确低钾血症的病因且给予治疗后，应确保治疗方案的充分实施。对于服用利尿剂的患者，应使用保钾利尿剂以防钾随尿液过度丢失。需定期监测患者的血钾变化，以决定是否需要调整补钾量。

仔细监测与熟练护理

仔细监测和熟练的护理有助于预防低钾血症并防止并发症。对于有发生低钾血症风险或已发生低钾血症的患者，可以完成如下工作：

- 监测重要体征，特别是脉搏和血压。低钾血症经常与低血容量有关，后者可以出现直立性低血压
- 对于血清钾离子＜ 3.0mmol/L（重度低钾血症）的患者，检查心率、心律及心电图。因为低钾血症经常与低血容量有关，而低血容量能导致心律失常
- 评估患者的呼吸频率、深度及类型。低钾血症可以导致呼吸肌无力或麻痹。当患者出现呼吸浅快或氧饱和度下降时马上通知医生。在重度低钾血症患者床旁放置人工复苏器（见"治疗无效时"）
- 监测血钾浓度。血钾浓度改变可以引起严重的心脏并发症
- 评估患者低钾血症的临床症状，尤其是正服用利尿剂或地高辛的患者。服用地高辛的低钾血症患者发生地高辛中毒的风险增加，因为机体内有效的钾较少（血钾是平衡血液中地高辛浓度所必需的）
- 监测并记录液体出入量。每升尿液大约丢失 40mmol 钾。利尿剂可增加钾的丢失量
- 明确有无低钾血症相关的代谢性碱中毒的体征，包括易激惹和感觉异常
- 常规留置并维持静脉通路通畅。**选择静脉补钾时应切记，静脉补钾可刺激外周静脉，使患者产生不适感**

记忆小妙招

要记住低钾血症的临床表现，就要记住以下这些症状和体征（由于鼻胃管引流会引起胃内容物丢失，也可导致低钾血症）。

- 骨骼肌无力
- U 波（心电图改变）
- 便秘
- 地高辛中毒（由于低钾血症）
- 脉搏弱、不规则
- 直立性低血压
- 感觉麻木

治疗无效时!

当治疗低钾血症无效时，你应认真回顾患者的体液及电解质结果，思考如下问题并对患者进行评估：

- 患者是否仍然多尿？是否仍在经胃肠、皮肤丢失水分？（如果是，说明仍在丢失体液和钾。）
- 患者血镁水平是否正常？是否需要补充？（记住：低镁血症会使肾很难保存钾。）

- 按照医嘱管理含钾静脉溶液（见"静脉补钾指南"）
- 当补钾速度超过 5mmol/h 或钾浓度＞40mmol/L 时，应监测患者的心率、心律及心电图
- 小心进行静脉补钾。确保钾与足量的液体混合，使其稀释并充分混匀。尽可能使用预混的钾溶液
- 观察患者的静脉输液部位有无渗液
- **不要静脉推注钾，这可能是致命的**
- 切勿通过肌肉注射或皮下注射给药，因为钾会导致组织受损和坏死
- 为了防止口服钾对胃造成刺激，服用时至少要用 118ml 的液体或食物送服
- 为防止钾快速进入体内，不要挤碎缓释钾片剂
- 口服补钾与静脉补钾注意事项相同
- 为合并无力症状的低钾血症患者提供一个安全环境。向其解释注意事项，争取得到患者的配合（见"低钾血症的宣教"）
- 观察患者的便秘体征，如腹胀和肠鸣音减弱。尽管有些处方药可治疗便秘，但不要使用加重钾丢失的缓泻药
- 强调按处方服用钾制剂的重要性，尤其是当患者同时服用地高辛或利尿剂时。尽量教会患者如何识别和报告地高辛中毒的症状和体征，如脉律不规则、厌食、恶心和呕吐
- 确保所有患者都能识别低钾血症的症状和体征

高钾血症

血钾浓度＞5mmol/L 称为高钾血症。中度高钾血症是指血钾浓度在 6.1～7.0mmol//L。重度高钾血症是血钾浓度＞7.0mmol/L。因

静脉补钾指南

下面是静脉补钾及监测患者补钾情况的指南。切记，只有在重度低钾血症或患者无法口服补钾时才采取静脉补钾。

补钾方法

- 为了防止或减少毒性作用，静脉补钾的浓度不应超过40mmol/L。输液速度通常为10mmol/h。对重症病例可以加快输注速度，但需密切监测其心脏状况。血清钾离子浓度快速增加可能会导致高钾血症，从而引起心脏并发症。除非有医嘱，成人最大补钾剂量一般不应超过200mmol/24h
- 补钾时，可使用输液装置控制输液速度
- 不要静脉推注钾；这样做会导致心律失常和心搏骤停，这是致命的

监测患者补钾状况

- 当静脉输注钾速度过快时，要监测患者的心律，以防高钾血症的毒性反应。应及时报告任何心律失常
- 监测血钾浓度和评估患者的中毒反应症状，如肌肉无力和瘫痪，以评估治疗结果
- 观察患者静脉输液部位有无渗液静脉炎或组织坏死
- 监测患者尿量，如尿量不足，应通知医生。尿量应 > 30ml/h，以免发生高钾血症
- 每1～3小时检测一次血钾浓度

为血钾的正常范围很窄（3.5～5mmol/L），所以血钾浓度轻微升高即可产生显著影响。尽管相对于低钾血症而言，高钾血症的发生率低，但影响更为严重。药物治疗和患者的基础疾病是高钾血症发生的常见原因（见"早产儿和老年人的高钾血症"）。

发病机制

切记，钾通过摄入获得，经排泄丢失。如果其中任何一项出现变化，就会导致高钾血症。

肾脏排泄钾，对防止因电解质积聚而出现的中毒起至关重要的作用。酸碱平衡失调时也会影响钾离子的平衡。当酸中毒时氢离子由细胞外进入细胞内，钾离子则由细胞内向细胞外转移与之交换。并且酸中毒时可阻止钾离子向细胞内移动。细胞损伤导致钾离子向血清中释放、转移，实验室检查结果可以证实这一点。

（一）摄入过多

饮食中钾摄入增加（尤其是在尿量减少时）可引起血钾升高。过量使用食盐替代品（多数用钾盐替代钠盐）可进一步加重这一情况。过量补充钾，无论是口服还是静脉补充，均可导致高钾血症。

年龄因素

早产儿及老年患者的高钾血症

早产儿及老年人是高钾血症的高危人群。早产儿患病风险高是因为其肾功能不全。出生后48小时内的新生儿普遍易患高钾血症。

年龄超过60岁的老年人患高钾血症的风险高是因为：随着年龄增长，他们的肾功能下降，肾血流减少，液体摄入减少（因此尿量减少）。血浆肾素的活性及醛固酮水平也随着年龄增长而减低，导致排泄钾的能力下降。另外，老年人可能服用一些干扰钾排泄的药物，如非甾体抗炎药、血管紧张素转换酶抑制剂和保钾利尿剂。卧床患者若皮下注射肝素，会导致醛固酮产生减少，从而使钾排泄减少。

（二）输入库存血

捐献的血液储存时间较长会使血钾水平升高，因此，患者在输入大量临近有效期的库存血后，血钾水平会升高。

某些药物也与高钾血症有关，例如，β-受体阻滞剂（阻止钾离子进入细胞内）；保钾利尿剂，如螺内酯；还有一些抗生素，例如，青霉素G钾盐。化疗药物可导致细胞死亡（偶尔会造成肾损伤），也可引起高钾血症。

血管紧张素转换酶抑制剂、非甾体抗炎药和肝素抑制醛固酮分泌，减少肾脏排泄钾，可引起高钾血症。如果给患者使用，可引起肾损伤的药物（如半乳糖胺），要注意是否合并高钾血症（见"与高钾血症相关的药物"）。

（三）排出减少

急、慢性肾衰竭患者，尤其是正接受透析治疗的患者，钾的排泄会减少。可引起肾损伤的疾患（如糖尿病、镰状细胞贫血或系统性红斑狼疮）均可引起高钾血症。Addison病、醛固酮减少也可使钾排出减少。

（四）创伤

烧伤、严重感染、外伤、挤压伤（横纹肌溶解）和血管内溶血均可引起细胞损伤，使钾离子从细胞内移出，这又称为相对高钾血症。

化疗可引起细胞溶解并释放出钾离子。代谢性酸中毒和胰岛素缺乏可使钾离子向细胞内的转移量减少（见"验证结果的正确性"）。

验证结果的正确性

当实验室检查结果提示患者血钾浓度高而与临床不符时，需要验证结果是否正确。如果操作方法不规范，得出的结果就会导致血钾假性升高。导致不能真实反映患者血钾浓度的原因包括：

- 在静脉输注含钾液体时采取血标本
- 使用刚做过运动的一侧肢体作为静脉穿刺部位
- 在标本取样和运输过程中因操作不当造成细胞溶血（细胞损伤）
- 病人近期输过血

症状和体征

高钾血症的症状和体征反映了血钾对机体神经肌肉和心肌功能的影响。感觉异常是高钾血症的早期敏感信号。

（一）肌肉改变

高钾血症可以引起骨骼肌无力，也就是说，可引起软瘫。深反射也会减弱。肌无力可从腿部向躯干蔓延，并可累及呼吸肌。高钾血症还可导致平滑肌的反应性增强，尤其是胃肠道，引起恶心、痉挛性腹痛和腹泻（早期症状）。

（二）心脏体征

高钾血症的合并症包括心率减慢、心律失常、心排血量减少、低血压，还可能导致心搏骤停。

高钾血症的心电图特征是 T 波高尖。其他心电图的改变包括 P 波增宽、PR 间期延长、QRS 波增宽的束支传导阻滞和 ST 段下移。

与高钾血症相关的药物

下列药物可引起高钾血症：

- 血管紧张素转换酶抑制剂
- 血管紧张素 II 受体拮抗剂（氯沙坦、缬沙坦）
- 抗生素（青霉素 G 钾盐）
- β - 受体阻滞剂（美托洛尔、阿替洛尔）
- 化疗药
- 地高辛
- 肝素
- 非甾体抗炎药
- 钾（过量）
- 保钾利尿剂（如螺内酯）

高钾血症的心电图特征

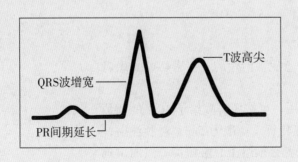

QRS波增宽——

——T波高尖

PR间期延长——

高钾血症后期，QRS 波和 T 波可能融合形成双向或正弦波，这提示心室停止搏动。高钾血症还可导致心脏传导阻滞、室性心律失常和心搏骤停。当血清钾水平 ≥ 7mmol/L 时，会出现恶性心律失常。

实验室检查结果

以下实验室检查结果有助于诊断并明确高钾血症的严重程度：

- 血清钾浓度 > 5mmol/L
- 动脉血 pH 下降，提示酸中毒
- 心电图异常

治疗方法

高钾血症的治疗目标是降低血钾浓度，针对病因的治疗，稳定心肌，促进肾及胃肠道排泄钾。应根据高钾血症的严重程度来决定采取哪些治疗措施。

（一）轻度高钾血症

对轻度高钾血症患者可给予袢利尿剂以增加机体钾排泄，同时纠正酸中毒。还应注意饮食限钾并限制口服导致血钾升高的药物。导致血钾升高的潜在疾患也应予以治疗。

（二）中、重度高钾血症

中、重度高钾血症患者可能需要进一步评估和治疗。如果患者存在肾衰竭，利尿剂就会失去治疗效果。如果患者有高钾血症的急性症状，则需进行血液透析。

聚苯乙烯磺酸钠（降钾树脂）是一种离子交换树脂，常用于治疗高钾血症，与山梨醇或其他渗透性药物联合应用以增加钾的排泄。聚苯乙烯磺酸钠可以口服、经鼻胃管管饲或保留灌肠（可能需要重复治疗）进入肠道。治疗过程可能需要持续 4 ～ 6 小时。随着药物到达肠道，钠离子穿过肠壁吸收入血，钾离子从血液转移到肠道，经大便排出体外。

（三）高钾的危害

较重度的高钾血症都是被作为急症来治疗的。要密切监测患者的心脏状况，监测心电图的变化。

为了对抗高钾血症对心肌的作用，可按照医嘱给予 10% 的葡萄糖酸钙（一般为 10ml）或 10% 的氯化钙（一般为 5ml）静脉注射，给药时间应超过 2 分钟。对这些患者必须给予心脏监护。然而，葡

警示!

小心钙离子!

应给予氯化钙或葡萄糖酸钙。但两者之间是有区别的：1安瓿氯化钙的含钙量是葡萄糖酸钙的3倍。因此，在开处方时要认真查看说明。如果发生心动过缓，应停止注射。

记忆小妙招

高钾血症的治疗药物：

- 葡萄糖酸钙
- 碳酸氢钠
- 胰岛素
- 葡萄糖
- 降钾树脂
- 透析

萄糖酸钙并不是针对高钾血症一劳永逸的治疗，且钙的作用持续时间较短，所以仍应积极对高钾血症进行治疗（见"小心钙离子!"）。

酸中毒患者应给予静脉注射碳酸氢钠（一般为50mEq），可以暂时使钾离子转入细胞内，从而降低血钾水平；碳酸氢钠也可以升高血浆pH，一般在15～30分钟起效，作用维持1～3小时。此碱化剂可以与胰岛素联合应用以增强效果。只有血清中碳酸氢盐浓度偏低时才使用此方法。静脉血碳酸氢盐浓度的正常范围是24～29mmol/L。

另一种促使钾离子进入细胞并降低血钾水平的方法是静脉注射10个单位的常规胰岛素。胰岛素在给药后15～60分钟起效且作用持续4～6小时。使用时，胰岛素应与高渗葡萄糖溶液一起注射（10%～50%葡萄糖溶液）。密切观察严重高钾血症患者的心脏状态。另外，雾化的 β_2 受体激动剂（如沙丁胺醇）会促使钾进入细胞。

密切监测量度高钾血症患者的心脏状况。

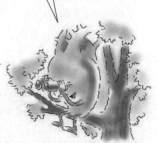

护理措施

高血钾症的高危人群包括酸中毒、肾衰竭或服用保钾利尿剂、口服钾制剂或静脉补钾的患者，需要频繁监测血钾及其他离子浓度。一旦患者发生高钾血症，应采取如下措施：

- 评估生命体征。如果患者血钾浓度＞6mmol/L，应立即进行心电监护。如果患者心电图有改变，需要积极处理以防心搏骤停
- 监测出入量。如果尿量＜30ml/h，应立即报告医生，因为排钾减少可能导致危及生命的高钾血症（见"下一步"）
- 给急症患者静脉缓慢注射氯化钙或葡萄糖酸钙，以对抗高血钾对心肌的毒性
- 对重复给予胰岛素和葡萄糖治疗的患者，应注意有无低钾血症的症状和体征，包括肌肉无力、晕厥、饥饿和出汗
- 值得注意的是，口服聚苯乙烯磺酸钠可能会使血钠浓度升高，

治疗无效时!

下一步

如果患者的血钾浓度不能按预期降低，要考虑下列问题：

- 患者是否服用抗酸剂（抗酸剂中含有钙或镁离子可干扰离子交换树脂的效果）？
- 患者肾功能是否恶化？
- 患者是否在服用可致高钾血症的药物？
- 患者是否在输注库存血？

观察患者是否有心力衰竭的表现

- 监测患者肠鸣音和肠道运动的特征。机体通过增加肠道泌钾来维持内环境稳态，这样会导致肠鸣音亢进
- 监测血钾浓度和其他相关实验室检查结果。切记，对血钾浓度 > 6mmol/L 的患者必须进行心电监护，因为高血钾可使心肌提前去极化并缩短复极化时间，从而导致心律失常
- 如果患者正在口服地高辛，要监测其血药浓度，以防出现地高辛中毒
- 按照医嘱给予处方药并监测其疗效及不良反应
- 鼓励患者用聚苯乙烯磺酸钠保留灌肠 30 ～ 60 分钟。如果连

智能图表

低钾血症或高血钾症的记录

如果患者存在高血钾症，要确保记录如下信息：

- 评估结果
- 生命体征（包括心律失常）
- 血钾浓度及其他相关的实验室检查结果
- 出入量
- 医生的医嘱
- 所用的药物
- 护理措施及患者的反应
- 安全实施操作
- 向患者宣教及评估患者的理解力

续应用 2 天以上，应监测血钾浓度以防出现低钾血症

- 对于急性高钾血症患者，如果其他治疗措施无效，应考虑血液透析
- 如果患者存在肌无力，应提供安全措施，并在患者试图起床时为其提供帮助。持续评估肌力
- 对服用止泻药的患者应监测其反应性

饮食细节

- 帮助患者选择低钾食物（如苹果、梨、浆果、胡萝卜、玉米，芦笋、大米、面条和面包）（见"高钾血症的宣教"）
- 如果高钾血症的患者需要输血，选择新鲜血
- 观察治疗后高钾血症的症状
- 记录护理措施及患者的反应性（见"高钾血症的记录"）
- 向患者解释高钾血症的症状和体征，包括肌无力、腹泻和脉律不规整，教育患者如果出现上述症状和体征要向医生报告
- 如果患者服用降低血钾的药物，要向他描述低钾血症的症状和体征

教学要点

高钾血症的宣教

当向高钾血症患者进行宣教时，要确保覆盖下列要点并评估患者的理解情况：

- 解释高钾血症，包括症状、体征及其并发症
- 药物，包括剂量及发生低钾血症的可能性
- 需要饮食限钾及避免补充钾盐类的重要性
- 预防高钾血症的复发
- 哪些症状和体征需要报告医师

学习要点

钾代谢紊乱小结

钾离子的基础知识

- 大多数钾离子存在于细胞内液（98%）
- 参与神经冲动传导
- 疾病、外伤、药物及治疗均可导致钾紊乱
- 血清钾浓度的正常值为 3.5 ~ 5.5mmol/L

钾平衡

- 机体必须每天摄入钾（40mEq）；机体不能保留钾
- 钠 – 钾泵、肾调节、pH 都有助于维持平衡

低钾血症

- 血清钾浓度 < 3.5mmol/L（中度低钾血症：血钾浓度为 2.5 ~ 3mmol/L，重度低钾血症：血钾浓度 < 2.5mmol/L）
- 发病机制：药物、摄入不足或排出过多

- 长期肠液引流，长时间呕吐、腹泻，滥用泻药，大量出汗，近期肠道造瘘，小肠绒毛腺瘤

症状和体征

- 肌无力（S），U波（心电图改变）（U），便秘（C），毒性（地高辛中毒）（T），脉搏弱而不规律（L），直立性低血压（O），麻木（N）（缩写为SUCTION）
- 其他症状和体征：
  - 厌食
  - 肠鸣音减弱
  - 心电图改变
  - 腱反射减弱或消失
  - 恶心
  - 感觉异常
  - 多尿
  - 呕吐
  - 腿抽筋
  - 瘫痪

治疗

- 高钾饮食
- 口服补钾制剂
- 静脉补钾治疗
- 如果需要，可用保钾利尿剂

高钾血症

- 最危险的电解质紊乱
- 常合并代谢性酸中毒
- 发病机制：摄钾过多，肾排钾减少，钾由细胞内移向细胞外，药物作用
- 临床重要指标：血清钾浓度及心电图表现
- 血清钾浓度＞7mmol/L：可出现严重心律失常，导致心搏骤停（可以是致命性的）

症状和体征

- 痉挛性腹痛
- 腹泻
- 心电图改变（典型表现：早期为基底窄而高尖的T波，

晚期为正弦波）
- 低血压
- 脉律不规整
- 易激惹
- 肌无力，下肢远端尤为明显，这可能导致迟缓性麻痹
- 恶心
- 感觉异常
- 心动过缓

治疗

对于轻、中度患者：
- 袢利尿剂

对于重度患者：
- 氯化钙或葡萄糖酸钙（C）
- 碳酸氢盐（B）
- 胰岛素（I）
- 葡萄糖（G）
- 聚苯乙烯磺酸钠（D）
- 血液透析

（缩写为 CBIGKD：为方便记忆，简化为"see big kid"）

小测验

1. 钾主要通过以下哪种途径排出
   A. 肝脏
   B. 汗腺
   C. 肾脏 / 尿液
   D. 肠道 / 粪便
   答案：C；约 80% 的钾通过肾脏排出，其余的钾通过粪便和汗液排出。

2. 患者钾离子浓度为 8.0mmol/L，护士希望看到哪些医嘱？
   A. 聚磺苯乙烯磺酸钠，根据需要每日使用
   B. 呋塞米（Lasix），40mg，每天静脉注射
   C. 无新医嘱；监控病人
   D. 在 50% 葡萄糖中加入 10 单位胰岛素，静脉注射
   答案：D；该患者出现了严重的高钾血症，需要尽快治疗。

3. 下列哪种病人发生地高辛中毒的风险最高？

　　A. 一名患者的化验结果中，Ca^{2+} 8.9mg/dl

　　B. 一名患有库欣病的患者，正在接受静脉注射利尿剂 Lasix 的治疗

　　C. 一名患者的化验结果中，K^+ 3.8mmol/L

　　D. 体重下降、食欲减退的患者

　　答案：B；接受利尿剂或患有库欣病的患者有排泄过量钾的风险。低钾血症会很快导致地高辛中毒。

4. 下列新护士说的哪句话表明她需要继续接受教育？

　　A. "病人需要口服 80mg 的钾，我会在早餐后给他服用"

　　B. "我的病人正在接受静脉注射钾，剂量为 10mEq/h，所以我应该要求医护人员开具心脏监护的医嘱"

　　C. "我在护理学校学过，永远不要通过静脉注射给钾，所以我会打电话给医生，让他明确在接下来的 4 小时内静脉注射 40mEq 的医嘱"

　　D. "我需要将病人的血钾浓度维持在 2.0mmol/L，否则患者可能因虚弱而跌倒"

　　答案：C；这名护士混淆了概念，静脉缓慢持续滴注钾是没有问题的，只是要求不应静脉注射钾。

5. 病人的血钾水平很低，护士应该注意以下哪些症状？（请选择所有正确的选项）

　　A. 肌肉无力

　　B. 便秘

　　C. ST 段延长

　　D. 倒 T 波

　　E. 血压为 117/68mmHg

　　答案：A、B 和 D；血压正常和 ST 段延长不是低钾血症的症状。

6. 由于钾片较大，当病人吞咽困难时，可以将其碾碎。这句话是否正确？

　　A. 正确

　　B. 错误

　　答案：错。为防止胃肠道不适和损伤，钾片不应碾碎。可考虑使用液体钾补充剂。

7. 在对高钾血症患者进行教育时，护士应教育患者避免食用以下哪种食物 / 药物？（请选择所有正确的选项）

　　A. 呋塞米（Lasix）等利尿剂

　　B. 代盐

　　C. 长期服用泻药

D. 鳄梨酱

答案：B 和 D。钠盐的替代品会使用钾盐来调味。鳄梨酱是用鳄梨制成的，而鳄梨含有丰富的钾。

评分

☆☆☆　如果你七个问题都回答正确！你真棒！

☆☆　如果你回答正确五个或六个问题！也不错！

☆　如果你回答正确的问题少于五个，别气馁！复习本章可帮助你提升对钾的理解水平。

（涂　羚）

参考文献

Ignatavicius, D. D., Workman, M. L., Rebar, C. R., & Heimgartner, N. M. (2021). *Medical-surgical nursing: Concepts for interprofessional collaborative care* (10th ed.). Elsevie Health Sciences.

Kardalas, E., Paschou, S. A., Anagnostis, P., Muscogiuri, G., Siasos, G., & Vryonidou, A. (2018). Hypokalemia: A clinical update. *Endocrine Connections, 7*(4), R135–R146. https://doi.org/10.1530/EC-18-0109

Nahkuri, S., Becker, T., Schueller, V., Massberg, S., & Bauer-Mehren, A. (2021). Prior fluid and electrolyte imbalance is associated with COVID-19 mortality. *Communications Medicine, 1*(51). https://doi.org/10.1038/s43856-021-00051-x

Pourfridoni, M., Abbasnia, S., Shafaei, F., Razaviyan, J., & Heidari-Soureshjani, R. (2021). Fluid and electrolyte disturbances in COVID-19 and their complications. *BioMed Research International, 18*(4). https://doi.org/10.1155/2021/6667047

Rossignol, P., Legrand, M., Kosiborod, M., Hollenberg, S. M., Peacock, W. F., Emmett, M., Epstein, M., Kovesdy, C. P., Yilmaz, M. B., Stough, W. G., Gayat, E., Pitt, B., Zannad, F. Mebazaa, A. (2016). Emergency management of severe hyperkalemia: Guideline for best practice and opportunities for the future. *Pharmacological Research, 113*, 585–591.

Theisen-Toupal, J. (2015). Hypokalemia and hyperkalemia. *The Clinics: Internal Medicine, 4*(1), 34.

第七章　镁失衡

划重点

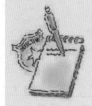

在本章中，你将学习：
◆ 镁的重要性
◆ 解释应将患者的血清镁维持在什么水平
◆ 血清镁浓度异常的原因和治疗方法

了解镁离子

除钾离子以外，镁离子是细胞内液中最丰富的阳离子（带正电荷的离子）。机体内的镁 60% 储存在骨骼中，细胞外液中的镁含量不足 1%，其余的镁都在细胞内液中。

镁的重要性

镁参与机体许多的重要功能，例如：

- 在细胞内的糖代谢中起酶促反应作用
- 帮助机体产生和消耗腺苷三磷酸（ATP）
- 参与脱氧核糖核酸（DNA）和蛋白质的合成
- 影响血管舒张和心肌的兴奋性和收缩性，维护心血管系统的正常生理功能
- 有助于神经传递和激素受体的结合
- 可能参与生成甲状旁腺激素
- 帮助钠离子和钾离子通过细胞膜（这说明镁在细胞内外都影响钠离子和钾离子浓度）

（一）对肌肉的影响

镁可调节肌肉收缩，对神经肌肉系统至关重要。镁通过影响神经肌肉的接头处（神经和肌纤维相接的地方）而影响心脏和骨骼肌的兴奋性和收缩性。研究表明，血管疾病患者合并低镁血症时患神

经肌肉疾患的风险增加（特别要注意的是卒中）。

（二）镁与钙的关系

镁的另一个值得记住的功能是：通过影响甲状旁腺激素（parathyroid homone，PTH）而影响机体的钙水平。我们知道，PTH可维持细胞外液钙离子浓度不变。

评估镁的浓度

评估镁的实验室检查结果时，需要将钙和镁结合起来共同评估。要知道，对于成年人这不是唯一需要记住的事。

患者的血清镁水平本身就可能会令人误解。正常情况下，机体的总血清镁在 0.65 ～ 1.05mmol/L（见"正常值不同"）。但此数值可能不能准确地反映患者的真正镁储备。因为大多数镁离子在细胞内，大约是 20mmol/L；而在血清中，镁的浓度是相对低的。

结合镁

另一个容易对血清镁产生误解的原因是：循环中一半以上的镁呈游离状态，即以离子形式存在。另外 30% 与蛋白质结合——大多是与白蛋白结合，其余部分与其他物质结合。

离子镁具有生理活性，受机体调节以维持稳定。然而，离子镁不能测定。实验室镁的测量值反映的是循环中的镁总量。

复杂的是，镁的含量与白蛋白水平相关。如果患者血清白蛋白水平低，即使镁离子保持不变，也会出现血清镁浓度测量值降低。这就是为什么测量血镁水平的同时需要一并测量血清白蛋白含量。

当评估和治疗镁失衡时，要同时考虑血清钙和某些其他实验室检查结果，因为镁是细胞内的主要电解质。细胞内其他电解质浓度的变化，如钾和磷，也能影响血清镁的变化。

年龄因素

正常值不同

不要忘记，新生儿和儿童的镁离子浓度正常值与成人不同。在新生儿，镁水平的正常值范围是 0.7 ～ 1.45mmol/L，在儿童是 0.8 ～ 2.3mmol/L。

镁的调节

消化道和泌尿系统通过吸收、排泄和保留来调节镁，也就是说，镁经食物摄入，经尿液和粪便排泄。营养均衡的食物每日能提供的镁量大约为 12.5mmol/L（或 300 ～ 500mg）（"见镁的饮食来源"），膳食营养素参考摄入量（DRIS）因人的年龄和性别而异，其中大约 40% 经小肠吸收。

（一）平衡状态

机体能对镁浓度的变化进行调节。例如，如果血清中镁浓度下降，胃肠道吸收的镁就会增加。如果镁含量升高，镁就会经粪便排泄增多。

肾是通过改变近端小管和髓祥的重吸收调节镁。所以，如果血清镁浓度上升，肾会增加尿镁的排泄量。利尿剂会使此作用增强。反之，如果血清镁浓度下降，肾就会保留镁。肾保留镁的机制非常有效，能够使日损失的循环离子镁量限制在仅为 0.5mmol/L。

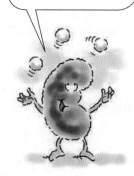

我知道应该怎样保持平衡！

镁的饮食来源

大多数健康人通过正常饮食就能得到所需的镁。以下七种食物镁含量高：

- 巧克力
- 干豆和豌豆
- 绿叶蔬菜
- 肉
- 果仁
- 海鲜
- 所有谷物

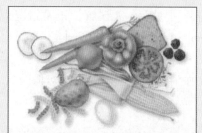

低镁血症

 < 0.65mmol/L

当机体的血清镁浓度下降至 < 0.65mmol/L 时，就会出现低镁血症。低镁血症相当普遍，约 10% 的住院患者会发生低镁血症，在危重患者中最为常见（见"低镁的危险症状"）。

 警示！

低镁血征的危险体征

当怀疑患者有低镁血症时，应明确患者病情发展到后期是否存在以下的危险症状或体征：

- 心律失常
- 地高辛中毒
- 喉鸣
- 呼吸肌无力
- 癫痫发作

大多数低镁血症患者镁浓度＜ 0.5mmol/L 时会出现症状。低镁血症的体征和症状是非特异性的，包括深部肌腱反射亢进（deep tendon reflex，DTR）、无力、肌肉痉挛、心动过速、震颤、眩晕、共济失调和抑郁。严重时，低镁血症可导致：

- 呼吸肌麻痹
- 完全性心脏传导阻滞
- 意识状态改变或昏迷

发病机制

任何导致镁调节机制（即消化系统或泌尿系统）受损的因素都可引起镁缺乏，包括以下四种主要原因：

- 镁的饮食摄入量不足
- 胃肠道镁的吸收不足
- 镁从胃肠道过度丢失
- 镁从尿液过度丢失

（一）酒精的作用

长期酗酒者易患低镁血症，因为他们食欲差。更糟糕的是，过度饮酒者其泌尿系统较正常人会排泄更多的镁。酗酒者肠道吸收镁的能力减弱，或频繁、长期呕吐导致镁丢失增加。

（二）镁低下的危险性

镁摄入不足者如果不能及时口服补充，则发展为镁缺乏的风险会增加。此类人群包括长时间静脉液体治疗、全肠外营养（total parenteral nutrition，TPN）或肠内喂养方案中镁含量不足者。

糖尿病患者由于渗透性利尿也会导致镁丢失。

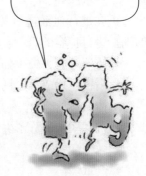

看来有如此多的途径可以使我的浓度降低，晕！

（三）镁的吸收问题

如果患者的饮食摄入量足够，但其血清镁仍低，则可能是其存在胃肠道吸收障碍。例如，吸收不良综合征、脂肪泻、溃疡性结肠炎和 Crohn 病均能使镁的吸收减少。外科手术治疗也能减少镁的吸收。例如，肠切除术可减少胃肠道的表面积而导致吸收面积减少。

由于胃肠道吸收障碍导致低镁血症的其他原因包括癌症、胰腺功能障碍和胃肠道内钙、磷过多。

（四）胃肠道的问题

消化道（特别是下消化道）内的消化液中包含镁。这就是为什么肠液大量丢失（例如，慢性腹泻或肠瘘）可造成镁缺乏。滥用缓泻药或鼻胃管连接负压吸引器的患者镁缺乏的风险也会增加。对于后者来说，镁是经上消化道丢失而不是经下消化道。

急性胰腺炎患者的镁和脂肪酸以皂化的形式存在。此过程消耗循环中的镁，可导致血清镁浓度下降。

（五）泌尿系统的问题

镁大量自尿液排出也可导致低镁血症。引起排泄增加的疾病包括：

- 原发性醛固酮过多症（醛固酮—— 一种肾上腺激素——产生过量）
- 甲状旁腺功能亢进（甲状旁腺功能的增强）或甲状旁腺功能减退（甲状旁腺功能的减弱）
- 糖尿病酮症酸中毒（diabetic ketoacidosis，DKA）
- 应用两性霉素 B、顺铂、环孢素 A、戊氧苯咪或氨基糖苷抗生素，如妥布霉素或庆大霉素
- 长期应用祥类或噻嗪类利尿剂（见"与低镁血症相关的药物"）
- 肾吸收镁的功能受损，如肾小球肾炎、肾盂肾炎和肾小管性酸中毒

（六）其他原因

正在进行血液透析的患者、孕妇（孕中、晚期）和输入不含镁的钠盐进行扩容的患者会出现镁浓度急剧降低。其他原因还包括：

- 体液过度丢失（如出汗、哺乳、滥用利尿剂或慢性腹泻）
- 高钙血症或摄入钙过多
- 体温过低
- 抗利尿激素分泌失调综合征
- 脓毒症
- 严重烧伤

与低镁血症相关的药物

因为某些药物可导致或促成低镁血症，如果患者服用了以下药物，应监测患者的血清镁浓度：

- 氨基糖苷类抗生素，如丁胺卡那霉素、庆大霉素、链霉素或妥布霉素
- 两性素 B
- 顺铂
- 环孢霉素 A
- 胰岛素
- 缓泻剂
- 祥利尿剂（如布美他尼、速尿）或噻嗪类利尿剂（如双氢克尿噻或氢氯噻嗪）
- 羟乙磺酸戊氧苯脒
- 质子泵抑制剂（PPIs）——奥美拉唑

识别低镁血症

评估患者有无低镁血症，需要观察以下症状和体征：

- 中枢神经系统：意识改变，谵妄，幻觉
- 神经肌肉：肌无力，腿和脚痉挛，深部腱反射亢进，手足抽搐，Chvostek 征和 Trousseau 征
- 心血管：心动过速，高血压，特征性的心电图改变
- 消化系统：吞咽困难，食欲减退，恶心，呕吐

- 伤口需要清创
- 任何可造成尿钙或尿钠增多的因素

症状和体征

从轻度到可危及生命的低镁血症的体征和症状包括：
- 中枢神经系统（central nervous system，CNS）症状
- 神经肌肉系统症状
- 心血管系统症状
- 消化系统症状

一般来说，患者的症状和体征与钾或钙紊乱相似。然而，不能单凭临床表现诊断低镁血症。偶尔，也会有患者血清镁水平＜0.9mmol/L但不出现症状（见"识别低镁血症"）。

（一）精神症状

血清镁水平低会刺激中枢神经系统，导致：
- 意识水平的改变（level of consciousness，LOC）
- 共济失调
- 谵妄
- 错觉
- 抑郁
- 情绪不稳定
- 幻觉
- 失眠
- 精神病
- 癫痫发作
- 眩晕

（二）镁的转移

当血清镁水平低时，机体会代偿性地将镁从细胞内移出。镁的移动会对神经肌肉系统产生巨大影响。当细胞内严重缺镁时，骨骼肌变得无力，神经和肌肉兴奋性增加。

（三）三"T"症状和深部腱反射亢进

低镁血症时观察患者有无神经肌肉体征，如：
- 震颤（tremors）
- 抽搐（twitching）
- 手足搐搦（tetany）
- 深部腱反射亢进（见"深部腱反射的分级"）

呼吸肌也可受累，导致呼吸困难。有些患者会出现喉鸣、脚或腿痉挛和感觉异常。

（四）体征

如果怀疑低镁血症，应检查如下体征以明确有无低钙血症：

- Chvostek 征——轻轻叩诊面神经时会出现面部抽搐
- Trousseau 征——上臂受压时会出现腕痉挛（有关这些体征的详细信息见第八章"钙失衡"）

深部腱反射分级

如果怀疑患者存在低镁血症，要检查深部肌腱反射（DTR）以明确神经肌肉的兴奋性——这是镁浓度过低的标志。评估患者的DTR，使用以下分级：

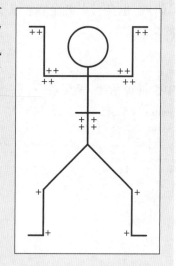

0	消失
+	存在但减弱
++	正常
+++	增加但不一定异常
++++	极度亢进，阵挛

记录患者的反射活动，绘制一个记录图并在图上标记反射强度的正确位置。右图提示深部腱反射正常。

（五）对心脏的影响

镁能促进心血管功能。所以如果你认为低镁血症一定会影响心血管，你的想法是对的。血镁浓度降低能刺激心肌兴奋，有可能出现极糟糕的后果。

（六）心律失常

心肌兴奋性增加能导致心律失常，引起心排血量下降。如果同时合并钾和钙失调，特别是心肌梗死或心脏外科手术的患者，心律失常的风险增加。低镁血症引起的心律失常包括：

- 心房纤颤
- 心脏传导阻滞
- 阵发性房性心动过速

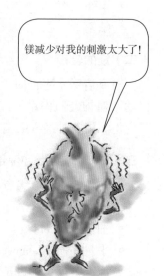

镁减少对我的刺激太大了！

- 心室期前收缩
- 室上性心动过速
- 尖端扭转型室性心动过速
- 心室纤颤
- 室性心动过速

重度低镁血症（血镁水平＜0.5mmol/L）的患者有发生心律失常的风险，应给予持续心脏监护。心肌梗死或心脏手术的患者可口服制剂补充镁以防心律失常的发生。

低镁血症时常见的心电图改变包括：

- PR 间期延长
- QRS 波群增宽
- QT 间期延长
- ST 段压低
- T 波低平增宽
- 显著 U 波

（七）药物中毒

对服用地高辛的低镁血症患者要密切观察其有无地高辛中毒的症状和体征，这是引发心律失常的另一个原因。低镁可以增加体内地高辛的药物浓度。如果患者存在以下症状，应怀疑地高辛中毒：

- 厌食
- 心律失常
- 恶心
- 呕吐
- 黄视

（八）消化道症状

当患者血液中没有足够浓度的镁时，就会出现以下消化道症状：

- 厌食
- 吞咽困难
- 恶心和呕吐

上述症状可进一步导致镁摄入量不足或通过胃肠道丢失，进而使情况更加恶化。

实验室检查结果

可诊断低镁血症的实验室检查结果包括：

- 血清镁离子＜0.9mmol/L（可能血清白蛋白浓度低于正常）

记忆小妙招

饥饿可导致血清镁水平低于正常。"STARVED"（饥饿）这个词有助于记忆低镁血症的症状和体征。每一字母代表一种典型的临床表现：

S- 癫痫发作（Seizures）

T- 手足搐搦（Tetany）

A- 厌食和心律失常（Anorexia and arrhythmias）

R- 心动过速（Rapid heart rate）

V- 呕吐（Vomiting）

E- 情绪不稳定（Emotional lability）

D- 深部肌腱反射亢进（DTRs increased）

- 其他电解质异常，如血清钾或钙低
- 特征性的心电图改变
- 血中的地高辛水平增加

治疗

　　低镁血症的治疗主要取决于病因和临床表现。对轻度镁缺乏患者可以通过改变饮食和充分的健康教育。有些医生也开处方给予口服补镁制剂，如葡萄糖酸镁、氧化镁和氢氧化镁。由于需要几天才能将镁储存到细胞内，在血清镁水平恢复正常之后的几天仍需继续补充。

　　许多重度低镁血症患者需要静脉注射或深部肌内注射硫酸镁。在补镁之前，应评估肾功能。如果肾功能受损，应密切监测镁离子浓度（见"检查标签"）。

护理措施

　　低镁血症的最好治疗方法就是预防，因此要擦亮眼睛，密切注意那些口服不能满足需求的有风险的患者。对于已经诊断为低镁血症的患者，应采取以下措施：

- 评估患者的精神状况并记录变化
- 通过检查患者有无深部腱反射亢进、震颤和手足搐搦，评估患者的神经肌肉状况。如果疑有低血钙，检查 Chvostek 征和 Trousseau 征
- 给予食物、口服液或口服药品前，要检查患者是否存在吞咽困难。低镁血症可以使患者吞咽能力受损
- 监测并记录患者的生命体征。报告患者血流动力学不稳定的情况
- 监护患者呼吸状况。镁缺乏可以导致喉鸣和气道受阻
- 如果患者镁水平＜ 0.5mmol/L，就要进行心脏监护，密切观察心律失常中的节律脱落。确认所在执业医疗机构关于镁离子浓度的相关政策以及何时进行心电监护
- 对体液丢失过多的患者（例如，长时间腹泻或造瘘引流或胃液抽吸）进行监测。液体的过多丢失会有镁缺乏的风险
- 至少每 4 小时监测一次尿量。如果 4 小时尿量＜ 100ml，一般不补充镁
- 每 15 分钟评估一次生命体征。如果患者出现呼吸窘迫，估计血压会急剧下降

检查标签

　　当准备注射硫酸镁时，要谨记药物有不同浓度，如 10%、12.5% 和 50%。静脉注射的剂量为 25 ～ 50mg/h，每 4 ～ 6 小时一次。检查标签（如下图所示）。确保所用的药物浓度正确。同时标签还标明了其他用药信息。

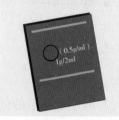

- 如果患者正在接受地高辛的治疗，应严密监测地高辛中毒的体征和症状（如恶心、呕吐和心动过缓）。镁缺乏可增加地高辛的药物活性
- 如果患者正在使用影响镁的药物，如氨基糖苷类抗生素、两性霉素 B、顺铂、环孢霉素 A、胰岛素、缓泻剂、袢类或噻嗪类利尿剂或羟乙磺酸戊氧苯脒，要紧密监测其血清镁浓度
- 监测患者的血清电解质浓度，如血清钾或钙浓度低，要通知医生。低钙血症和低钾血症均可导致低镁血症
- 监测禁食患者和静脉输液治疗而未补充镁盐的患者。长期使用不含镁的液体也能造成低血镁
- 设置癫痫预防措施
- 如果癫痫发作，报告癫痫发作的类型、持续时间和发作期间患者的情况。必要时进行宣教
- 要确保附近有急救设备能提供气道保护
- 任何时候都要确保患者安全
- 减轻患者的焦虑，告知其每项措施的预期目标（见"低镁血症的宣教"）
- 建立静脉输液通路并维持静脉输液通路通畅，以便于静脉补充镁
- 当准备进行硫酸镁静脉注射时，应意识到硫酸镁静脉注射液有不同浓度（如 10%、12.5% 和 50%）。对开具安瓿数量或玻璃瓶数量的医嘱应进一步核实，询问医生应用多少克或多少毫升并用什么液体稀释以及输注的时间（见"硫酸镁的输注"）

教学要点

低镁血症的宣教

对低镁血症患者进行宣教时，要确保包括以下内容并评估患者的理解力：

- 解释低镁血症及其病因和治疗
- 所用药物
- 避免使用导致机体排镁量增加的药物，如利尿剂和泻药
- 含镁高的食物
- 危险的体征和症状，以及何时应该报告
- 介绍参加相应的团体，如戒酒所

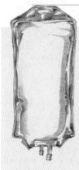

硫酸镁的输注

如果医生的处方是使用硫酸镁提高患者的血清镁，你需要特别谨慎执行医嘱，并仔细阅读相关说明。

* 用输液泵缓慢输入硫酸镁，速度不能超过150mg/min。快速静脉推注可引起心搏骤停
* 在输注硫酸镁期间，监测患者的生命体征和深部肌腱反射。每隔15分钟观察一次有无镁过量的症状和体征，如低血压和呼吸窘迫
* 每次给药后检查患者的血清镁水平，或在连续静脉滴注时，每6小时应检查患者血清镁浓度
* 如果患者肾功能不全，应特别警惕血清镁是否高于正常范围
* 为患者进行持续心脏监护。要严密观察其心电图变化，特别是对正在服用地高辛的患者
* 在硫酸镁输入之前、输入过程中以及输入之后要监测尿量。如果尿量＜100ml/4h，要通知医生
* 取葡萄糖酸钙备用，用于中和不良反应。床附近要放置复苏设备，以备患者突发心脏或呼吸停止时使用

预防给药错误

记录硫酸镁的服用方法时，要写明硫酸镁的全称，以防严重的用药差错。

简写 $MgSO_4$，很容易和硫酸吗啡（MSO_4）相混淆。

智能图表

低镁血症的记录

如果患者存在低镁血症，应记录以下内容：

* 生命体征
* 心律
* 神经系统、神经肌肉和心脏的评估情况
* 硫酸镁或其他药品的使用情况
* 液体出入量
* 癫痫发作和所采取的安全措施
* 干预情况和患者的反应性
* 相关的实验室检查结果，包括血清电解质、白蛋白以及在可能的情况下记录地高辛血药浓度
* 医生的医嘱
* 患者的宣教情况

- 当执行肌内注射镁时，应在臀深部肌肉进行肌内注射。肌内注射镁可能很痛。如果注射次数超过一次，应更换注射部位
- 补充镁是必需的和有序的（见"预防用药错误"）
- 在补充镁治疗期间，要经常检查心脏监护情况，评估患者是否有镁过量的症状，如低血压和呼吸窘迫。确保有葡萄糖酸钙备用，以防镁过量发生。
- 准确记录患者的液体出入量。尿量减少时向医生报告（见"低镁血症的记录"）

高镁血症

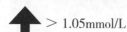 > 1.05mmol/L

镁太多与镁不足一样糟糕。高镁血症是指机体的血清镁浓度＞1.05mmol/L。但是，高镁血症并不常见，一般来说，肾能排泄浓度过多的镁，尤其是饮食中摄入的过多的镁时。

发病机制

造成高镁血症的原因与低镁血症的原因正好相反，主要是由于镁的排泄受损（如肾功能不全）和镁的摄入量过多所致。

（一）排泄不足

肾功能障碍是高镁血症最常见的原因。正如肾对镁排泄增多会导致低镁血症一样，如果机体保留太多的镁就会造成高镁血症。肾排镁减少的原因包括：

- 高龄，可导致肾功能退化
- 肾衰竭
- Addison 病
- 肾上腺皮质功能减退
- 未治疗的糖尿病酮症酸中毒

（二）摄入太多

肾功能受损患者使用含镁的抗酸剂和缓泻剂通常可造成镁的堆积（见"与高镁血症相关的药物和制剂"）。

镁摄入过多的其他原因包括：

- 血液透析时使用含镁较多的透析液
- TPN 溶液中镁含量太高
- 持续输注硫酸镁进行治疗诸如癫痫发作、妊娠期高血压和早

与高镁血症相关的药物和制剂

如果患者服用以下药物，应密切监测其血清镁水平：

- 抗酸剂（甘泊酸二钠凝胶、嘉胃斯康、西甲硅油咀嚼片）
- 泻药（镁乳、哈莱斯莫、柠檬酸镁）
- 补镁制剂（氧化镁、硫酸镁）
- 直肠灌肠

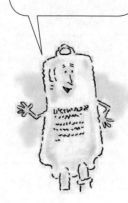

持续输注硫酸镁能引起高镁血症!

产儿的疾病（孕妇补充硫酸镁，胎儿也会出现高镁血症）

症状和体征

正如异常低的血清镁会过度兴奋神经肌肉系统一样，异常高的血清镁会产生抑制作用。高镁血症会阻止神经肌肉传导，引起的神经肌肉症状和体征与低镁血症正相反，诸如：

- 神经和肌肉的兴奋性降低

高镁血症的症状和体征

下表比较了不同的总血清镁浓度引起的典型体征和症状。

总的血清镁浓度	症状和体征
1.5mmol/L	●感觉发热
	●面色潮红
	●轻度低血压
	●恶心和呕吐
2mmol/L	●面部感觉异常
	●深部肌腱反射减弱
	●肌无力
2.5mmol/L	●嗜睡
	●心电图改变
	●心动过缓
	●低血压进一步恶化
3.5mmol/L	●深肌腱反射丧失
4mmol/L	●呼吸抑制
6mmol/L	●心脏传导阻滞
7.5mmol/L	●昏迷
	●呼吸停止
10mmol/L	●心搏骤停

- 深部腱反射减弱
- 面部感觉异常（通常血镁中等程度升高时出现）
- 全身无力（如手无力抓握或翻身困难）；重度患者会发展为迟缓性麻痹
- 偶尔会出现恶心和呕吐（见"高镁血症的症状和体征"）

感觉很困倦……

因为过多的镁会抑制中枢神经系统，患者会出现昏睡和嗜睡。患者的意识状态甚至可发展到昏迷。

高镁血症能累及呼吸系统——如果呼吸肌无力，会危及生命。呼吸肌无力的特征表现是呼吸浅、慢、受抑制。最终，患者会出现呼吸停止，需要行机械通气。

血镁升高也可引起严重的心脏问题，如脉搏无力、心动过缓、心脏传导阻滞和心搏骤停。心律失常可以导致心排血量减少。

血镁升高还可使血管扩张，导致血压下降，患者感觉脸红、发热。

实验室检查结果

血清镁浓度＞1.05mmol/L，心电图的特征改变包括：
- QR 间期延长
- QRS 波群增宽
- T 波高耸

治疗

确诊高镁血症之后，医生要针对镁失衡和病因进行治疗。

（一）补液会使镁降低

如果患者肾功能正常，医生的医嘱会是口服补液或静脉补液。液体入量增加会使患者尿量增多，从而排出过多的镁。如果增加液体入量效果不佳，医生可能会使用袢利尿剂促进镁排泄。

（二）重症患者的治疗

紧急情况下，可选择葡萄糖酸钙——镁的拮抗剂（可给予10%的葡萄糖酸钙10～20ml）。有些患者的血镁达到中毒水平，可能需要机械通气治疗呼吸抑制。

对严重肾功能障碍的患者，需要应用不含镁的透析液进行血液透析，降低血清镁水平（见"治疗无效时"）。

记忆小妙招

记忆高镁血症的症状和体征可想记住"RENAL"这个词，因为肾排泄减少会导致电解质失调。可按如下方式记忆：

R－反射（Reflexes）减弱（加上无力和麻痹）

E－心电图（ECG）改变（心动过缓）和低血压

N－恶心（Nausea）和呕吐

A－面色（Appearance）潮红

L－昏睡（Lethargy）（加上嗜睡和昏迷）

治疗无效时！

如果治疗无效

　　尽管尝试了各种治疗措施，但患者的实验室检查结果仍持续显示血清镁水平高，你应该怎么办？

　　你首先要做的是通知医生。可能要准备不含镁的透析液为患者进行腹膜透析或血液透析。需要快速清除机体内过多的镁，特别是在患者肾衰竭时。

护理措施

　　无论何时都要识别高危患者并采取措施以防出现高镁血症，危险因素包括：

- 老年人
- 肾功能不全或肾衰竭患者
- 早产妇或妊娠期高血压患者
- 母亲在分娩期间应用硫酸镁的新生儿
- 使用硫酸镁控制癫痫发作的患者
- 高镁摄入量或摄入含镁制剂的患者，如抑酸剂或泻药
- 肾上腺功能不全的患者
- 严重糖尿病酮症酸中毒患者
- 脱水患者
- 甲状腺功能减退者

如果已存在高镁血症，需要采取以下措施：

- 持续监测患者的生命体征。要特别警惕低血压和呼吸抑制，它们是高镁血症的标志。如果患者呼吸状况恶化，立即通知医生（见"高镁血症的宣教"）
- 观察患者有无皮肤潮红和发汗
- 评估患者的神经肌肉系统，包括深部肌腱反射和肌力（见"检查膝腱反射"）
- 监测实验室检查结果并报告异常值。监测血电解质浓度和其他反映肾功能的实验室检查结果，如血尿素氮和肌酐。监测患者是否同时存在低钙血症，因为低钙血症会抑制甲状旁腺素分泌
- 监测尿量。机体大部分的镁由肾排泄
- 评估患者的精神状况改变。如果出现意识水平降低，应制定

教学要点

高镁血症的宣教

　　当对高镁血症患者进行宣教时，要确保涵盖以下内容并评估患者的理解程度：

- 解释高镁血症
- 危险因素
- 需要水化的量
- 所用的药物
- 危险的症状和体征
- 需要避免应用含镁制剂
- 必要时进行血液透析

检查膝腱反射

　　评估患者镁含量的方法之一是检查膝腱反射，膝腱反射是一个深部肌腱反射，受血清镁含量的影响。进行膝腱反射检查时，患者应取坐位或仰卧位，如下图所示：敲击患者髌骨下面的髌韧带，观察其腿的伸展或大腿前面股四头肌的收缩情况。

　　如果膝腱反射呈阴性，应立即报告。这意味着患者的血清镁 ≥ 3.5mmol/L。

坐位

患者可坐在床边，双腿自然下垂（如图所示），然后进行反射检查。

仰卧位

将患者的膝盖弯曲45°，检查者的手放在膝盖后方提供支撑（如图所示）。然后进行反射检查。

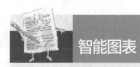

智能图表

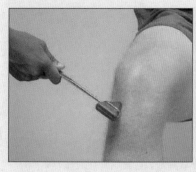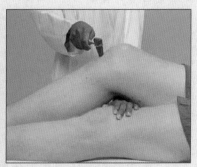

高镁血症的记录

　　如果患者存在高镁血症，应记录以下内容：

- 生命体征
- 心电图变化
- 血流动力学不稳定时的症状和体征
- 深部腱反射评估
- 静脉液体治疗
- 药物治疗
- 安全性评估
- 干预情况和患者的反应
- 相关的实验室检查结果，包括血清电解质和白蛋白水平
- 液体出入量
- 医生的医嘱
- 患者的宣教

　　安全措施。如果患者出现谵妄，需要再次对其进行宣教

- 准备为患者进行持续心脏监护。评估心电图相关的变化
- 紧急情况下，应按医嘱准备复苏药品，维持患者气道通畅并给予葡萄糖酸钙
- 如果患者的镁浓度极高，准备按医嘱进行血液透析
- 按医嘱为呼吸功能受抑制的患者进行机械通气治疗
- 为有缓慢心律失常患者准备体外起搏器或体内经静脉植入起搏器
- 建立静脉通路并保持通畅
- 按照医嘱充分给予患者口服和静脉补液，促进肾排泄镁。当大量补液时，应准确记录液体出入量，并密切观察有无容量负荷过多的体征以及有无肾衰竭。这两种情况都会迅速出现（见"高镁血症的记录"）
- 避免给患者应用含镁制剂。在患者床旁悬挂标志并在用药记

录上标明"禁用镁制剂",以防其他工作人员给患者提供镁制剂
- 必要时限制摄入含镁的饮食

 学习要点

镁失衡小结

镁的基础知识

- 是细胞内液中含量居第二位的阳离子
- 参与许多功能:
  - 在细胞内糖类代谢过程中起酶促反应
  - 参与脱氧核糖核酸和蛋白质的合成
  - 影响血管舒张和心肌收缩性
  - 协助神经传递
  - 对甲状旁腺激素的产生起重要作用
- 正常的浓度范围:$0.65 \sim 1.05$mmol/L;新生儿和儿童有不同变化

镁平衡

- 体内一半以上的镁离子呈游离状态,在循环中以离子形式存在
- 镁浓度与白蛋白的浓度有关,低镁伴随低白蛋白,高镁伴随高白蛋白
- 胃肠道和泌尿系统可对镁进行调节以保持平衡。

低镁血症

- 当血清镁浓度 < 0.65mmol/L 时出现
- 原因为饮食摄入的镁量低、胃肠道吸收差以及经胃肠道和泌尿系统丢失增加
- 孕妇、慢性腹泻、血液透析、高钙血症、体温过低、脓毒症、烧伤、伤口清创术和服用某些药物的患者容易发生

症状和体征

- 意识水平改变
- 共济失调
- 谵妄

- 抑郁
- 幻觉或妄想症
- 癫痫发作
- 眩晕
- 骨骼肌无力
- 深部腱反射亢进
- 手足搐搦
- Chvostek 征和 Trousseau 征
- 心律失常
- 心率增快
- 呕吐
- 失眠

治疗
- 改变饮食
- 口服或静脉补充镁

高镁血症

- 当血清镁 > 1.05mmol/L 时发生
- 一般不常见, 肾衰竭患者 (特别服用抗酸剂或泻药的患者) 或肾功能减退的老年人可发生
- 可由 Addison 病、肾上腺皮质功能减退和未治疗的糖尿病酮症酸中毒导致
- 可由镁摄入量增加导致, 往往是由于血液透析时使用富含镁的透析液、TPN 中含镁过多或持续输注硫酸镁治疗某些疾病导致

症状和体征
- 肌肉和神经的兴奋性下降
- 深部腱反射减弱
- 全身乏力、困倦和昏睡
- 面部感觉异常
- 恶心和呕吐
- 呼吸浅、慢, 受抑制
- 呼吸停止
- 心电图改变
- 血管舒张
- 心律失常或心动过缓

治疗

- 口服或静脉补液
- 避免使用含镁制剂
- 在紧急的情况下应用葡萄糖酸钙
- 用不含镁离子的透析液进行血液透析（针对透析患者）
- 机械通气（针对呼吸受抑制的重症患者）

小测验

1. 下列哪一项不是镁的功能？

   A. 参与 DNA 和蛋白质的合成

   B. 帮助人体产生和利用 ATP 能量

   C. 有助于控制尿量

   D. 协助神经肌肉传递

   答案： C；控制尿量不是镁的主要功能。

2. 患者肾功能正常，最新化验结果显示血镁 1.5mmol/L，您希望看到医生开具以下哪种医嘱？

   A. 葡萄糖酸钙，20ml，静脉注射

   B. 生理盐水，静脉注射，100ml/h；监测每小时尿量

   C. 每 4 小时进行一次血糖检测，持续 24 小时

   D. 含镁的牛奶，每天饮用，治疗便秘

   答案： B；肾功能正常但有轻度高镁血症的患者，首先要增加其尿量。

3. 在对高镁血症患者进行教育时，您会告知他们避免以下哪些情况？（请选择所有正确的选项）

   A. 抗酸剂

   B. 泻药

   C. 海鲜

   D. 意大利面

   E. 巧克力

   答案： A、B、C 和 E；抗酸剂、泻药、海鲜和巧克力都含有大量镁。高镁血症患者今后应避免食用这些食物或药剂。

4. 医生为中重度高镁血症患者开具了新的医嘱。您会要求对以下哪项医嘱进行说明？

   A. 让病人和家属做好血液透析的准备

   B. 评估患者的神经肌肉状态和 DTR

C. 10% 葡萄糖酸钙，10ml，静脉注射，10 分钟内输完

D. 停止心脏监护

答案：D；中度到重度高镁血症可能危及生命。患者需要接受密切的心脏监护。

5. 您希望在疑似低镁血症患者身上看到哪些额外的化验结果？

   A. 血小板

   B. 白蛋白

   C. 血红蛋白 / 血细胞比容

   D. 尿液培养和药敏实验

   答案：B；镁水平与白蛋白有关，镁低可能因白蛋白低而被误报。

6. 以下哪些体征和症状提示患者出现了低镁血症？（请选择所有正确的选项）

   A. DTR 减弱

   B. 癫痫发作

   C. 尿潴留

   D. 抑郁症

   E. 心搏骤停

   F. 室性心动过速

   G. 心动过缓

   答案：B、D、E 和 F；低镁血症会导致 DTR 亢进，但不会引起尿潴留。心动过缓也不是低镁血症的心脏症状。

评分

☆☆☆ 如果你所有六道题都回答正确，你应自豪地挥挥手中的魔术棒。因为你是一名镁魔术师！

☆☆ 如果你答对了四或五道题，优秀！你会成为一名镁魔术师的助理！

☆ 如果你回答正确的题目少于四道，没关系。你现在被录取为电解质神奇镁大学的一年级学生。

（涂 羚）

参考文献

Ignatavicius, D. D., Workman, M. L., Rebar, C. R., & Heimgartner, N. M. (2021). *Medical-surgical nursing: Concepts for interprofessional collaborative care* (10th ed.). Elsevier Health Sciences.

Nielsen, F. H. (2018). Dietary magnesium and chronic disease. *Advances in Chronic Kidney Disease, 25*(3), 230–235. doi:10.1053/j.ackd.2017.11.005

Salaminia, S., Sayehmiri, F., Angha, P., Sayehmiri, K., & Motedayen, M. (2018). Evaluating the effect of magnesium supplementation and cardiac arrhythmias after acute coronary syndrome: A systematic review and meta-analysis. *BMC Cardiovascular Disorders, 18*(1), 129. doi:10.1186/s12872-018-0857-6

Sawaya, R. D. (2016). Fluids and electrolyte management, part 2. *Pediatric Emergency Medicine Reports, 21*(4). https://proxy.library.ohio.edu/login?url=https:// search-proquest-com.proxy.library.ohio.edu/docview/1992760885 ?accountid=12954

U.S. Department of Agriculture. (2018). *Magnesium.* https://ods.od.nih.gov/factsheets/ Magnesium-HealthProfessional/

第八章　钙失衡

划重点

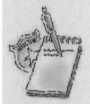

在本章中，你将学习：
◆ 钙离子在体内的作用方式
◆ 钙离子与白蛋白的关系
◆ 甲状旁腺激素在钙离子调节中的作用
◆ 评估钙失衡的方法
◆ 低钙血症与高钙血症的护理

了解钙

钙是一种带正电荷的阳离子，存在于细胞内液和细胞外液。牙齿与骨骼中的钙占全身总钙量的99%。软组织和血清中的钙仅占全身总钙量的1%。然而，仅此1%维持着血清钙的浓度。

钙的重要性

钙参与机体多种功能。钙与磷共同形成牙齿和骨骼。钙有助于维持细胞的结构和功能，在维持细胞膜的通透性和传递冲动中发挥作用。

钙可影响心肌、平滑肌、骨骼肌的收缩。钙参与血液的凝固过程，对某些激素的释放也发挥作用。

钙的检测

有两种方法测量钙：第一种，也是最常用的方法，是测定血清总钙，测量的是血液中的钙总量。血清总钙的正常范围是2.25～2.75mmol/L（见"钙水平随年龄变化"）。

第二种方法是测量细胞外液中各种形式的钙。细胞外液中41%的钙与蛋白质结合，9%与柠檬酸和有机铁结合。剩下的一半是具有活性的离子（或游离）钙。离子钙是唯一具有活性的钙，具有大多数离子的生理功能。成人离子钙的正常范围是1.1～1.3mmol/L。儿

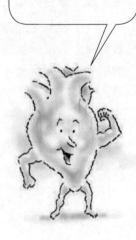

钙影响心肌收缩。我的肌肉收缩力相当不错。

童离子钙的正常范围是 1.1 ～ 1.5mmol/L。不同实验室的正常值可能略有不同。

由于将近一半的钙与白蛋白结合，因此，血清蛋白质异常可能影响到血清总钙水平。如低蛋白质血症时，血清总钙水平也会下降。然而，与结合钙相比，离子钙更重要，也更稳定。因此，在评估钙水平时，也应同时考虑血白蛋白浓度（见"计算钙和白蛋白浓度"）。

机体如何调节钙

摄入的钙和机体存储的钙共同影响机体的钙含量。在成年人，钙的正常日需求量是 800 ～ 1200mg/d。儿童、孕妇和骨质疏松症患者对钙的需求量不同。

奶制品是含钙最丰富的食品，大量绿色、绿叶蔬菜中也有钙（见"钙的食物来源"）。钙在小肠吸收，通过尿液和粪便排泄。

（一）甲状旁腺素的作用

机体的很多因素影响着血钙浓度，首先是甲状旁腺激素（PTH）。当血清钙浓度降低时，甲状旁腺释放甲状旁腺素，促进骨释放钙和促进钙（伴随磷）转移入血，由此增加血清钙浓度。

甲状旁腺素也可促进肾重吸收钙和刺激小肠吸收矿物质。同时排泄磷。高钙血症时，血清钙过多，抑制机体释放甲状旁腺素。

（二）降钙素

降钙素由甲状腺产生，对甲状旁腺素起拮抗作用，有助于调节钙水平。当血清钙升高时，甲状腺释放降钙素。降钙素升高可抑制骨吸收，降低破骨细胞活性，也引起血钙下降。降钙素也可减少钙的吸收，增强肾的排泄。

（三）维生素 D 的摄入

另一个影响钙的因素是维生素 D。维生素 D 来源于食物，特别是奶制品。当皮肤暴露于紫外线时，生成有活性的维生素 D。有活性的维生素 D 可促进小肠吸收钙、骨骼释放钙和肾重吸收钙，引起血清钙浓度增加（见"钙的平衡"）。

（四）磷的作用

磷也可影响血清钙水平。与维生素 D 的作用正相反，磷可抑制小肠吸收钙。当钙浓度下降时，肾就会保钙而排磷。

钙和磷在机体内呈互反关系。钙浓度升高时，磷浓度下降。相反，钙浓度下降时，磷浓度升高。

年龄因素

钙水平随年龄而变化

儿童的血清钙离子水平比成人高。随着骨骼的生长，血清钙离子水平可高达 2.75mmol/L。老年人血清钙离子水平正常值范围较窄。老年男性血清钙离子的正常值范围是 0.58 ～ 0.93mmol/L，老年女性是 0.7 ～ 1.03mmol/L。

计算钙和白蛋白浓度

患者血清白蛋白浓度每下降 1g/dl, 钙会降低 0.8mg/dl。如果血清白蛋白浓度正常, 可使用以下公式计算校正的钙浓度, 以决定是否需要治疗。

校正公式

白蛋白的正常值是 40g/L。校正计算钙水平的公式是:

血清总钙 +0.02× (40- 白蛋白的实测值) = 校正后的钙浓度

举例

例如, 患者的血清钙浓度是 4.1mmol/L, 白蛋白浓度是 30g/L, 校正后钙浓度是多少?

$$4.1+0.02×(40-30)=4.3$$

校正后的钙在正常范围内, 因此不需治疗。

钙的食物来源

以下列举了最常见的钙的食物来源:

- 罐装沙丁鱼和鲑鱼
- 奶制品, 如牛奶、奶酪和酸奶
- 绿色、绿叶蔬菜
- 豆类
- 糖蜜
- 坚果
- 谷物

钙的平衡

钙通过不同的转移过程进入和移出细胞, 从而保持细胞外钙浓度的稳定。钙通过从骨骼中释放、从消化道饮食摄入以及肾重吸收而进入细胞外液。细胞外的钙离子会经粪便和尿液排出, 或在骨骼中储存。下图描绘了钙在机体内的转移过程。

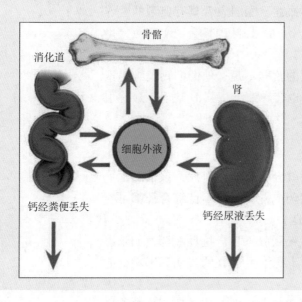

记忆小妙招

要记忆钙离子和甲状旁腺激素的作用, 可以记住这句话"甲状旁腺素拉出钙, 降钙素保持钙"。也就是说, 甲状旁腺素可促进钙从骨中释放, 降钙素抑制骨骼中钙的释放。

（五）血清 pH 值的作用

血清 pH 值与离子钙浓度也呈互反关系。如果血清 pH 值升高（血偏碱性），与蛋白质结合的钙增加，而离子钙水平下降。因此，碱中毒患者同时可伴有低钙血症。

酸中毒时相反。当 pH 值降低时，与蛋白质结合的钙减少，而离子钙浓度升高。

如果机体对钙的调节失衡就会产生两种结果：低钙血症或高钙血症。

低钙血症

 总血钙＜ 2.25mmol/L 或离子钙＜ 1.1mmol/L

血钙浓度低于正常范围时称为低钙血症，即总血钙＜ 2.25mmol/L 或离子钙浓度＜ 1.1mmol/L 时。

发病机制

当钙摄入不足、机体吸收矿物质的功能下降或过量的钙从体内丢失时，就会发生低钙血症。离子钙浓度降低也可引起低钙血症（见"老年患者的低钙血症"）。

（一）摄入问题

患者钙摄入不足容易发生低钙血症。酗酒患者具有典型的营养摄入不足、钙吸收障碍及低镁血症（低镁影响 PTH 分泌）特点，是特别容易患低钙血症的人群。

母乳喂养的婴儿如果母亲摄入的营养不足，他们的钙及维生素 D 水平也会降低。并且，日照不足也会导致维生素 D 缺乏，最终引起钙浓度降低。

（二）吸收不良性疾病

当钙不能从胃肠道充分吸收时就会引起低钙血症，该情况常见于吸收不良。严重腹泻、滥用缓泻药或慢性吸收不良综合征都可引起肠道蠕动增强，进而导致吸收不良。

饮食中缺乏维生素 D 也可导致钙吸收不良。抗惊厥药，如苯巴比妥和苯妥英钠（大仑丁），可以干扰维生素 D 的代谢和影响钙的吸收。

肠道内的磷水平过高可引起胃酸减少，进而可导致钙盐溶解度降低，也可干扰钙的吸收。

年龄因素

老年患者的低钙血症

老年患者易患低钙血症的原因包括：

- 饮食中钙摄入量不足
- 钙吸收不良（尤其是雌激素缺乏的绝经后女性）
- 维生素 D 活性降低或无活性（无活性的维生素 D 导致钙从骨质中流失和骨质疏松，此时血清钙浓度可能正常，但骨骼中的矿物质储备是减少的）
- 药物（见与低钙血症相关的药物）

（三）丢失过多

胰腺功能障碍可引起钙吸收障碍，导致钙经胃肠道丢失。急性胰腺炎也可以引起低钙血症，但机制尚不十分清楚。甲状旁腺素或胰腺组织中游离脂肪酸与钙的结合可能是其原因。

当甲状旁腺素分泌减少或受抑制时也可引起低钙血症。甲状腺手术、手术切除甲状旁腺、甲状旁腺瘤摘除以及甲状旁腺疾患或损伤（如甲状旁腺功能减退）都会导致甲状旁腺素的分泌减少或受到抑制。

某些药物也可引起低钙血症，如降钙素和金霉素，因为这些药物可减少骨骼中的钙释放。

肾排泄钙过多也会引起低钙血症。利尿剂尤其是袢利尿剂，如速尿（呋塞米）和依他尼酸（利尿酸），可增加钙、水以及其他电解质的排出。肾衰竭可导致肾活化维生素 D 的能力降低，从而影响钙的吸收。

用于治疗铅中毒的药物依地酸二钠可与钙结合，并经代谢排出体外。

（四）其他原因

低镁血症可影响甲状旁腺的功能并引起钙在胃肠道和肾的再吸收降低。导致血镁浓度降低的药物，如顺铂和庆大霉素，可以减少钙从骨骼中释放（见"与低钙血症相关的药物"）。

血清白蛋白低（低白蛋白血症）是引起低钙血症的最常见原因。肝硬化、肾病、营养不良、创伤、慢性疾病和脓毒症均可引起低白蛋白血症。

高磷血症（血液中磷浓度升高）可使钙随着磷浓度的升高而降低。

与低钙血症相关的药物

可以引起低钙血症的药物包括：

- 抗生素（利福平）
- 含铝的抑酸剂
- 氨基糖苷类
- 抗惊厥药，尤其是苯巴比妥和苯妥英钠
- β 受体阻滞剂
- 双膦酸盐
- 咖啡因
- 降钙素
- 化疗药物
- 皮质类固醇
- 可引起低血镁的药物
- 依地酸二钠
- 肝素
- 袢利尿剂
- 金霉素
- 磷酸钠（口服、静脉注射、直肠给药）

过量的磷与钙形成盐而储存在组织中。

当磷酸盐通过口服、静脉注射、直肠给药时，磷与钙结合进而使血钙浓度下降。牛奶喂养的婴儿易患低钙抽搐就是由于牛奶中的磷浓度较高所致。

碱中毒可促进钙与白蛋白结合，从而降低离子钙浓度。库存血液中加入的抗凝剂枸橼酸盐可与钙结合，使钙不能被机体利用。因此，输注大量库存血的患者易患低钙血症。此风险在儿科患者中也存在。

引起低钙血症的其他原因还包括：咖啡因摄入过量、严重烧伤和感染。烧伤或组织感染会诱导钙离子移至细胞外液，引起血钙浓度下降。

最近发现，导致新冠肺炎的病毒 SARS-CoV-2 也会影响人体的钙平衡。与钠和钾一样，钙也受到肾素 – 血管紧张素 – 醛固酮系统（RAAS）的影响。RAAS 可帮助人体调节血压和电解质，并在细胞外液容量紊乱时帮助恢复平衡。血管紧张素转换酶（ACE）和 ACE Ⅱ 的作用会影响肾脏对重要电解质的重吸收，也会影响新冠肺炎患者的血钙水平。

由于 RAAS 功能紊乱，许多新冠肺炎患者会出现低钙血症。在护理这些患者时，监测钙以及钾和钠的浓度有助于确定改善疗效的最佳方案。

症状和体征

低钙血症的症状和体征主要表现在机体神经肌肉传导和心脏功能方面。因此，应注意观察患者神经肌肉及心脏的变化。神经系统症状包括焦虑、谵妄和易激惹。这些症状也可发展为癫痫或成人痴呆症和儿童智力障碍。

如神经肌肉症状进一步进展，患者会出现足趾、手指及面部特别是口周感觉异常；会出现抽搐、肌肉痉挛或震颤。喉部及腹部肌肉更容易发生痉挛，导致喉痉挛及气管痉挛。神经兴奋性增强的典型表现是手足抽搐，查体可发现 Trousseau 征或 Chvostek 征阳性（见"Trousseau 征或 Chvostek 征的检查方法"）。

其他体征

低钙血症持续时间较长的患者更易发生骨折，也可表现为指甲变脆及皮肤、毛发干燥。

低钙血症的其他体征还包括：

- 腹泻
- 深部腱反射亢进

Trousseau 征或 Chvostek 征的检查方法

检查 Trousseau 征或 Chvostek 征有助于诊断手足抽搐和低钙血症。以下是这两种体征的检查方法。

Trousseau 征

检查 Trousseau 征的方法是：将血压袖带置于患者上臂，使其充气到收缩压＞ 20mmHg，1～4 分钟后会出现 Trousseau 征，表现为拇指内收、曲腕、掌指关节和远端指骨间关节（手指并拢）屈曲——手痉挛，提示手足抽搐，这是低钙血症的主要体征。注意：Trousseau 征常提示迟发性手足搐搦症。

Chvostek 征

轻叩患者耳部附近的面神经可以引发 Chvostek 征。若出现上唇、鼻、一侧面部的短暂收缩，提示 Chvostek 征。注意：Chvostek 征可见于健康婴儿，因此婴儿并不能通过 Chvostek 征来判断手足搐搦症。

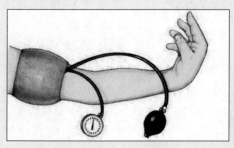 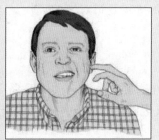

- 低血压
- 地高辛的药效下降
- 心排血量减少和随后出现心律失常
- 心电图显示 ST 段延长
- 心电图显示 QT 间期延长，患者易患尖端扭转型室性心动过速（室性心动过速的一种形式）
- 心肌收缩力降低，导致心绞痛、心动过缓、低血压和心力衰竭

实验室检查结果

以下实验室检查结果有助于诊断低钙血症并评估低钙血症的严重程度：

- 总血清钙浓度＜ 2.25mmol/L
- 离子钙浓度＜ 1.1mmol/L（测定离子钙是诊断低钙血症的准确

方法）

- 白蛋白水平低
- 特征性的心电图改变

注意，高胆红素血症或服用肝素、草酸盐及枸橼酸盐者可出现钙浓度假性降低。

治疗

低钙血症的治疗是要快速、安全地纠正钙失衡状态，且需治疗潜在的病因以防止复发。

急性低钙血症需要立即静脉输注葡萄糖酸钙或氯化钙进行纠正。尽管氯化钙所含钙量是葡萄糖酸钙的 3 倍，但后者更为常用。氯化钙用于心搏骤停的患者，而葡萄糖酸钙则较常用于未出现心搏骤停的患者。而且补钙同时也需要补充镁，因为低钙血症单独补充钙剂往往不能达到治疗目的（见"安全输注钙制剂"）。慢性低钙血症患者需要补充维生素 D 以促进胃肠道对钙的吸收。口服钙制剂也可增加血钙浓度。

饮食改变

患者应食用富含钙、维生素 D 和蛋白质的饮食。如果患者的血磷较高，可应用抑酸剂氢氧化铝结合过量的磷（见"治疗无效时"）。

护理措施

对于低钙血症的高危患者，特别是对于接受过甲状旁腺、甲状腺手术或大量输血的患者，要详细评估。对于正在哺乳的患者，应评估其维生素 D 的摄入量和阳光照射的暴露量是否充足。

当对疑似低钙血症的患者进行评估时，应了解其完整的用药史。注意患者是否有颈部手术史。患者颈部手术后可能会立即出现甲状旁腺功能减退，也可能在几年后出现。询问患慢性低钙血症患者是否有骨折史。列出患者正在服用的药物清单有助于判断引起低钙血症的病因。明确患者的日常活动是否受低钙血症的影响。对低钙血症的症状和体征进行宣教（见"低钙血症的宣教"）。

输液结束后

如果患者正处于甲状旁腺或甲状腺手术的恢复期，要准备好葡萄糖酸钙，以备钙浓度突然降低时所需。

如果患者发生低钙血症，你应该：

- 监测患者的生命体征并反复对其进行评估。监测呼吸状态，

治疗无效时！

如果低钙血症的治疗无效，应考虑以下干扰因素：

- 检查镁浓度。在静脉输注钙制剂前应先纠正低镁，才可以增加血清钙浓度
- 检查磷的浓度。磷浓度过高会影响钙的吸收，应首先降低磷浓度
- 只能将钙溶于葡萄糖溶液中静脉输注，因为生理盐水会促进钙的排泄。无论何时都要使用预混合溶液

安全输注钙制剂

为有症状的低钙血症患者胃肠外补充钙。要明确医生的医嘱是葡萄糖酸钙还是氯化钙。不同的药物种类，剂量不同。仔细核对每种钙剂的类型和剂量，并按照以下步骤操作：

准备

将钙制剂稀释在5%的葡萄糖溶液中。为避免发生沉淀，不要把钙稀释在含碳酸氢盐的溶液中。避免将钙稀释在普通盐溶液中，因为氯化钠会促进钙从肾排出。一旦发现溶液中有沉淀，不得使用。

给药

要缓慢静脉注射含钙制剂，通常遵医嘱或执行团队的治疗方案。不要滴注过快，否则会导致患者晕厥、低血压或心律失常。最初，可以缓慢静脉推注负荷量。如果低钙血症仍持续存在，应使用输液泵进行静脉滴注。

监测

过度纠正会导致高钙血症。观察有无高钙血症的症状及体征，包括厌食、恶心、呕吐、嗜睡和谵妄。进行心电监护，观察患者是否有心律失常，尤其是对于正在使用地高辛的患者。观察静脉注射部位是否有渗液；钙可引起组织腐烂及坏死。密切监测血钙浓度。

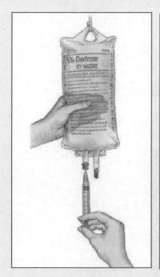
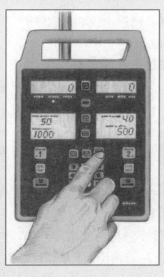
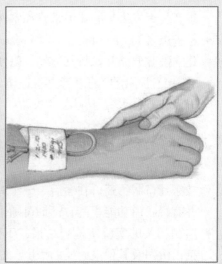

包括呼吸次数、幅度和节律。观察有无喘鸣、呼吸困难和喉鸣音

- 如果患者有明显的低钙血症体征表现，在床旁要准备气管切开包和手提式复苏袋以防喉痉挛的发生
- 对患者进行心电监护，评估其心率及心律的变化。通知医生

教学要点

低钙血症的宣教

对低钙血症患者进行宣教时，是确保包含以下内容，并评估患者的理解程度：

- 描述低钙血症，它的病因及治疗
- 高钙饮食的重要性
- 含钙高的食物
- 避免长期应用缓泻药
- 所用的药物
- 锻炼的重要性
- 危险的症状和体征（如感觉异常和肌无力）以及何时向医生报告（便于及时治疗，防止出现更严重的症状）
- 在静脉输注钙制剂时应告知护士是否有疼痛的感觉
- 对骨质疏松的患者可应用雌激素

患者是否发生了心律失常，如室性心动过速或心搏骤停
- 检查患者的 Chvostek 征和 Trousseau 征
- 建立静脉通路并保持其通畅，以便为患者补充钙
- 对接受钙剂治疗的患者进行监测，尤其是正在服用地高辛的患者，观察其是否有心律失常。钙离子和地高辛对心脏的影响相似
- 谨慎进行钙剂输注治疗。保证静脉通路通畅，因为液体外渗会引起组织坏死及溃烂
- 按医嘱口服给药。在餐后 1 ～ 1.5 小时给予钙剂。如果患者合并有胃肠道功能紊乱，钙剂可随牛奶服用
- 监测相关的实验室检查结果，不仅要包括钙的浓度，还要包括白蛋白及其他电解质的浓度，如镁。每输注 4 个单位红细胞，要检测一次离子钙浓度
- 必须鼓励老年患者补钙，在保证安全的情况下尽量锻炼身体，防止骨钙流失
- 注意癫痫患者的护理，如在床两侧加护栏
- 为谵妄患者提供安静舒适的环境
- 向患者宣教低钙血症的症状及体征
- 记录所有的治疗措施和观察所见

智能图表

低钙血症的记录

如果患者存在消化液丢失过多，应确保记录以下内容：

- 生命体征，包括心脏节律
- 出入量
- 癫痫发作
- 安全措施
- 评估、干预措施，以及患者的反应
- 确保输入钙制剂前后静脉通路通畅并观察输注部位
- 输注钙剂的类型、输注的部位和速度
- 相关的实验室检查结果，包括钙离子浓度
- 通知医生的时间
- 患者的宣教及教学反馈

高钙血症

 总血钙＞ 2.75mmol/L 或离子钙＞ 1.3mmol/L

当血清钙＞ 2.75mmol/L、离子钙＞ 1.3mmol/L 或钙离子进入细胞外液的速度超过肾的清除能力时就会发生高钙血症，高钙血症是一种常见的代谢紧急状况。

发病机制

任何能引起血清钙和离子钙浓度增高的因素都能导致高钙血症，通常见于骨骼释放钙增多时。甲状旁腺功能亢进和癌症是引起高钙血症的两个主要原因。

（一）关注体内其他指标的增高

甲状旁腺功能亢进是引起高钙血症的最常见原因，机体产生过多的甲状旁腺素，使激素作用大大增强。骨钙释放增多，而且肾对钙的重吸收增多，肠道吸收的钙也增多。

（二）恶性肿瘤

癌症是引起高钙血症的第二个主要原因，主要引起骨质破坏，

如癌细胞侵犯骨骼和释放类甲状旁腺素。类甲状旁腺素能使血钙浓度增高。

血钙浓度增高时，肾负荷加重，多余的钙不能清除，因此钙浓度增高。肺鳞癌、骨髓瘤、霍奇金淋巴瘤、肾细胞癌或乳腺癌患者易患高钙血症。

（三）其他原因

高血钙也可由胃肠吸收增加或肾排泄减少所致，这些机制可单独发生，也可同时发生。反复抽血和止血带过紧或长期脱水可使血钙假性升高。

甲状腺功能亢进能引起骨质流失增加，钙释放入血增加。多发性骨折、缺乏负重或长时间制动也会使骨质中的钙流失增加。

低磷血症和酸中毒（使离子钙增加）是两种与高钙血症有关的代谢状况。某些药物也与高钙血症有关，如滥用含钙的制酸剂、过量补充钙（如在心肺复苏中给予钙剂）或摄取过多的维生素 D 或钙补充剂也能使血钙水平增高（见"与高钙血症相关的药物"）。

过量摄入维生素 A 能增加骨质流失而发生高血钙。锂剂和噻嗪类利尿剂能降低肾排钙。乳碱综合征是钙和碱呈结合状态的一种疾病，也能使血钙增加。

症状和体征

如果高钙血症的症状和体征进展迅速，则是非常危险的。如果血钙＞3.5mmol/L，那么更为严重。老年患者更容易出现血钙中度升高的症状。

很多症状和体征是由于细胞内钙过多引起的。细胞内钙过多能够引起细胞膜的兴奋性降低，特别是在骨骼、肌肉、心肌和神经系

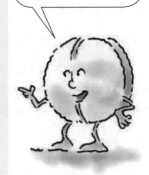

有些药物能增加高钙血症的风险。

与高钙血症相关的药物

能引起高血钙的药物包括：

- 含钙的制酸药
- 钙剂（口服或静脉制剂）
- 锂剂
- 噻嗪类利尿剂
- 甲状腺素
- 维生素 A
- 维生素 D

统的细胞。

患高钙血症的患者会有疲乏或谵妄、意识状态改变、精神沮丧或性格障碍的症状。严重者会出现昏睡甚至昏迷。

（一）肌肉

随着钙浓度的增加，患者会出现肌肉无力、腱反射减弱和肌张力降低。高钙血症可能会导致高血压。

因为心肌和心脏传导系统受高血钙的影响，会出现心律失常（如心动过缓），导致心搏骤停。心电图表现为 QT 间期缩短和 ST 段压低。如果患者正在服用地高辛，要注意观察其有无地高辛中毒。

（二）肠道

高血钙能引起胃肠道反应，通常是首发症状，应引起注意。患者会表现为厌食、恶心和呕吐，肠鸣音也会减弱。患者还会发生便秘，这是由于高钙会导致平滑肌收缩功能减弱，随后出现胃肠道运动减弱。患者也可出现腹部或肋部疼痛以及麻痹性肠梗阻。

当肾超负荷排泄过多的钙时，肾脏会出现功能障碍。患者表现为多尿，随后发生脱水。高钙血症可引起肾结石和其他组织钙化，肾衰竭可能是最后结局。患者可出现病理性骨折和骨痛（见"高钙血症的危险症状"）。

警示！

高钙血症的危险症状

如果怀疑患者存在高钙血症，下列症状提示患者可能有生命危险：

- 心律失常，如心动过缓
- 心搏骤停
- 昏迷
- 麻痹性肠梗阻
- 麻痹

实验室检查结果

如果高度怀疑患者存在高钙血症，应明确：

- 血清钙浓度 > 2.75mmol/L
- 离子钙浓度 > 1.3mmol/L
- 有无洋地黄中毒（如果患者正在服用地高辛）
- X 线片提示病理性骨折
- 典型心电图改变（QT 间期缩短、PR 间期延长、T 波低平和心脏传导阻滞）

治疗

如果高钙血症患者没有明显症状，治疗措施主要是消除诱因，减少饮食中钙的摄入量，停止使用含钙的药物或液体。治疗无明显症状高钙血症的措施还包括促进钙的排出和减少骨钙流失。由甲状旁腺功能亢进症导致的长期高钙血症可能需要进行甲状旁腺切除术，即切除一个或多个甲状旁腺。

（一）水化

主要是通过水化以增加尿量、促进钙的排出而达到治疗高钙血症的目的。水化常用的溶液是生理盐水，生理盐水中的钠离子可抑制肾小管对钙的重吸收。

祥利尿剂如呋塞米和依地尼酸同样可促进钙的排泄。噻嗪类利尿剂可抑制钙的排泄，不能用于高钙血症的治疗。

对于存在危及生命的高钙血症和肾衰竭患者，可通过血液透析或腹膜透析增加钙的排出，透析液应选择含钙极少或不含钙的透析液。

（二）抑制骨钙流失

抑制骨钙流失也常用于降低细胞外液的钙水平。先给予静脉输注糖皮质激素，继之替换为口服，以抑制骨钙流失和减少胃肠道对钙的吸收。

双膦酸盐可用于治疗由恶性肿瘤引起的高钙血症。它能抑制破骨细胞的骨吸收。地诺单抗（Xgeva）也可用于治疗双膦酸盐疗法难治的恶性肿瘤高钙血症。

依替膦酸二钠常用于治疗高钙血症，其机制也是抑制破骨细胞的活性。该药物在 2～3 天内开始起效。帕米膦酸二钠，与双膦酸盐类似，同样可以抑制骨吸收。

光辉霉素——一种化疗药物（抗肿瘤药），可抑制骨吸收，主要用于治疗恶性肿瘤引起的高钙血症。降钙素为天然存在的激素，同样有抑制骨吸收的作用，但其作用比较短暂（见"治疗无效时"）。

治疗无效时！

当治疗高钙血症无效时

如果对高钙血症患者的治疗无效，应明确患者未服用维生素 D 制剂。

切记，降钙素可迅速降低血钙水平，但其药效持续短暂。如果高钙血症危及生命，可以给予生理盐水加呋塞米以迅速降低血钙浓度。

教学要点

高钙血症的宣教

对高钙血症患者进行宣教，要确保包含以下要点并评估患者的理解程度：

- 高钙血症的概念，它的病因及治疗
- 高危因素
- 增加液体摄入的重要性
- 指导低钙饮食
- 所用的药物，包括可能出现的不良反应
- 值得警惕的症状与体征
- 避免使用含钙的制剂和抑酸剂

护理措施

对于高钙血症的高危人群，应确保监测其血钙浓度。高钙血症高危人群包括癌症、甲状旁腺功能紊乱、长期卧床或补充钙剂的患者。如果患者存在高钙血症，应采取以下措施：

- 监测患者生命体征并反复对其进行评估
- 观察患者是否存在心律失常
- 评估患者神经系统及神经肌肉的功能和意识水平并报告异常情况
- 监测出入量
- 监测血清电解质浓度，尤其是钙离子浓度，以便明确治疗效果以及发现治疗所引起的新的失衡
- 建立并维持静脉输液通路通畅。在没有水肿的情况下，按200～300ml/h的速度持续输注，然后调整流速，维持100ml/h的尿量，监测患者是否有肺啰音和呼吸困难等肺水肿的表现
- 在给予利尿剂前，必须确保患者血容量充足，防止由于利尿导致血容量不足
- 除了有禁忌证，一般鼓励患者一天至少要饮水3～4L，促进钙从肾排出，从而降低结石形成的风险（见"高钙血症的宣教"）
- 过滤尿液。检查患者是否有结石，是否有胁腹部压痛，可提示存在肾结石

 智能图表

高钙血症的记录

如果患者存在高钙血症，要确保记录如下内容：

- 对检查的评估，包括神经系统检查和患者意识状态
- 生命体征，包括心脏节律
- 出入量
- 治疗措施，包括静脉补液治疗及患者的反应
- 症状与体征
- 实施安全措施
- 对患者的宣教及其理解程度
- 医生的医嘱
- 相关的实验室检查，包括血钙浓度

- 如果患者正在服用地高辛，观察是否有洋地黄中毒的反应，如食欲减退、恶心、呕吐或心律失常
- 鼓励患者尽快下床活动，防止骨钙流失

动作轻柔

- 对于患慢性高钙血症的患者，要动作轻柔，以防出现病理性骨折。长期卧床的患者要经常改变体位，并应经常进行主动或被动运动，以防止因长期卧床而引起并发症
- 提供相对安全的环境。如果病情需要，应将病床护栏竖起，保持病床在最低位置，且应防止病床滑动。确保患者的必需品及呼叫装置在其可触及的范围之内，如果患者有困惑、不理解，应对其进行再次宣教
- 记录给予的所有护理措施及患者的反应（见"高钙血症的记录"）

学习要点

钙失衡小结

钙的基础知识

- 带正电荷的离子（阳离子）
- 99% 存在于骨骼和牙齿中，1% 在细胞外液
- 对骨骼及牙齿的形成、细胞的正常功能和神经冲动的传导起重要作用
- 影响肌肉收缩、血液凝固和激素平衡
- 绝大多数与白蛋白结合（注意观察与钙结合的白蛋白浓度）
- 血清总钙浓度的正常值为 2.25 ～ 2.75mmol/L，以实验室提供的参考范围为准
- 离子钙的正常值为：成人 1.1 ～ 1.3mmol/L；儿童 1.1 ～ 1.5mmol/L；老人 0.58 ～ 1.03mmol/L

钙平衡

- 血钙浓度受饮食及体内现存钙含量的影响
- 当体内钙浓度降低时，甲状旁腺会分泌 PTH；PTH 促使骨质释放钙并转移入血、促进肾重吸收钙并增加肠道钙

吸收

- 降钙素——甲状腺释放的另一种激素, 拮抗 PTH 的作用。如血钙浓度太高, 降钙素抑制骨流失, 减少钙的吸收, 增加肾对钙的排出
- 维生素 D 通过促进钙的肠道吸收、骨吸收和肾对钙的重吸收来升高血钙浓度
- 磷和钙呈互反关系, 它阻止肠道对钙的吸收; 当钙浓度降低时, 肾重吸收钙并排出磷
- 血 pH 值和血钙浓度呈互反关系。如血 pH 值升高, 更多的钙与蛋白质结合, 离子钙浓度降低; 如血 pH 值下降, 较少的钙与蛋白质结合, 离子钙浓度升高

低钙血症

- 主要原因是低白蛋白血症
- 其他原因包括: 摄入不足、吸收不良、胰腺炎、甲状腺及甲状旁腺手术、药物、肾衰竭、低镁血症、高磷血症和碱中毒

症状与体征
- 主要表现在神经系统和心血管系统
- 典型症状: 手足搐搦、Trousseau 征和 Chvostek 征阳性
- 还包括焦虑、谵妄、易激惹、心排血量减少、心律失常、ST 段及 QT 间期延长、骨折、肌肉痛性痉挛、震颤、抽搐以及面部、指 (趾) 尖感觉异常

治疗
- 静脉给予葡萄糖酸钙或氯化钙
- 可补充镁制剂、维生素 D 和增加饮食中钙的摄入 (针对慢性低钙血症患者)

高钙血症

- 常见的电解质紊乱
- 是代谢紊乱的急症
- 两个主要原因: 一是原发性甲状旁腺功能亢进, 可释放过量的 PTH; 二是肿瘤, 释放 PTH 类似物
- 其他原因: 甲状腺功能亢进、骨折、长期制动、低磷血症、酸中毒、维生素 A 过量和某些药物

症状与体征
- 大多数影响心肌、骨骼肌和神经系统
- 包括谵妄、嗜睡、抑郁、精神状态改变、肌无力、反射减弱、特征性的心电图改变、高血压、骨痛、腹痛和便秘、恶心、呕吐、食欲减退、多尿以及烦渴

治疗
- 水化
- 减少钙的摄入
- 利尿剂、糖皮质激素、双膦酸盐和光辉霉素
- 血液透析或腹膜透析（针对危及生命的患者）
- 甲状旁腺切除术

小测验

1. 白蛋白影响血钙水平是通过
   A. 抑制磷的吸收，从而阻止钙的排泄
   B. 可与钙结合，使钙处于无活性状态
   C. 通过抑制镁的摄取，抑制钙的吸收
   D. 影响血 pH 水平
   答案：B；白蛋白与钙结合使其处于无活性状态。

2. 下列哪种激素异常可引起低钙血症
   A. 降钙素
   B. 抗利尿激素
   C. 生长激素
   D.PTH
   答案：D；PTH 可促使钙从骨质中释放入血，PTH 分泌减少，可导致低钙血症。

3. 如果患者为高钙血症，你应该
   A. 静脉输注碳酸氢盐
   B. 给予维生素 D
   C. 水化
   D. 给予地高辛
   答案：C；口服或静脉补液使患者水化，从而增加尿钙的排出和降低血钙水平。

4. 下列哪种情况最容易发生高钙血症
   A. 一位 60 岁患肺鳞状细胞癌的男性患者

B. 一位 80 岁患心力衰竭并使用呋塞米的女性患者

C. 一位 25 岁因创伤而输入大量血液的女性患者

D. 一位 40 岁存在低磷血症的男性患者

答案： A；肺鳞状细胞癌可合并高钙血症。

5. 你在交接班时被告知患者 Chvostek 征阳性。你认为可出现以下哪种实验室检查结果

A. 血清总钙浓度＜ 2.25mmol/L

B. 血清总钙浓度＞ 2.5mmol/L

C. 血清游离钙浓度＞ 1.35mmol/L

D. 血清游离钙浓度在 1.1 ～ 1.35mmol/L 之间

答案： A；Chvostek 征和 Trousseau 征常与低钙血症相伴。血清总钙浓度＜ 2.25mmol/L 时会出现此体征。

评分

☆☆☆　如果你五个问题全都回答正确，太棒了。是否你已在 Chvostek 教授实验室交上了一份完美的答卷?

☆☆　　如果你四个问题回答正确，天呐，你肯定在某个时候读了 Trousseau 教授的日记。

☆　　　如果你回答正确的问题少于四个，这样吧，给你在 Chvostek-Trousseau 的课上留个好位子。

（涂　羚）

参考文献

Agraharkar, M. (2018a). *Hypercalcemia*. Medscape. https://emedicine.medscape.com/article/240681-overview

Agraharkar, M. (2018b). *Hypercalcemia treatment & management*. Medscape. https://emedicine.medscape.com/article/240681-treatment#d8

Medscape. (2018). *Human parathyroid hormone, recombinant (Rx)*. Medscape. https://reference.medscape.com/drug/natpara-human-parathyroid-hormone-recombinant-999955

Nahkuri, S., Becker, T., Schueller, V., Massberg, S., & Bauer-Mehren, A. (2021). Prior fluid and electrolyte imbalance is associated with COVID-19 mortality. *Communications Medicine, 1*(51). https://doi.org/10.1038/s43856-021-00051-x

Pourfridoni, M., Abbasnia, S., Shafaei, F., Razaviyan, J., & Heidari-Soureshjani, R. (2021). Fluid and electrolyte disturbances in COVID-19 and their complications. *BioMed Research International, 18*(4). doi:10.1155/2021/6667047.

Prescriber's Digital Reference. (2018). *Calcium chloride—drug summary*. https://www.pdr.net/drug-summary/10—Calcium-Chloride-calcium-chloride-3148

第九章 磷失衡

划重点

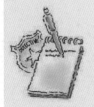

在本章中，你将学习：
- 磷对机体的作用
- 机体调节磷的机制
- 判断磷失衡的方法
- 低磷血症和高磷血症的治疗

了解磷

磷酸根离子是细胞内液中的主要阴离子，带负电荷。磷以磷酸盐的形式存在（英文中"磷"和"磷酸盐"这两个词常交替使用）。约85%的磷存在于骨骼和牙齿中，与钙的比例是1：2；约14%存在于软组织中，不足1%存在于细胞外液中。

磷的重要性

作为构成机体组织的一种重要元素，磷对维持机体的各种功能都很重要。它在维持细胞膜的完整性（细胞膜是由磷脂组成的）、肌肉功能、神经功能以及糖类、脂肪和蛋白质的代谢方面起重要作用。磷是2，3-二磷酸甘油（2，3-diphospho-glycerate，2，3-DPG）的基本组成单位，2，3-DPG在红细胞中合成，促进红细胞向组织输送氧。

磷有助于缓冲酸和碱，它还参与形成三磷酸腺苷（adenosine triphosphate，ATP）等能量物质，为细胞转运提供能量。它对于维持白细胞的吞噬作用和血小板的功能也非常重要。另外，磷和钙对维持牙齿和骨骼的健康是至关重要的。

低磷血症

在成年人，血清磷的正常值是0.85～1.51mmol/L。相对而言，细胞内磷的正常值是100mEq/L。由于磷主要存在于细胞内，血清磷的浓度不能反映整个机体内磷的总量。例如，要区分是血清磷降低还是机体总磷含量降低非常重要。

机体如何调节磷

机体内磷的总量与饮食摄入、激素调节、肾排泄和细胞内外交换有关。对成年人来说，磷日需要量的推荐值是 800 ～ 1200mg。磷很容易经胃肠道吸收，其吸收量与摄入量成正比。

大多数摄入的磷经空肠吸收，90% 由肾排泄，用于调节磷平衡（其余部分经胃肠道排泄）。如果食物摄入磷过多，肾通过增加排泄量来维持正常的磷平衡。摄入低磷饮食时，肾会通过近曲小管的重吸收作用来保留磷（见"磷的饮食来源"）。

（一）甲状旁腺素的作用

甲状旁腺通过影响甲状旁腺素（PTH）的活性调节磷的平衡（见"甲状旁腺素和磷"）。钙浓度的改变（而不是磷浓度的改变）会影响 PTH 释放。这一点你可以回想一下钙磷平衡的关系。

钙和磷通常呈互反关系。例如，当血清钙浓度降低时，磷浓度就会升高，引起甲状旁腺释放 PTH，从而导致从骨骼中增加钙和磷的吸收来增加血清钙和磷。同时，小肠吸收磷也增加（活性维生素 D-骨化三醇也可增强小肠对磷的吸收）。

> ### 磷的饮食来源
>
> 磷的主要饮食来源包括：
>
> - 奶制品，如牛奶和奶酪
> - 豆粉
> - 鸡蛋
> - 鱼
> - 坚果和种子
> - 动物内脏，如脑和肝
> - 家禽
> - 所有的谷物

甲状旁腺素和磷

下图描绘了 PTH 影响血磷水平的机制。PTH 增加骨骼中磷的释放，增加小肠对磷的吸收，减少肾小管重吸收磷。

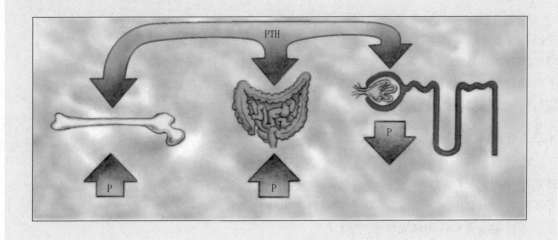

（二）肾的作用

PTH 也可作用于肾，增加磷的排泄，尤其是在血磷浓度正常时，PTH 对肾的影响远超过其对血清磷的影响。PTH 浓度降低可使肾对磷的重吸收增加，结果导致血清磷浓度增加。

（三）转移

某些情况可引起磷在细胞内外转移或移动。胰岛素不仅可使葡萄糖转移到细胞内，而且可使磷转移到细胞内。碱中毒同样会引起磷在细胞内外转移，从而影响血清磷浓度。

低磷血症

 < 0.85mmol/L

当血清磷浓度降至 0.85mmol/L 以下时，会发生低磷血症。尽管这种情况一般提示磷缺乏，但也可能发生在机体磷储量正常时。

当血清磷水平 < 0.32mmol/L 时为重度低磷血症，此时机体将不能满足能量的需要，可能导致器官衰竭。

发病机制

引起低磷血症的机制有以下三种：磷从细胞外转移至细胞内，肠道对磷的吸收减少和肾排出增多。低磷血症的发病机制可能还有其他原因。

引起磷由细胞外液转移至细胞内的原因很多，以下是最常见的原因。

（一）过度通气

呼吸性碱中毒是引起低磷血症的最常见原因，源于引起通气过度的许多疾患，包括脓毒症、乙醇戒断、热射病、疼痛、焦虑、糖尿病酮症酸中毒、肝性脑病和急性水杨酸盐中毒。虽然对呼吸性碱中毒导致低磷血症的具体机制尚不清楚，但其最终会促进磷进入细胞内而使血清磷浓度降低。

（二）高血糖

高血糖是指血糖浓度增高，导致胰岛素释放，促使葡萄糖和磷转运至细胞内。同理，正在接受胰岛素治疗的糖尿病患者和重度营养不良患者也会出现低磷血症。有营养不良高风险的患者是老年人、衰弱者、酗酒者和神经性厌食症患者。

获取血清磷样本

提示：空腹样本对血清磷酸盐的检测更为准确，因为进食后血清磷酸盐浓度会短暂下降。

（三）磷摄入不足

当应用肠内和肠外营养而没有补充足够的磷时，磷会转移至细胞内，均可导致低磷血症，这种转移称为再喂养综合征，常发生在给予营养治疗后的 3 天或很多天以后。接受低温治疗的患者也能发生磷转移至细胞内引发的低磷血症。

（四）吸收障碍

吸收障碍综合征、饥饿、长时间或过多使用磷结合的制酸剂或硫糖铝都能影响肠道对磷的吸收。由于维生素 D 可促进肠道吸收磷，如果维生素 D 摄入不足或存在合成障碍，也会影响磷的吸收。慢性腹泻或滥用缓泻药也会导致肠道排磷增加。挑食很少会引起低磷血症，因为磷存在于大多数食物中。

（五）肾的作用

促进肾排出磷的最常见原因是利尿剂。噻嗪类、袢利尿剂和醋氮酰胺是引起低磷酸盐血症的最常见的利尿剂（见"与低磷血症相关的药物"）。

第二种最常见的原因是：血糖控制差的糖尿病患者出现酮症酸中毒（diabetic ketoacidosis，DKA）。在 DKA 时，高糖导致渗透性利尿，促使磷从尿液中大量丢失。乙醇也会影响磷在肾脏的重吸收，以致更多的磷从尿中排泄。

PTH 分泌过多，如在甲状旁腺功能亢进和低钙血症时，也能引起低磷血症。原因是：PTH 刺激肾排泄磷。最后，大面积烧伤患者也会出现低磷血症，详细机制尚不清楚，可能与烧伤后最初的 2 ~ 4 天输注大量盐水所致的利尿有关。呼吸性碱中毒和糖类的应用也可能导致低磷血症。

年龄因素

高风险老年患者

引起老年患者电解质失衡风险增加的原因主要有两个。首先，他们的去脂体重和总体重之比偏低，易发生脱水。其次，他们口渴反射减弱，肾功能降低，从而难以维持电解质平衡。与年龄相关的肾改变包括肾血流和肾小球滤过率的改变。

药物能通过影响磷的吸收而改变电解质水平。应明确问诊老年患者是否服用以下药物：制酸剂、缓泻药、中草药和茶。

与低磷血症相关的药物

以下是与低磷血症相关的常见药物：

- 醋氮酰胺、噻嗪类利尿剂（氯噻嗪和氢氯噻嗪）、袢利尿剂（布美他尼和速尿）和其他利尿剂
- 制酸剂，如碳酸铝、氢氧化铝、碳酸钙和氧化镁
- 胰岛素
- 缓泻药

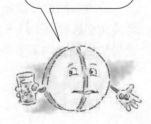

诸如噻嗪类和袢利尿剂药物能引起低磷血症

症状和体征

轻到中度的低磷血症通常不会出现症状。严重的低磷血症才出现症状。重度低磷血症的特征性表现在许多器官系统都会很明显。无论是磷的急剧减少，还是缓慢下降，都会出现急性症状。

低磷血症会影响肌肉骨骼、中枢神经系统、心脏和血液系统。因为磷是制造能量 ATP 的原料，许多低磷血症的症状都与能量储存不足有关。

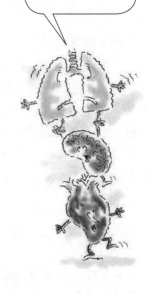

低磷血症能影响我们的所有器官系统。现在我们感到太不稳定了!

（一）无力和疲乏

低磷血症患者最常见的症状是肌无力，其他症状还包括复视、全身乏力和厌食。患者可能握手无力、说话含糊或吞咽困难，也可能出现肌痛（触痛或肌痛）。

由于呼吸肌无力和膈肌无力，可致呼吸衰竭，患者表现为呼吸表浅或无效呼吸，严重者会出现发绀。记住，低磷血症的机械通气者撤离呼吸机很困难。

重度低磷血症患者由于肌细胞的兴奋性改变，会出现横纹肌溶解。肌酶如肌酸激酶会从细胞内释放至细胞外。长时间的低磷血症患者会出现骨密度降低、骨软化和骨痛，最终会出现骨折。

（二）神经系统

如果没有足够的磷（能量代谢的基石），机体就不能产生足够的 ATP，结果可导致中枢神经系统功能紊乱，引起感觉异常、易激惹、理解力和记忆力下降以及谵妄。低磷血症的神经系统最终表现为癫痫或昏迷。

（三）心脏

因为 ATP 储备不足，患者会出现心肌收缩力下降，引起低血压和低心排血量。严重低磷血症患者会出现心肌病，但经过治疗会好转。

（四）携氧能力下降

由于磷不足，产生 2，3-DPG 不足，引起组织器官的氧输送下降。由于血红蛋白与氧的亲和力比与其他气体强，血液循环时，氧不太可能被输送至组织器官，结果导致心肌的氧供不足，引起胸痛症状。

低磷血症使红细胞的结构和功能发生改变，引起溶血性贫血。低磷血症患者由于红细胞中 ATP 减少，更容易发生感染。ATP 的缺乏，会导致白细胞功能下降。慢性低磷血症会影响血小板的功能，引起青紫和出血，尤其是轻度胃肠道出血。

实验室检查结果

以下实验室检查结果提示低磷血症或相关症状：

- 血清磷水平 < 0.85mmol/L
- 重度低磷血症 < 0.32mmol/L
- 横纹肌溶解时会出现肌酸激酶升高
- X 线片提示骨骼的变化：骨软化或骨折
- 电解质异常（镁降低和钙增高）
- 可测量血浆 PTH 和全血细胞计数以及尿糖和磷酸盐

治疗

根据病情的严重程度和病因不同，治疗有所不同。治疗包括病因治疗，补充磷制剂纠正磷失衡和高磷饮食。常规替代治疗取决于失衡的严重程度。

（一）轻度低磷血症

轻度至中度低磷血症的治疗包括给予高磷食物，如蛋类、坚果、全麦、动物内脏、鱼、家禽、奶制品。如果患者禁忌钙类摄入和不能耐受牛奶，就应该口服补充磷。口服磷制剂包括磷酸盐和磷酸钾，主要用于中度低磷血症的治疗。药物剂量与其不良反应有关，最常见的不良反应是恶心和腹泻。

（二）进一步治疗

对重度低磷血症患者或有胃肠道功能障碍的患者，应选择静脉输液补充磷。有两种制剂可供选择：磷酸钾和磷酸钠制剂。根据患者对治疗的反应和血清磷浓度选择补充的剂量。

磷酸盐需要缓慢补充（不超过 10mEq/h）。低磷血症患者静脉输液补充磷的不良反应是高磷血症和低钙血症。一旦血清磷浓度超过 0.32mmol/L，患者通常可以换成口服补磷。

护理

如果患者是全胃肠外营养可能有低磷血症的风险，应密切监测患者有无低磷血症的症状。如患者已证实为低磷血症，护理措施就应集中在仔细观察、安全测量并努力干预以使患者恢复正常的血清磷水平（见"低磷血症患者的宣教"）。如果发现患者出现以下症状或情况，应通知医生：

- 监测生命体征。记住，低磷血症能导致呼吸衰竭、心排血量

治疗无效时！

当改变饮食无效时

如果患者食用含磷丰富的食物还不能提高血清磷水平，那么要花些时间去询问患者以下问题：

- 是否是胃肠道异常造成了磷吸收障碍
- 是否正在使用磷结合的抑酸剂
- 是否为酗酒患者
- 是否在使用噻嗪类利尿剂
- 能否遵守治疗糖尿病的生活规则

降低、意识模糊、癫痫或昏迷

- 每次测量生命体征时评估患者的意识水平和神经系统状况。并将观察结果记录在工作流程单上，以便能及时发现（见"低磷血症的记录"）

- 监测呼吸的频率和幅度，尤其是对重度低磷血症患者。报告有无缺氧的症状，如意识模糊、无力、呼吸频率增加或出现发绀。如果可能的话，逐步阻止过度换气，因为后者能加重呼吸性碱中毒，进一步降低磷浓度。根据动脉血气分析结果和脉搏血氧仪监测通气的效果。如果患者应用呼吸机，应缓慢撤机

- 监测患者有无因心肌无力所致心力衰竭的症状和体征，包括湿啰音、气短、血压下降和心率增快

- 至少每 4 小时监测一次体温。检查白细胞计数。更换敷料时应遵循无菌操作原则，报告有无感染的情况

- 频繁评估患者有无肌力下降的情况，如握手力弱或口齿不清，并进行记录

- 按医嘱给予补充磷的制剂。应注意口服磷制剂会引起腹泻。为改善味觉，可加入果汁。磷制剂可以和维生素 D 一起服用以促进吸收

智能图表

低磷血症的记录

如果患者存在低磷血症，应确保记录以下内容：

- 生命体征
- 神经系统状况，包括意识状态、烦躁不安和理解力
- 肌力
- 呼吸的评估
- 血电解质浓度和其他相关实验室检查结果
- 医生的医嘱
- 静脉输入治疗，包括静脉输液的部位、所用的药物、剂量和患者的反应
- 如果有癫痫发作，应记录发作情况
- 你的护理措施和患者的反应
- 防护患者的安全措施
- 对患者的宣教

教学要点

磷血症的宣教

对低磷血症患者进行宣教时，应确保包含以下内容并评估患者的理解程度：

- 解释低磷血症及其危险因素、预防和治疗
- 所用药物
- 需要咨询营养师
- 需要高磷饮食［每天平均 1 夸脱（0.95L）牛奶含有平均日需要量的磷］
- 避免应用和磷结合的制酸剂
- 危险的症状和体征，以及何时需要汇报
- 需要保持定时随访

- 按医嘱建立静脉通路并保持其通畅，缓慢输入磷溶液，可应用输液泵控制输液速度。在输注过程中注意低钙血症、高磷血症和静脉输液渗漏的症状。磷酸钾可导致组织腐烂和坏死
- 监测血压，因为输注速度过快可能会导致低血压。在补液期间，应每6小时检测一次血清钙、磷酸盐和钾的浓度。镁也应进行监测
- 如果需要，给予患者止痛药
- 如果需要，应确保患者卧床休息，以便安全。床保持在最低位，床轮制动并加床挡。如果患者有发生癫痫的危险，加上床挡并在床边放置建立人工气道所需的物品
- 需要时为患者提供方向指引，在他的视线内放置时钟、日历和熟悉的个人物品
- 告知患者和家属低磷导致的意识模糊是暂时的，治疗后会好转
- 记录患者的液体出入量
- 密切监测患者血清电解质浓度，尤其是钙和磷的浓度，以及其他相关实验室检查结果，汇报异常检查结果
- 为患者的日常行为提供帮助。如果需要，把必要的物品放在患者身边以防发生意外

高磷血症

 > 1.51mmol/L

当血清磷 > 1.51mmol/L 时称为高磷血症，通常反映肾不能排泄过多的磷，通常在细胞破坏、磷释放增加时发生。当血清磷水平 ≥ 1.94mmol/L 时，即为重度高磷血症。

发病机制

导致高磷血症的原因包括：肾排泄磷的功能受损，磷从细胞内液转移到细胞外液，以及磷的摄入量增加。

（一）肾滤过障碍

正常情况下，肾排泄磷的量等于每日胃肠道吸收的量。高磷酸血症最常见的原因是肾衰竭，肾无法排泄过多的磷。

当肾小球滤过率 < 30ml/min 时，肾不能滤过多余的磷。因为肾负责大部分磷的排泄，因此，肾滤过能力下降可导致血清磷升高。

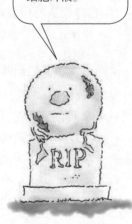

细胞破裂后将释放细胞内液的磷进入细胞外液。

（二）甲状旁腺

甲状腺手术或甲状旁腺手术是高磷血症的危险因素，因为手术后甲状旁腺功能减退，甲状旁腺素（PTH）的合成减少。当 PTH 合成减少时，肾排出的磷减少，结果导致血磷水平升高。

（三）转移

几种情况可导致磷从细胞内液转移到细胞外液。酸碱失衡是常见的原因，如呼吸性酸中毒和 DKA。任何使细胞破坏的因素都能导致磷向细胞外转移。

细胞受到破坏可以引起细胞内液中的磷释放到细胞外液中，导致血磷浓度上升。例如，化疗可引起严重的细胞破坏，肌肉坏死、横纹肌溶解以及感染、中暑和创伤，均能引起细胞破坏。

（四）摄入量增加

补充过量的磷或应用含磷的泻药或灌肠剂（如乐利灌肠液）都会导致磷摄入过量（见"与高磷血症相关的药物"）。

在婴幼儿，过量摄入维生素 D 可导致磷吸收增加，引起血磷升高（见"牛奶和高磷血症"）。

症状和体征

高磷血症本身不会引起临床症状。但是，磷和钙的浓度呈互反关系：如果一个增高，另一个就降低。由于这种跷跷板的关系，高磷血症可导致低钙血症，从而危及生命。急性高磷血症的症状和体征通常是由低钙血症所致的。患者可有指尖麻木和口周麻木，症状严重时可能蔓延至近端肢体和面部。严重的肌肉抽搐、痉挛、疼痛和无力可能会妨碍患者的日常活动，表现为反射亢进以及 Chvostek 征和 Trousseau 征阳性。这些体征是由钙低所致，并可能进展为手足抽搐和神经系统功能紊乱。

年龄因素

牛奶与高磷血症

由于牛奶与母乳相比含有较多的磷，喂养牛奶的婴儿易患高磷血症。另外，婴儿生来就有较高的磷水平。

高磷血症相关的药物

以下药物可引起高磷血症：

- 灌肠剂，如乐利灌肠液
- 含磷或磷酸盐的泻药
- 口服磷制剂（磷酸钾）
- 肠外磷制剂（磷酸钠，磷酸钾）
- 维生素 D 制剂

神经系统的症状和体征包括意识状态降低、谵妄和癫痫发作。心电图（ECG）变化包括 QT 间期和 ST 段延长。患者可能会表现为低血压、心力衰竭、食欲不振、恶心和呕吐。骨骼发育也可能受影响。

钙化

当血磷浓度高时，钙与磷结合，生成不溶性化合物，称为磷酸钙。当磷酸钙沉积在心脏、肺、肾脏或其他软组织时，就会引起器官衰竭，这个过程称为钙化，通常会导致磷水平长期居高不下（见"关于钙化"）。

发生钙化时，患者会出现心律失常、心律不齐和尿量减少；也可出现角膜模糊、结膜炎、白内障和视力损害；皮肤上可能出现丘疹。

实验室检查结果

以下实验室检查结果可提示高磷血症或相关情况，如低钙血症：

- 血清磷浓度 ＞ 1.51mmol/L
- 血清钙浓度 ＜ 2.15mmol/L
- 慢性高磷血症患者 X 线片提示骨营养不良（骨发育缺陷）
- 血尿素氮（BUN）和肌酐升高，提示肾功能恶化
- 低钙血症的特征性心电图表现（如 QT 间期延长）

记忆小妙招

记忆高磷血症的症状和体征，可联想单词 CHEMO 一词（联想化疗能引起高磷血症）：

C：心律不规整（Cardiac irregularities）

H：反射亢进（Hyperreflexia）

E：食欲差（Eating poor）

M：肌无力（Muscle weakness）

O：少尿（Oliguria）

关于钙化

当血磷增高时，钙与磷结合，生成一种不溶性化合物，称为磷酸钙。该化合物沉积在心脏、肺、肾、眼睛、皮肤和其他软组织，干扰器官和组织的正常功能。此图描绘了钙化对这些器官的影响。

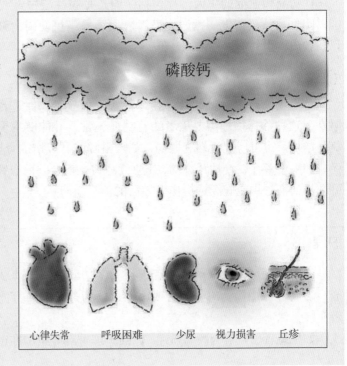

磷酸钙

心律失常　　呼吸困难　　少尿　　视力损害　　丘疹

治疗

高磷血症可用药物和其他措施治疗。治疗的目的是纠正紊乱。如果同时存在低钙血症，则予以纠正。

（一）减少磷的摄入

如果患者的高磷血症是因为摄入过多所致，就很容易通过减少磷的摄入纠正。治疗措施包括减少饮食中磷的摄入和避免使用含磷的泻药和灌肠剂（见"当饮食改变效果差时"）。

（二）减少磷的吸收

药物治疗有助于减少磷在胃肠道的吸收。治疗包括应用铝、镁或钙的凝胶或与磷结合的制酸剂。由于钙盐如碳酸钙和醋酸钙应用广泛，会引起高钙血症，因此应仔细斟酌服药剂量。可选择磷酸盐多聚体，如司维拉姆。肾功能不全或肾衰竭患者禁用含镁的抑酸剂，因为其可导致高镁血症。终末期肾病患者可应用碳酸镧——一种非钙、非铝的磷结合剂。

记住，磷浓度轻度升高可能对肾衰竭患者有益。高磷血症可使更多的氧从红细胞中释放入组织，有助于防止低氧血症和减少慢性贫血对氧输送的影响。

（三）进一步的治疗措施

针对高磷血症的病因治疗包括：纠正呼吸性酸中毒或 DKA，也可以降低血清磷浓度。糖尿病患者应用胰岛素可使磷由细胞外转移到细胞内，引起血清磷浓度降低。

（四）重度患者

对重度高磷血症患者可以静脉输入生理盐水以促进肾排泄磷。但是，这种治疗措施需要患者的肾功能正常，并能够耐受钠和水的负荷增加。也可应用近端利尿剂，如乙酰唑胺，以增加肾排泄磷。

如果患者存在慢性肾衰竭，或急性高磷血症合并低血钙的症状，可选择血液透析或腹膜透析作为最后的治疗措施。

护理

仔细识别高磷血症的危险因素，并密切监测。当静脉补充磷制剂、灌肠和应用泻药时，务必要小心，因为过量的磷可能会导致高磷血症。

如果患者已发展为高磷血症，你的护理重点应集中在密切监测、

治疗无效时！

当饮食改变效果差时

如果患者低磷饮食仍不能降低血磷水平，就需要思考以下问题：

- 患者是否直接服用了药物（如含磷的制酸剂）
- 患者是否仍在使用泻药或含磷的灌肠剂
- 患者的肾功能是否正常
- 高磷血症的病因是否已经得到纠正

实施安全措施和制订将血磷浓度恢复正常的干预措施。

请按以下步骤为患者实施护理：

- 监测生命体征
- 观察有无低钙血症的症状和体征，如手指或口周麻木、反射亢进或肌肉痉挛。如果出现了上述症状，应立即通知医生（见"高磷血症的宣教"）。应告知医生，是否观察到患者有钙化的表现或症状，包括少尿、视力受损、结膜炎、心律不规则或心悸以及丘疹
- 监测患者的液体出入量。如果尿量 < 30ml/h，应立即通知医生。尿量减少可严重影响肾对多余的磷的排泄
- 密切监测患者的血电解质浓度，特别是血钙、血磷。应立即报告其异常情况。还要监测血尿素氮和血肌酐水平，因为发生钙化时，高磷血症可损坏肾小管
- 对高危患者，将其每天的化验结果列表显示，包括尿素氮、血磷、血钙和血肌酐以及液体出入量。并将化验单贴在病历夹上，以便及时发现变化（见"高磷血症的记录"）
- 给予处方药并观察其疗效，评估患者可能出现的不良反应。在饭后给予抑酸剂，以促进其与磷的结合
- 严重高磷血症患者可能需要血液透析
- 如果患者为慢性肾衰竭或需低磷饮食，应咨询营养师并为患者提供合理的饮食限制。食物中磷的摄入量应限制在 0.6 ～ 0.9g/d

教学要点

关于高磷血症的宣教

当对高磷血症患者进行宣教时，应确保包含以下内容，并评估患者的理解程度：

- 病因和治疗
- 所用药物
- 避免应用含磷制剂如泻药、灌肠剂和磷制剂
- 避免食用高磷食物，如奶制品、动物内脏、鱼、禽、蛋、坚果和种子等
- 危险的症状和体征
- 如果需要，求助于营养师和社会服务人员

智能图表

高磷血症的记录

如果患者存在高磷血症，确保记录以下内容：

- 所有的评估结果
- 出入量
- 所用的静脉输液治疗和药物
- 肌肉抽搐、痉挛、疼痛和肌力
- 指尖和口周麻木
- 视力障碍
- 保护患者的安全措施
- 医生的医嘱
- 护理措施，包括宣教和患者的反应

学习要点

磷失衡小结

磷的基础知识

- 是细胞内液中的主要阴离子（磷酸根）
- 约 85% 在骨骼和牙齿中，与钙结合的比例是 1 : 2
- 对维持细胞膜的完整、肌肉和神经功能以及糖类、脂肪和蛋白质的代谢有重要作用
- 促进红细胞将氧输送至组织
- 是酸和碱调节的缓冲剂，是 ATP 的原料，促进能量转换，对维持骨骼和牙齿是必不可少的
- 正常范围：0.85 ～ 1.51mmol/L

磷的平衡

- 膳食的摄入量和肾的排泄量保持在正常水平；如果摄入量增加，肾的排泄量也随之增加
- 甲状旁腺通过控制甲状旁腺素的释放调整磷水平
- 甲状旁腺素的释放受钙浓度的影响；如果钙浓度增高，则 PTH 促进肾排泄磷；如果钙浓度降低，则促进肾重吸收磷

- 某些情况可造成磷在细胞内外的转移，例如，胰岛素促进葡萄糖和磷进入细胞内；碱中毒也可引起同样的转移

低磷血症

- 重度低磷血症：血清磷 < 0.32mmol/L；可导致器官衰竭
- 有以下三种机制：
  - 磷转移到细胞内液
  - 肠道吸收减少
  - 肾排泄增加
- 最常见的病因：呼吸性碱中毒、高血糖、厌食、吸收不良综合征、过度使用磷结合的抑酸剂、腹泻、滥用泻药、利尿剂、糖尿病酮症酸中毒、甲状旁腺功能亢进、低血钙和大面积烧伤

症状和体征

- 重度低磷血症的最常见症状是影响骨骼、肌肉、中枢神经系统、心脏以及血液系统
- 最常出现：肌无力
- 言语不清、吞咽困难、心肌病、低血压、心排血量下降、横纹肌溶解、发绀和呼吸衰竭

治疗

- 对于轻、中度或慢性低磷血症：
  - 口服补充
  - 增加饮食摄入
- 对重度低磷酸血症（< 0.32mmol/L）：
  - 静脉输入（磷酸钾或磷酸钠），直到血磷浓度超过0.32mmol/L，患者通常可以换成口服补磷。每 6 小时监测一次血清钙、磷和钾浓度

高磷血症

- 重度高磷血症：血磷水平 ≥ 1.94mmol/L
- 通常是由于肾脏排磷障碍所致
- 其他原因：甲状腺功能减退（甲状腺或甲状旁腺术后）可引起 PTH 水平下降，从而导致磷排泄障碍
- 可造成磷向细胞外液转移的情况：呼吸性酸中毒，糖尿病酮症酸中毒，化疗造成的细胞破坏、坏死，横纹肌溶解，创伤，中暑和感染

- 过量补充磷制剂或含磷泻药和灌肠剂以及摄入过量的维生素 D 也可引起高磷血症

症状和体征

- 通常由低钙血症导致
- 包括麻木、肌肉痉挛、肌无力、手足抽搐、Trousseau 征和 Chvostek 征阳性、意识状态降低、反射亢进、厌食、恶心和呕吐以及钙化（可引起心律失常、心律不齐、尿量减少、结膜炎、白内障、视力受损和丘疹）

治疗

- 主要是纠正病因
- 包括低磷饮食和应用药物减少磷吸收 [和铝、钙、镁（肾衰竭者除外）或磷结合的制酸剂]
- 对于严重高磷血症：
  - 静脉输入生理盐水
  - 近曲小管利尿剂可促进排泄
  - 如有必要，则予以透析治疗

小测验

1. 护士在交接班报告中看到，一名患者血清磷浓度为 1.6mmol/L。根据该值推测，患者可能出现了哪种继发性电解质紊乱

   A. 高镁血症

   B. 低钙血症

   C. 高钠血症

   D. 高钾血症

   答案：B； 钙与磷呈互反关系：如果血清磷水平增高，则血清钙降低。

2. 护士正在护理的患者有高磷血症合并肾衰竭。其主诉消化不良，要求服用抑酸剂。护士应避免给病人服用哪种磷酸盐结合型抑酸剂

   A. 氢氧化铝

   B. 碳酸钙

   C. 醋酸钙

   D. 氧化镁

答案：D；肾衰竭患者应用含镁的制酸剂可能导致高镁血症。

3. 患者出院时血清磷酸盐水平为0.65mmol/L。在进行饮食指导时，护士会鼓励病人进食哪些食物？

    A. 草莓

    B. 甜菜

    C. 花椰菜

    D. 牛肉和内脏

答案：D；应教育低磷血症患者在饮食中增加磷的摄入，包括乳制品（牛奶和奶酪）；鸡蛋；干豆；全谷物；坚果/种子；鱼；家禽；动物内脏，如脑和肝。

4. 对于一名血清磷浓度为1.67mmol/L的患者，护士应该知道磷和钙的结合会导致

    A. 增加肾对钙的排泄

    B. 组织广泛钙化

    C. 通过脑垂体的作用，减少钙的吸收

    D. 增加甲状旁腺素的产生

答案：B；高磷血症可导致低钙血症。钙和磷结合在一起沉积于组织中，导致钙化。

5. 一名70岁的重症监护患者正在接受机械通气。护士应该知道以下哪项血清磷浓度使患者难以撤掉呼吸机

    A. > 2.6mmol/L

    B. 1.45 ～ 1.94mmol/L

    C. 0.65 ～ 1.29mmol/L

    D. < 0.32mmol/L

答案：D；严重低磷血症可导致呼吸肌无力和膈肌收缩受损，使患者很难自主呼吸。

评分

☆☆☆ 如果你所有五个问题都回答正确，你是磷失衡的专家！保持良好的工作状态。

☆☆ 如果你回答正确四个问题，努力前行！当谈及磷平衡时，你仍然可以侃侃而谈。

☆ 如果你的回答正确的问题不足四个，那也不错，休息一下，以便恢复你的精力和体力，然后重新复习这一章。

（涂 羚）

参考文献

Alexander, M., Corrigan, A. M., Gorski, L. A., & Phillips, L. (2014). *Core curriculum for infusion nursing* (4th ed.). Lippincott Williams & Wilkins.

Blaine, J., Chonchol, M., & Levi, M. (2015). Renal control of calcium, phosphate, and magnesium homeostasis. *Clinical Journal of the American Society of Nephrology, 10*(7), 1257–1272. https://www.ncbi.nlm.nih.gov/pmc/articles/PMC4594074/

Cho, K. C. (2016). Electrolyte & acid-base disorders. In M. A. Papadakis, S. J. McPhee, & M. W. Rabow (Eds.), *Current medical diagnosis & treatment 2017* (56th ed., pp. 901–912). McGraw-Hill Education.

Chapter 6: Disruptions in homeostasis. (2018). In Willis, L. (Ed.), *Lippincott certification review: Medical-surgical nursing* (6th ed., pp. 59–88). Wolters Kluwer.

Kidney Disease: Improving Global Outcomes CKD-MBD Update Work Group. (2011). KDIGO 2017 Clinical Practice Guideline update for the diagnosis, evaluation, prevention, and treatment of chronic kidney disease-mineral and bone disorder (CKD-MBD). *Kidney International Supplements, 7*(1), 1–59. https://www.kisupplements.org/article/S2157-1716(17)30001-1/fulltext

Shaman, A. M., & Kowalski, S. R. (2016). Hyperphosphatemia management in patients with chronic kidney disease. *Saudi Pharmaceutical Journal, 24*(4), 494–505. https://www.ncbi.nlm.nih.gov/pmc/articles/PMC4908098/

St-Jules, D. E., Goldfarb, D. S., Pompeii, M. L., & Sevick, M. A. (2017). Phosphate additive avoidance in chronic kidney disease. *Diabetes Spectrum, 30*(2), 101–106. https://www.ncbi.nlm.nih.gov/pmc/articles/PMC5439363/

Stremke, E. R., & Hill Gallant, K. M. (2018). Intestinal phosphorus absorption in chronic kidney disease. *Nutrients, 10*(10), 1364. https://www.ncbi.nlm.nih.gov/pmc/articles/PMC6213936/

第十章　氯失衡

划重点

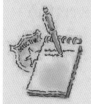

在本章中，你将学习：
◆氯离子对机体的重要性
◆氯离子和钠离子之间的关系
◆体内氯离子的调节机制
◆高氯血症和低氯血症的诊断和治疗方法

了解氯离子

氯离子是细胞外液中最丰富的阴离子（带负电荷），随着钠离子和钾离子一起进出细胞，与细胞外主要的阳离子（带正电荷）结合形成氯化钠、盐酸、氯化钾、氯化钙和其他重要化合物。脑脊液（cerebrospinal fluid，CSF）中氯离子的含量较高，胆汁、胃液和胰液中也有氯离子存在。

氯离子的重要性

由于氯离子带负电荷，它与带正电荷的钠离子一起转运，并且协助维持血浆渗透压和体液平衡。氯离子和钠离子一起形成脑脊液。脉络丛（脑室中细小血管缠绕形成的血管丛）依靠氯离子和钠离子这两种电解质吸引水分，形成 CSF 的液体成分。

胃黏膜以盐酸的形式分泌氯离子，为消化作用和酶的活性提供必需的酸性环境。氯离子还有助于维持酸碱平衡及运送红细胞中的二氧化碳。

氯离子水平

血清氯离子的正常范围是 96 ～ 106mmol/L，而细胞内的氯离子水平为 4mmol/L。随着年龄不同，氯离子浓度维持相对稳定。因为氯离子平衡与钠离子平衡紧密联系，通常一种离子发生改变，另一种离子也会发生改变。

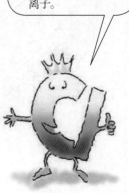

氯离子是存在于细胞外液中的主要阴离子。

机体如何调节氯离子

氯离子的调节取决于氯的摄入量、排泄量以及肾对氯离子的重吸收作用。在成人，氯离子的日需求量为 750mg，大多数日常饮食能够以盐的形式提供充足的氯（通常是氯化钠的形式）（见"氯离子的食物来源"）。

大部分氯离子是在肠道吸收的，少量氯离子随着粪便排出。氯离子在胃中以盐酸的形式产生，所以氯离子浓度会受消化道功能紊乱的影响。

（一）协同作用

氯离子和钠离子密切相关，一种离子的改变会引起另一种离子发生相应的改变。氯离子也会间接受到醛固酮的影响，醛固酮能使肾小管重吸收钠。当带正电荷的钠离子被重吸收时，带负电荷的氯离子通过电荷的吸引作用也被重吸收。

（二）调节酸碱失衡

氯离子的调节与酸碱平衡相关。氯离子的重吸收和排泄与碳酸氢根离子恰恰相反。当氯离子浓度发生改变时，机体通过肾调节碳酸氢根离子（另一个带负电荷的离子）的水平来维持正负电荷平衡。（记住，碳酸氢根是碱性的）

当氯离子浓度降低时，肾保留碳酸氢根，使碳酸氢根离子的浓

氯离子的食物来源

氯离子的食物来源包括：

- 罐装蔬菜
- 新鲜水果和蔬菜
- 加工的肉制品
- 腌制食品
- 食盐制剂

氯离子和碳酸氢根离子

氯离子（Cl^-）和碳酸氢根离子（HCO_3^-）呈负相关。当一种离子浓度升高时，另一种离子浓度就会下降。

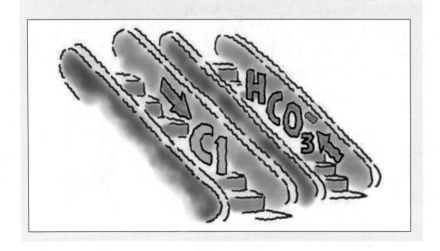

度增加。当氯离子浓度增高时，肾排出碳酸氢根离子，使血中氯离子浓度降低。可见，氯离子和碳酸氢根离子的改变能够导致酸中毒或碱中毒（见"氯离子和碳酸氢根离子"）。

低氯血症

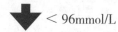 ＜ 96mmol/L

低氯血症是指细胞外液中的氯离子不足。当血清氯离子水平＜ 96mmol/L 时，就会发生低氯血症。当氯离子浓度降低时，钠、钾、钙离子和其他电解质也会受到影响。如果丢失的氯离子比钠离子多时，就会发生低氯性碱中毒。

发生机制

当氯摄入不足、吸收减少或氯丢失增加时，血清氯离子浓度就会降低。氯离子通常经皮肤（汗液中含有氯离子）、消化道和肾丢失。钠离子浓度发生改变或酸碱失衡时也会导致氯离子浓度发生变化。

（一）摄入不足

婴儿食用缺乏氯的配方饮食和饮食限盐者都可能发生低氯血症。静脉输液患者，如果液体中不含氯离子（如 5% 的葡萄糖溶液），也有发生低氯血症的危险。

长期呕吐、腹泻、大量出汗、胃部手术、洗胃和其他消化液引

危险的进展

下图描绘了低氯血症如何发展为低氯性代谢性碱中毒。

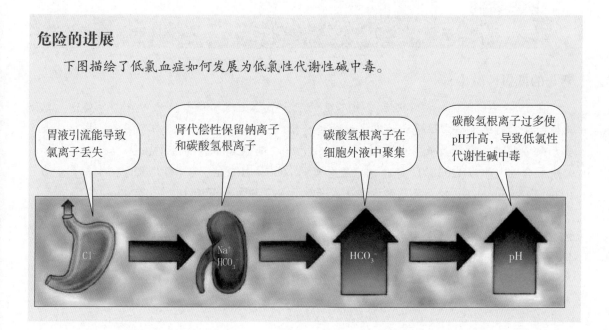

流都会导致氯离子丢失过多。严重呕吐能够导致盐酸从胃中大量丢失，导致体内酸不足，进而继发代谢性碱中毒。囊性纤维化患者丢失的氯离子比正常人更多。低钠血症如果未及时治疗，会导致低氯性碱中毒（见"危险的进展"）。

低氯性碱中毒能影响婴儿、儿童以及成人（见"婴儿的低氯性碱中毒"）。低氯血症的高危人群包括：因幽门梗阻而长期呕吐的儿童，以及肠瘘、回肠造瘘术的患者，他们都会有大量的氯从消化道丢失。

（二）引起低氯血症的药物

某些药物能够引起氯降低，包括碳酸氢盐、皮质类固醇、缓泻剂和茶碱类药物。利尿剂，如速尿（呋塞米）、利尿酸（利尿酸钠）和氢氯噻嗪，都会引起过多的氯从肾脏丢失（见"与低氯血症相关的药物"）。

（三）其他原因

低氯血症的其他原因还包括：钠离子和钾离子缺乏或代谢性碱中毒，以及影响电解质和酸碱平衡的疾病，诸如未经治疗的糖尿病酮症酸中毒、水中毒、Addison病和穿刺抽取腹水过快（腹水中含有钠离子）。心力衰竭患者由于体内液体过多而使氯离子浓度稀释，也会引起低氯血症。

与低氯血症相关的药物

可引起低氯血症的药物包括：
- 袢利尿剂（如速尿）
- 渗透性利尿剂（如甘露醇）
- 噻嗪类利尿剂（如氢氯噻嗪）
- 碳酸氢盐
- 皮质类固醇
- 缓泻剂
- 茶碱

 年龄因素

婴儿的低氯性碱中毒

在1980年以前，一些婴儿由含氯不足的配方喂养出现了低氯性碱中毒，导致这些婴儿发生认知延迟、语言障碍和动眼神经功能受损。因此，美国国会颁布了一条法令，要求婴儿配方奶中氯含量最低不少于 55～65mg/100kcal，最高不得超过150mg/100kcal。早餐奶中氯含量大约为420mg/L，纯牛奶中氯含量为 900～1020mg/L。婴儿配方奶中氯含量为10.6～13.5mmol/L；较大婴儿配方奶（成长配方奶）中氯含量为14～19.2mmol/L。

尽管规定了婴儿配方奶的氯含量，低氯性碱中毒在儿童中并非罕见，尤其在新生儿中常常会见到。另外，饮食中氯摄入量不足、使用利尿剂治疗的支气管肺发育不良患者或接受胃灌洗术的患者都可能出现低氯性碱中毒。婴儿因肾脏的原因所致的氯消耗综合征（Bartter综合征）、因肠道原因（先天性氯消耗性腹泻）或囊性纤维化所致的氯丢失等都可能发生低氯性碱中毒。

症状和体征

低氯血症患者可能表现出酸碱紊乱和电解质失衡的症状和体征。你可以观察到低钠血症、低钾血症或代谢性碱中毒的症状。碱中毒可引起 pH 升高，为了进行代偿，机体会尽力通过呼吸变慢、变浅来保留二氧化碳以恢复正常的 pH。

低氯血症时，神经也变得更兴奋，可以看到手足抽搐、深部腱反射亢进和肌张力亢进的体征（见"低氯血症的危险症状"）。患者可出现肌肉痉挛、抽搐、无力以及不安或易激惹的表现。如果未能及时发现，可能危及生命。当氯失衡进一步恶化时（伴随其他失衡），患者可出现心律失常、癫痫、昏迷或呼吸停止。

警示!

低氯血症的危险症状

低氯血症患者的危险症状如下：
- 癫痫
- 昏迷
- 心律失常
- 呼吸停止

实验室检查结果

以下是与低氯血症相关的实验室检查结果：
- 血清氯离子 < 96mmol/L
- 血清钠离子 < 135mmol/L（提示低钠血症）
- 血清 pH > 7.45，血清碳酸氢根离子浓度 > 26mmol/L（提示代谢性碱中毒）

治疗

对低氯血症的治疗主要是针对引起低氯血症的原因，如低氯饮食、长时间呕吐或胃灌洗术。氯离子可以通过补充液体或药物进行替代治疗。可能需要治疗相关的代谢性碱中毒或电解质失衡如低血钾。

氯可以口服补充——如给予咸肉汤。如果患者不能够口服补充，可以静脉输注药物或生理盐水进行治疗。为了避免发生高钠血症（高钠离子水平）或治疗低钾血症，可以静脉补充氯化钾进行治疗。

解决碱中毒

对相关代谢性碱中毒的治疗通常是针对引起碱中毒的原因进行治疗，如针对出汗、呕吐或其他消化道丢失氯或从肾丢失氯的治疗。极少数情况下，需要应用氯化铵（一种治疗氯缺乏所致的碱中毒的药物）来补充氯。根据碱中毒的严重程度决定给药剂量，氯化铵的作用效果会持续 3 天。3 天后，肾开始排出多余的酸（见"当治疗无效时"）。

如何护理

监测引起低氯血症的危险因素，如接受利尿剂治疗或胃灌洗术时。当对低氯血症患者进行护理时，应采取以下措施：

- 监测意识水平（LOC）、肌力和运动情况。如果患者状况恶化，立即通知医生
- 监测生命体征，尤其是呼吸频率和幅度，并观察有无呼吸功能恶化情况。同时，监测心律，因为低氯血症常合并低钾血症。还应备有便携式应急设备以防患者病情恶化
- 监测并记录患者的血清电解质，尤其是氯、钠、钾和碳酸氢根离子浓度。评估动脉血气分析的结果，鉴别有无酸碱失
- 如果患者反应敏捷且无吞咽困难，给予高氯食物，如番茄酱或咸肉汤。限制患者过量饮水（见"低氯血症的宣教"）。
- 建立静脉通路并保持其通畅。按医嘱进行氯和钾的替代治疗
- 如果应用氯化铵，应评估注射位置有无疼痛，并按需调整输液速度。氯化铵经肝代谢，因此有严重肝疾病的患者不能使用
- 用生理盐水而不是自来水冲洗胃肠引流管
- 准确测量和记录出入量，包括呕吐量以及通过吸引和引流所抽吸的胃内容物量
- 为患者提供一个安全的环境。为非卧床患者提供帮助，使患者的个人用品和呼叫按钮都在能够触及的范围之内。需要时，制订预防癫痫的措施

治疗无效时！

当低氯血症治疗无效时，应明确患者是否饮用了大量自来水，从而导致大量的氯经尿液排泄。回顾低氯血症的原因以识别是否有新发的或并存的可导致氯丢失的情况。

智能图表

低氯血症的记录

如果患者存在低氯血症，确保记录以下内容：

- 生命体征，包括心律
- 出入量
- 血清电解质浓度和动脉血气分析结果
- 评估结果，包括意识水平、癫痫发作和呼吸状况
- 通知医生的时间
- 静脉所用的药物和液体，其他干预措施，以及患者的反应
- 实施的安全测量方法
- 对患者的宣教，以及患者的理解程度

- 为患者提供一个安静的环境，并解释干预措施。如果需要，再次向患者进行宣教
- 记录所有的护理措施和患者的反应（见"低氯血症的记录"）

高氯血症

 > 106mmol/L

高氯血症是指细胞外液中氯过多，当血清氯离子水平 > 106mmol/L 时，就会发生高氯血症。高氯血症通常与其他酸碱失衡如代谢性酸中毒有关，很少单独出现。

发生机制

氯的调节与钠的调节是紧密相关的，因此高氯血症也与高钠血症相关。氯离子和碳酸氢根离子呈负相关，所以氯离子过多也会引起碳酸氢根离子减少。氯摄入过多、吸收增加，酸中毒或肾脏保氯增加都会引起高氯血症。

（一）摄入和吸收增加

以氯化钠的形式增加氯的摄入量能够导致高氯血症，特别是当机体同时失水时。失水可导致氯离子浓度进一步升高。有输尿管 - 肠道吻合术手术史的患者，肠道对氯的吸收增加。生理盐水中钠和氯的比例为 1：1。高渗氯化钠静脉注射液会增加血氯的浓度（可能与钠不成比例）。输注时，护士应注意静脉注射液（包括冲洗液和稀释液）的累积效应和对钠、氯以及体液平衡的影响。此外，输注过多生理盐水可能会继发高胆碱血症，对肾功能造成不利影响。

能引起电解质和酸碱平衡紊乱的情况都能发生代谢性酸中毒，包括脱水、肾小管性酸中毒、尿崩症、肾衰竭、呼吸性碱中毒、水杨酸中毒、甲状旁腺功能亢进、醛固酮增多症和高钠血症。

（二）与高氯血症相关的药物

有些药物能够引起高氯血症。例如，口服氯化铵或其他含氯或使氯潴留的药物都能导致高氯血症。含钠的离子交换树脂，如聚苯乙烯磺酸钠，能使氯在肠道与钾进行交换。当氯随钠进入血液时，血清氯离子浓度升高。碳酸酐酶抑制剂，如乙酰唑胺，能通过增加碳酸氢根离子排泄而使氯离子浓度升高（见"与高氯血症相关的药物"）。

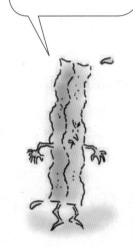

盐的摄入量增加就可能发生高氯血症，因此，建议患者减少盐的摄入量。

与高氯血症相关的药物

能够引起高氯血症的药物包括：
- 乙酰唑胺
- 氯化铵
- 雄激素和雌激素
- 可的松
- 保泰松
- 水杨酸（过量）
- 聚苯乙烯磺酸钠
- 利尿剂（氨苯蝶啶）

症状和体征

高氯血症几乎没有特异性的症状和体征，而主要表现为代谢性酸中毒的一些症状，包括呼吸急促、嗜睡、无力、脱水、低血压、认知能力减退和呼吸深大（Kussmaul 呼吸）。

如果未及时治疗，酸中毒会引起心律失常、心排血量下降、意识水平进一步减退甚至昏迷。代谢性酸中毒与高氯离子水平相关，因此称为高氯性代谢性酸中毒（见"阴离子间隙和代谢性酸中毒"）。

如果患者血氯增高，血清钠离子浓度可能也会增高，即可导致液体潴留。患者可能表现为高钠血症和高血容量的症状，如躁动不安、呼吸困难、心动过速、高血压或指凹性水肿。

实验室检查结果

以下是高氯血症的典型实验室检查结果：

- 血清氯离子＞ 106mmol/L
- 血清钠离子＞ 145mmol/L

另外，患者可出现血 pH ＜ 7.35，血清碳酸氢根离子＜ 22mmol/L，阴离子间隙正常（8 ～ 14mmol/L），这些指标都提示存在代谢性酸中毒。

治疗

高氯血症的治疗包括：纠正引起高氯血症的原因，同时恢复水、电解质和酸碱平衡（见"应用利尿剂进行抢救"）。对脱水患者可选择静脉输液以稀释氯离子，并加速其排泄。同时还应限制钠离子和氯离子的摄入。

如果患者肝功能正常，可静脉输注乳酸林格液，使氯离子在肝代谢为乳酸，从而增加碳酸氢根离子的浓度，达到纠正酸中毒的目的。重度高氯血症患者可能需要静脉输注碳酸氢钠，以提高血清碳酸氢根的水平，因为碳酸氢根与氯离子相互竞争钠离子，静脉输注碳酸氢钠能够促进肾排出氯离子，纠正酸中毒。

护理措施

密切监测高危患者，以防止高氯血症的发生。如果患者出现了氯离子失衡，那么要按以下步骤进行护理：

- 监测生命体征，包括心律

治疗无效时！

应用利尿剂进行抢救

如果患者对治疗没有反应，医生可给予利尿剂以清除氯。虽然其他电解质也会随之丢失，但经过治疗，氯离子浓度会降低。

阴离子间隙和代谢性酸中毒

高氯血症患者有可能进一步进展为高氯性代谢性酸中毒，下图显示了酸中毒进展过程中氯离子和碳酸氢根离子之间的关系。

发病机制

代谢性酸中毒患者如果阴离子间隙正常，表明这种酸中毒最有可能是因为肾脏或消化道丢失了过多碳酸氢根所致。此时，氯离子也会相应增高。

氯离子以酸化盐形式集聚也可导致酸中毒的发生。同时碳酸氢根离子会相应减少。从图中可以看出，氯离子浓度升高（＞106mmol/L），碳酸氢根离子浓度就会降低（＜22mmol/L）。

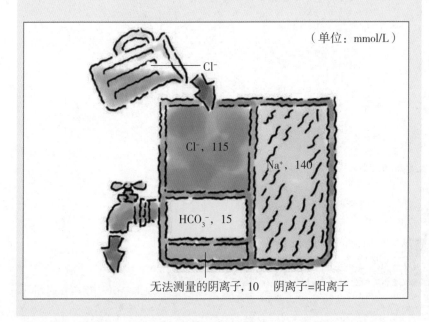

（单位：mmol/L）

Cl^-

Cl^-，115

Na^+，140

HCO_3^-，15

无法测量的阴离子，10　　阴离子＝阳离子

教学要点

高氯血症的宣教

当向高氯血症患者进行宣教时，应确保包括以下内容，并评估患者的理解程度：

- 症状和体征、并发症和危险因素
- 将危险的症状和体征报告给医生
- 按医嘱限制饮食
- 所用的药物
- 天气炎热时，补充丢失水分的重要性

- 如果患者出现谵妄，给患者提供一个安全且安静的环境以防出现意外伤害，并向家属进行宣教（见"高氯血症的宣教"）
- 对患者进行持续评估，尤其要注意神经系统、心脏和呼吸功能，一旦有变化，及时报告给医生
- 呼吸幅度出现改变说明酸碱失衡进一步恶化
- 建立静脉通路并保持通畅。按医嘱进行静脉输液和输注药物。注意观察有无液体负荷过多的症状和体征
- 评估患者的肌力，并据此决定患者的活动情况
- 如果给患者输注了大剂量的碳酸氢钠，要注意观察有无过度代偿的症状和体征，如代谢性碱中毒，可引起中枢和外周神

经系统对刺激的敏感性增高。同时还要观察有无因钾离子被迫进入细胞内而引发的低钾血症的症状和体征

- 按医嘱限制液体、钠和氯的摄入量
- 监测和记录患者的血清电解质和血气分析结果
- 监测和记录液体出入量（见"高氯血症的记录"）

智能图表

高氯血症的记录

如果患者存在高氯血症，确保记录以下内容：

- 生命体征，包括心律
- 意识水平
- 肌力
- 活动能力
- 血清电解质和血气分析结果
- 液体出入量
- 安全预防措施
- 评估和护理，以及患者的反应
- 患者的宣教

学习要点

氯离子失衡小结

氯离子的基础知识

- 细胞外液中含量最多的阴离子
- 随钠离子和钾离子一起移动
- 有助于维持血浆渗透压和水的平衡
- 与钠离子结合，有助于从脉络丛吸引水分，形成 CSF
- 以盐酸的形式存在于胆汁、胃液和胰液中，有助于提高消化作用和酶的活性
- 有助于维持酸碱平衡和二氧化碳在红细胞中的运输
- 正常范围：96 ~ 106mmol/L

氯离子平衡

- 根据氯的摄入量、排泄量以及在肾的重吸收量进行调节
- 氯离子在肠道吸收，消化道功能紊乱可能会影响其平衡
- 钠离子与氯离子水平紧密相关，并且受醛固酮分泌的影响
- 与碳酸氢根离子对酸碱平衡的作用正相反

低氯血症

- 可由以下原因引起：
  - 低盐饮食、婴儿配方奶中氯的含量不足或静脉输注液体中氯的补充不足，导致氯的摄入不足
  - 氯从消化道、皮肤或肾丢失过多
  - 钠或钾缺乏或代谢性碱中毒、糖尿病酮症酸中毒、Addison 病、利尿剂、抽取腹水过快和心力衰竭

症状和体征

- 深部腱反射亢进
- 肌张力增高、痉挛
- 酸碱失衡（碱中毒）和电解质失衡（低钠血症和低钾血症）的症状和体征
- 手足抽搐

治疗

- 增加膳食中氯的摄入量
- 治疗导致代谢性碱中毒的病因
- 静脉输注含氯化钠和氯化钾的盐溶液

高氯血症

- 很少单独发生，通常与其他酸碱失衡有关（如代谢性酸中毒）
- 氯和钠关系密切，高钠血症通常会引起高氯血症
- 碳酸氢根离子浓度与氯离子学呈负相关，如果碳酸氢根离子减少，就可能发生高氯血症
- 也可能由氯摄入增多和水摄入减少、肠道吸收氯减少以及某些药物引起

症状和体征

- 与代谢性酸中毒相关（几乎没有独特的症状和体征），例如，

呼吸急促、嗜睡、认知改变和无力
- 严重的代谢性酸中毒
- 心律失常
- Kussmaul 呼吸
- 心排血量下降
- 意识水平降低，也可能发展为昏迷

治疗
- 静脉输液，促进肾排出氯
- 限制钠和氯的摄入量
- 对于严重的高氯血症患者，给予静脉输注碳酸氢钠

小测验

1. 盐酸主要由（　　）产生
   A. 大脑
   B. 肾
   C. 心脏
   D. 胃
   答案：D；盐酸由胃黏膜以胃酸的形式大量产生。

2. 如果碳酸氢根离子增加，氯离子就会
   A. 增加
   B. 减少
   C. 保持相同水平
   D. 没有影响
   答案：B；氯离子和碳酸氢根离子水平呈互反关系，如果其中一种水平升高，另一种就会下降。

3. 对于手术后氯离子失衡的患者，你预期可能出现哪种电解质改变
   A. 钙离子
   B. 钾离子
   C. 钠离子
   D. 磷酸根离子
   答案：C；钠和氯在体内是一起移动的，所以其中一种离子失衡往往会导致另一种离子失衡。

4. 如果患者血清氯离子水平较低，你预期可能出现哪种酸碱失

新冠病毒与使用氯化物的注意事项：当清洁方案可能有害时

新冠病毒大流行引发了清洁潮，有时会过度和不安全地使用化学制剂。漂白剂（次氯酸钠）与其他化学制品混合后会发生许多有害的化学反应。漂白剂与酸性清洁剂混合可能导致急性肺损伤，漂白剂与氨混合可能发生挥发性反应。据报道，摄入漂白剂会导致高氯血症和其他严重伤害。

衡

A. 呼吸性酸中毒

B. 代谢性酸中毒

C. 代谢性碱中毒

D. 呼吸性碱中毒

答案：C；氯离子水平降低会引起体内碳酸氢根离子（一种碱）潴留，这样会导致低氯性代谢性碱中毒。

5. 深而快的呼吸可能提示

A. 血清氯离子浓度＞ 106mmol/L

B. 血清氯离子浓度＜ 98mmol/L

C. pH ＞ 7.45

D. 氯离子浓度正常

答案：A；深而快的呼吸或 Kussmaul 呼吸是机体尽力呼出以二氧化碳形式存在的过多的酸，当出现这种情况的时候，氯离子浓度＞ 106mmol/L，考虑代谢性酸中毒。

评分

☆☆☆ 如果你五道题都回答正确，难以置信！当发生氯离子失衡时，你能很好地处理。

☆☆ 如果你四道题回答正确，很好！你明显已经掌握了氯离子失衡。

☆ 如果你回答正确的题目少于四道，那么，你对本章了解得还不够，再复习一遍，以后你就能很容易答对了。

（马柱仪）

参考文献

Alexander, M., Corrigan, A. M., Gorski, L. A., & Phillips, L. (2014). *Core curriculum for infusion nursing* (4th ed.). Lippincott Williams & Wilkins.

Berend, K., van Hulsteijn, L. H., & Gans, R. O. (2012). Chloride: The queen of electrolytes? *European Journal of Internal Medicine, 23*(3), 203–211. doi:10.1016/j.ejim.2011.11.013

Bertschi, L. A. (2020). Abnormal basic metabolic panel findings: Implications for nursing. *AJN, American Journal of Nursing, 120*(6), 58–66. https://doi.org/10.1097/01.naj.0000668764.99872.89

Boniatti, M., Cardoso, P. R., Castilho, R. K., & Vieira, S. R. (2011). Is hyperchloremia associated with mortality in critically ill patients? A prospective cohort study. *Journal of Critical Care, 26*(2), 175–179. doi:10.1016/j.jcrc.2010.04.013

McCallum, L., Jeemon, P., Hastie, C. E., Patel, R. K., Williamson, C., Redzuan, A. M., . . . Padmanabhan, S. (2013). Serum chloride is an independent predictor of mortality in hypertensive patients. *Hypertension, 62*(5), 836–843. doi:10.1161

/HYPERTENSIONAHA.113.01793

McCluskey, S. A., Karkouti, K., Wijeysundera, D., Minkovich, L., Tait, G., & Beattie, W. S. (2013). Hyperchloremia after noncardiac surgery is independently associated with increased morbidity and mortality: A propensity-matched cohort study. *Anesthesia and Analgesia, 117*(2), 412–421. doi:10.1213/ANE.0b013e318293d81e

McIntosh, E., & Andrews, P. J. (2013). Is sodium chloride worth its salt? *Critical Care (London, England), 17*(3), 150.

MedlinePlus. (2013). *Chloride in diet.* http://www.nlm.nih.gov/medlineplus/ency/article/002417.htm

Rai, N., Ashok, A., & Akondi, B. (2020). Consequences of chemical impact of disinfectants: Safe preventive measures against covid-19. *Critical Reviews in Toxicology, 50*(6), 513–520. https://doi.org/10.1080/10408444.2020.1790499

Seifter, J. R. (2011). Acid-base disorders. In L. Goldman & A. I. Schafer (Eds.), *Goldman's Cecil medicine* (24th ed., pp. 741–752). Saunders.

Tutay, G. J., Capraro, G., Spirko, B., Garb, J., & Smithline, H. (2013). Electrolyte profile of pediatric patients with hypertrophic pyloric stenosis. *Pediatric Emergency Care, 29*(4), 465–468. doi:10.1097/PEC.0b013e31828a3006

第十一章　酸碱失衡

划重点

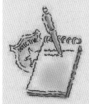

在本章中，你将学习：
◆ 机体维持酸碱平衡的机制
◆ 引起酸碱失衡的原因
◆ 四种不同类型的呼吸性和代谢性酸碱失衡
◆ 对酸碱失衡患者的恰当护理

了解酸碱失衡

机体要保持功能正常，就要动态地维持酸碱之间的平衡（动态平衡）。如果酸碱失衡，细胞就不能正常工作。细胞利用养分生产工作所需要的能量，并产生二氧化碳和氢这两种产物。酸碱平衡取决于游离氢离子的浓度。氢离子浓度决定了体液中的酸或碱的程度，它们都可通过 pH 值进行测量。记住，pH 值与氢离子浓度成负相关，也就是说，当氢离子浓度升高时，pH 值降低（酸中毒），反之，当氢离子浓度降低时，pH 值升高（碱中毒）（关于 pH 的更多内容，见第三章"酸碱平衡"）。

（一）血气分析会给出答案

血气分析是评估酸碱是否平衡的主要诊断工具，动脉血气分析结果包括以下内容：pH 值，监测氢离子浓度（可提示血液的酸碱性）；动脉血二氧化碳分压（$PaCO_2$）——反映肺通气功能；碳酸氢根浓度——反映肾保留或排出碳酸氢根的能力（见"血气分析ABC"）。

（二）代偿以维持正常范围

大多数情况下，机体能通过代偿恢复酸碱平衡，或至少能防止酸碱失衡危及生命。这些代偿机制包括化学缓冲系统、呼吸系统的反应和肾脏的反应。

例如，机体通过代谢性碱中毒来代偿最初出现的呼吸性酸中毒。

血气分析 ABC

该表列出了成人血气分析的正常值。

pH	$7.35 \sim 7.45$
$PaCO_2$	$35 \sim 45mmHg$
HCO_3^-	$22 \sim 26mmol/L$

但是，不是所有的代偿反应速度都是相等的，呼吸系统能够迅速有效地对代谢性紊乱进行代偿，而代谢系统通常需要数小时或数天时间通过肾脏对酸碱失衡进行代偿。本章将对下面四种主要的酸碱失衡逐一进行详述。

呼吸性酸中毒

呼吸由三个重要部分组成——通气、灌注和弥散，其中任何一要素异常都可能导致呼吸性酸中毒。这种酸碱紊乱以肺泡通气不足为特征，也意味着，肺部不能完全清除二氧化碳以维持 pH 在正常范围。其原因可能是通气减少或换气不足。

不能有效排出二氧化碳可导致高碳酸血症，其 $PaCO_2$ 常 > 45 mmHg。高碳酸血症可以是急性的（急性呼吸衰竭所致），也可以是慢性的（慢性肺疾患所致）。

急性呼吸性酸中毒时，pH 会低于正常值（< 7.35）。慢性呼吸性酸中毒——通常由慢性阻塞性肺疾病（chronic obstructive pulmonary disease，COPD）所致，因为肾有时间对失衡进行代偿，pH 尚能维持在正常范围内（7.35 ~ 7.45）（下面将对这一复杂情况进行详述）。

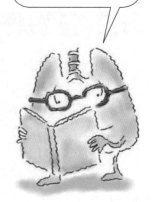

呼吸的三要素中任何一个出现异常都会导致呼吸性酸中毒。

发病机制

通气不足的患者血中二氧化碳过多，pH 会低于正常水平，即出现呼吸性酸中毒。肾通过交换或生成碳酸氢根离子（碱）进行代偿，使 pH 回升（见"呼吸性酸中毒的发病机制"）。

神经肌肉疾患，脑部的呼吸中枢受抑制，肺部疾病或气道梗阻也可引起呼吸性酸中毒。

呼吸性酸中毒的发病机制

下图描绘了呼吸性酸中毒在细胞水平上的发病机制。

1. 当肺通气减少时，潴留的 CO_2 与水结合形成过多的碳酸（H_2CO_3）。碳酸解离释放出游离的氢离子（H^+）和碳酸氢根离子（HCO_3^-）。因此碳酸过多可引起 pH 降低，出现 $PaCO_2 > 45mmHg$，pH < 7.35。

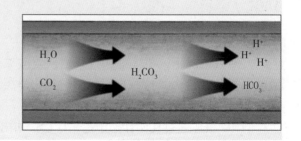

2. 当 pH 降低时，血红蛋白释放氧（O_2）。发生变化后的血红蛋白有很强的碱性，能与 H^+ 和 CO_2 反应，可清除游离的 H^+ 和过多的 CO_2，此时可以观察到动脉血氧饱和度降低。

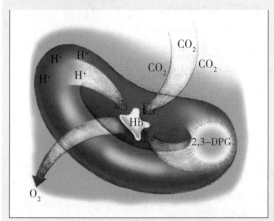

3. 当 $PaCO_2$ 升高时，CO_2 在所有组织和体液中聚集，包括脑脊液和延髓的呼吸中枢。CO_2 与水反应形成 H_2CO_2，然后解离成游离氢离子和碳酸氢根离子。CO_2 和氢离子含量增加能刺激呼吸中枢，导致呼吸频率增加，促进 CO_2 排出，有助于降低血液和组织中的 CO_2 浓度，这时可表现为呼吸浅促和 $PaCO_2$ 降低。

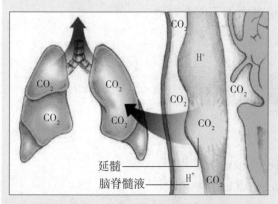

4. 最后，CO_2 和 H^+ 使脑血管扩张，脑血流量增加，导致脑水肿和中枢神经系统的兴奋性受抑，此时表现为头痛、谵妄、嗜睡、恶心和呕吐。

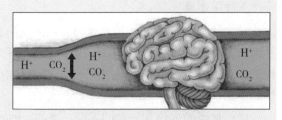

5. 当呼吸调节机制失代偿时，增高的 $PaCO_2$ 刺激肾保留碳酸氢根和钠离子，排出氢离子，一部分氢离子以铵根（NH_4^+）的形式排出，碳酸氢根与钠离子结合形成多余的碳酸氢钠（$NaHCO_3$），缓冲游离的氢离子，这时可出现尿酸含量升高，血清 pH 值和碳酸氢根离子浓度升高，呼吸浅慢。

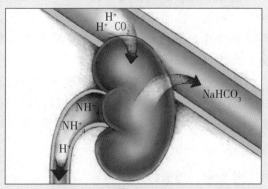

6. 当机体不能对过多的氢离子进行代偿时，氢离子就会移入细胞内，而钾离子移出细胞外。如果同时存在缺氧（O_2），则乳酸生成增加，可进一步加重酸碱失衡并严重抑制神经系统和心脏功能，此时可出现高钾血症、心律失常、$PaCO_2$ 升高、PaO_2 降低、pH 值降低和意识水平降低。

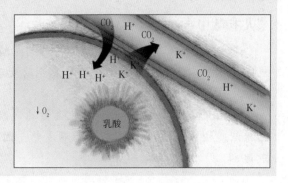

（一）呼吸困难

某些神经肌肉疾病，如 Guillain-Barré 综合征、重症肌无力和小儿麻痹症，可使呼吸肌对呼吸的驱动力不能作出反应，而导致呼吸性酸中毒。通常，脊髓损伤患者会出现膈肌麻痹，同样会引起呼吸性酸中毒。

中枢神经的损伤和脑部的病变，例如，肿瘤、血管疾病或感染，可以损害患者的呼吸驱动力，导致通气不足。肥胖（如 Pickwickian 综合征）或通气不足（如 Ondine 综合征）同样也可能导致呼吸性酸中毒。某些药物，包括麻醉剂、催眠药、阿片类药物和镇静剂，能抑制脑部的呼吸中枢，导致高碳酸血症（见"与呼吸性酸中毒相关的药物"）。

（二）气体交换面积减少

能够导致肺部气体交换面积减少的肺部疾病也可引起呼吸性酸中毒。引起交换面积减少的肺部疾病包括呼吸系统感染、COPD、急性哮喘发作、慢性支气管炎、成人呼吸窘迫综合征晚期、肺水肿，此时会出现肺部死腔量增加（通气不足）和生理性或解剖分流。

胸壁创伤（导致气胸或连枷胸）也可引起呼吸性酸中毒。虽然通气的驱动力正常，但胸壁塌陷使肺泡通气不足，不能满足机体的需要。胸腔纤维化和脊柱侧凸也都可能导致胸腔变形，使胸壁结构受损。

（三）阻塞，很危险！

呼吸性酸中毒可因气道阻塞使二氧化碳潴留导致，分泌物潴留、肿瘤、过敏性反应、喉痉挛或影响肺泡通气的肺部疾病都会引起气道阻塞。尤其应注意，小儿、老年人和虚弱的患者由于不能有效地

年龄因素

婴儿和酸中毒

通常，婴儿容易发生酸碱失衡，特别是酸中毒。由于婴儿肺残气量低，其呼吸的任何变化都会急剧改变动脉 $PaCO_2$，导致酸中毒。

婴儿有较高的代谢率，可产生大量的代谢废物和酸，必须经肾排泄。由于其缓冲系统发育尚不成熟，因此婴儿易于发生酸中毒。

与呼吸性酸中毒相关的药物

以下是与呼吸性酸中毒相关的药物：

- 麻醉剂
- 催眠药
- 阿片类药物
- 镇静剂

清除分泌物，是气道梗阻的高危人群。其他因素也可能使婴儿发生酸中毒的风险增加（见"婴儿和酸中毒"）。

（四）医源性因素

治疗也可引起呼吸性酸中毒。例如，机械通气患者低通气会导致二氧化碳潴留。术后患者如果因害怕疼痛而不配合进行肺部清洁措施，如使用呼吸功能锻炼器、咳嗽和深呼吸，也有发生呼吸性酸中毒的危险。止痛药和镇静剂也能抑制延髓（呼吸中枢），导致通气不足而随之出现呼吸性酸中毒。

症状和体征

呼吸性酸中毒的症状和体征取决于其病因。由于二氧化碳可使脑血管扩张，患者可能主诉头痛（见"呼吸性酸中毒的症状和体征"）。

中枢神经系统抑制可导致意识水平（LOC）发生改变，出现烦躁不安、谵妄、理解力下降、嗜睡甚至昏迷。如果酸中毒没有得到及时治疗，可出现扑翼样震颤和反射减弱，患者可能主诉恶心、呕吐，且出现皮肤温暖、潮红。

呼吸异常

大多数呼吸性酸中毒患者会出现呼吸浅快，可表现为呼吸困难和大汗。病变部位听诊呼吸音减弱或消失。但是，如果酸中毒是由中枢神经系统损伤、病变或药物过量所致，呼吸频率会明显减慢。

酸中毒合并高钾血症和低氧血症的患者会出现心动过速和室性心律失常。发绀是晚期的表现。心肌抑制会导致休克，最终出现心搏骤停。

实验室检查结果

以下实验室检查结果有助于诊断呼吸性酸中毒并指导治疗：

- 血气分析是诊断呼吸性酸中毒的关键方法。典型的表现是：pH < 7.35，$PaCO_2$ > 45mmHg。碳酸氢根离子浓度取决于酸中毒持续的时间。急性呼吸性酸中毒患者的碳酸氢根离子浓度正常；慢性呼吸性酸中毒患者的碳酸氢根离子浓度可能会 > 26mmol/L（见"呼吸性酸中毒的血气分析结果"）。
- 胸部 X 线检查有助于明确病因，如 COPD、肺炎和肺水肿
- 血清电解质中钾离子 > 5mmol/L，提示典型的高钾血症。酸中毒时，钾离子会移到细胞外，使血清钾离子浓度升高
- 药物检测可证实有无药物过量

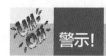

警示！

呼吸性酸中毒的症状和体征

呼吸性酸中毒患者通常会有以下表现：

- 理解力下降
- 谵妄
- 深部腱反射减弱
- 大汗
- 呼吸困难，呼吸浅快
- 头痛
- 恶心
- 不安
- 心动过速
- 震颤
- 呕吐
- 皮肤温暖、潮红

呼吸性酸中毒的血气分析结果

下表显示了典型的代偿性和失代偿性呼吸性酸中毒的血气分析结果。

	失代偿性	代偿性
pH	< 7.35	正常
PaCO_2（mmHg）	> 45	> 45
碳酸氢根离子（mmol/L）	正常	> 26

治疗

呼吸性酸中毒的治疗重点是改善通气，降低 $PaCO_2$。如果呼吸性酸中毒是由非肺部原因所致，如神经肌肉疾病或药物过量，治疗的目标是纠正和改善引起酸中毒的病因。

对由肺部原因所致呼吸性酸中毒的治疗包括：

- 应用支气管扩张剂扩张气道
- 根据需要吸氧
- 应用药物治疗高钾血症
- 使用抗生素治疗感染
- 给予胸部理疗，清除肺部分泌物
- 如果需要，去除气道异物（见"低通气治疗无效时"）
- 使用止痛药缓解疼痛，促进有效呼吸
- 使用无创通气（NIV）治疗轻度至中度呼吸性酸中毒，或使用有创机械通气（IMV）

护理

如果患者存在呼吸性酸中毒，应维持其气道通畅。帮助患者清除气道异物，并建立人工气道。充分湿化气道使其气道分泌物保持湿润。同时要采取以下措施：

- 监测生命体征，评估心脏节律。呼吸性酸中毒能导致心动过速，呼吸频率和节律改变以及低血压和心律失常
- 持续对患者的呼吸模式进行评估，迅速报告其变化。如果需要，准备机械通气
- 制定预防呼吸机相关性肺炎（VAP）的措施
- 监测患者的神经状况并报告其变化。由于呼吸性酸中毒能发

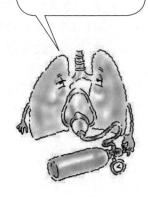

由肺部原因所致的呼吸性酸中毒需给予吸氧!

呼吸性酸中毒的宣教

当向一位呼吸性酸中毒患者进行宣教时，确保包括以下内容，并评估患者的理解程度：

- 解释呼吸性酸中毒和如何预防
- 解释反复检查动脉血气分析的原因
- 练习深呼吸
- 所用药物
- 如果有需要，进行家庭氧疗
- 危险的症状和体征，以及何时应该报告
- 如果适合使用支气管扩张剂，恰当的使用方法
- 需要经常休息
- 如果需要，增加热量的摄入

展为休克和心搏骤停，要监测患者的心脏功能

- 报告血气分析、脉搏血氧饱和度或血清电解质浓度的任何变化
- 按处方给予药物治疗，如抗生素和支气管扩张剂（见"呼吸性酸中毒的宣教"）

吸氧：非常重要

- 按医嘱给予吸氧。通常，对 COPD 患者应给予较低浓度的氧气。COPD 患者的延髓已适应高浓度二氧化碳环境。缺氧（称为缺氧驱动）会刺激患者呼吸。氧过高会使驱动力减弱，从而抑制呼吸
- 根据需要给予气管吸痰、诱发性肺量计测定、体位引流、咳嗽和深呼吸练习
- 确保患者通过口服或静脉输注补充足够的液体，准确记录液体出入量（见"呼吸性酸中毒的记录"）
- 消除患者和家属的恐惧感
- 注意，镇静剂可能导致呼吸频率减慢
- 采取安全措施保护谵妄患者

当重新评估患者状况时，要考虑到以下问题：

- 患者的呼吸频率和意识水平恢复正常了吗？

智能图表

呼吸性酸中毒的记录

如果患者存在呼吸性酸中毒，确保记录以下内容：

- 生命体征和心律
- 出入量
- 评估结果和干预措施，以及患者的反应
- 医嘱
- 所用药物
- 氧疗和呼吸机的设置参数
- 肺部分泌物的特征
- 血清电解质水平和动脉血气分析结果
- 患者的宣教

- 患者胸部听诊是否有呼吸音减弱？
- 患者的心动过速和室性心律失常是否稳定？
- 患者发绀和呼吸困难症状是否缓解？
- 患者的血气分析结果和血清电解质浓度是否恢复正常？
- 患者的胸部 X 线显示的肺部情况是否有进展？

呼吸性碱中毒

与呼吸性酸中毒相反，呼吸性碱中毒是由肺泡过度换气和低碳酸血症所致。呼吸性碱中毒时，二氧化碳的清除增加，因此，$pH > 7.45$，$PaCO_2 < 35mmHg$。急性呼吸性碱中毒是由于通气突然增加所致；慢性呼吸性碱中毒是由于肾脏代偿所致，所以很难识别。

发病机制

任何引起呼吸频率或幅度增加的临床情况都可促进肺部清除或呼出二氧化碳。因为二氧化碳是酸性的，清除二氧化碳会导致 $PaCO_2$ 降低和 pH 升高—— 即出现碱中毒。

（一）高通气（喘息！）

急性呼吸性碱中毒最常见的病因是焦虑和惊恐导致的通气过度。在心肺复苏期间，给予患者每分钟 30 ～ 40 次的呼吸频率进行过度

与呼吸性碱中毒相关的药物

与呼吸性碱中毒相关的药物包括：

- 儿茶酚胺类药物
- 尼古丁类药物
- 水杨酸类药物
- 茶碱类药物，如氨茶碱

通气，也可能诱发呼吸性碱中毒。疼痛也有同样的影响。过度通气也是水杨酸中毒的早期表现，可发生在使用尼古丁类、茶碱类（如氨茶碱）药物和其他药物之后（见"与呼吸性碱中毒相关的药物"）。

高代谢状态，如发热、肝衰竭和脓毒症（尤其是革兰阴性菌所致的脓毒症），能引起呼吸性碱中毒。影响延髓呼吸中枢的情况也很危险，例如，妊娠期间较高的孕激素水平可以刺激中枢，而休克或创伤也可损害中枢，导致呼吸性碱中毒。

（二）缺氧（呼吸急促！）

急性缺氧、高海拔、肺部疾病、严重贫血、肺部栓塞或低血压都能引起呼吸性碱中毒，这些疾病能过度刺激呼吸中枢，使患者呼吸更快、更深。机械通气期间过度通气可导致呼出的二氧化碳过多，引起呼吸性碱中毒。

症状和体征

呼吸的频率和幅度增加是呼吸性碱中毒的最初表现，患者常表现为心动过速，也可表现为焦虑不安，主诉头晕、肌无力和呼吸困难等（见"呼吸性碱中毒的发病机制"）。

（一）严重时

严重的碱中毒可出现谵妄和晕厥。由于血液中二氧化碳含量不足，会影响脑血流和呼吸中枢，可见到患者呼吸暂停和过度通气交替出现。患者也可能主诉手指和脚趾刺痛。

呼吸性碱中毒的发病机制

下图显示了呼吸性碱中毒在细胞水平上的发病机制。

1. 当二氧化碳（CO_2）浓度高于正常时，肺通气增加，为了维持正常的 CO_2 水平，需呼出多余的 CO_2，引起低碳酸血症（$PaCO_2$ 降低），促使碳酸（H_2CO_3）产生减少，氢离子和碳酸氢根离子丢失，继而导致 pH 升高。此时会观察到 pH > 7.45，$PaCO_2$ < 35mmHg，HCO_3^- < 22mmol/L。

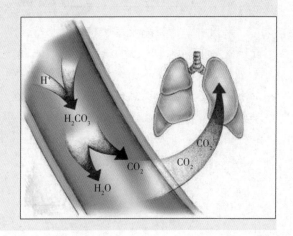

2. 为了防止 pH 进一步升高，氢离子移出至细胞外与钾离子（移入细胞内）交换，进入血液，与碳酸氢根离子结合形成 H_2CO_2，使 pH 降低。此时会观察到碳酸氢根离子浓度进一步降低，pH 下降，血清钾离子浓度下降（低钾血症）。

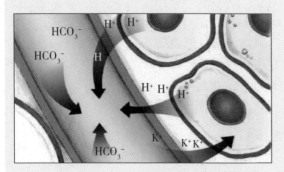

3. 低碳酸血症刺激颈动脉窦和主动脉体以及延髓，导致心率增加而血压不升高。此时会出现咽痛、心电图改变、不安和焦虑。

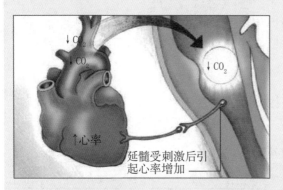

延髓受刺激后引起心率增加

4. 同时，低碳酸血症使脑血管收缩，进一步加重了脑血流量的减少。低碳酸血症也能过度刺激延髓、脑桥和其他自主神经系统。患者会出现焦虑、发汗、呼吸困难、呼吸暂停和过度通气交替出现、头晕和手指或脚趾出现刺痛感。

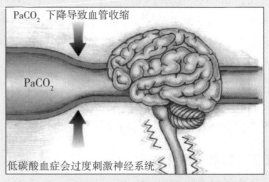

PaCO$_2$ 下降导致血管收缩

低碳酸血症会过度刺激神经系统

5. 当低碳酸血症持续超过 6 小时，肾的碳酸氢根分泌增加，氢离子排出减少。呼吸暂停期间可导致 pH 持续升高和 $PaCO_2$ 持续降低。此时会观察到呼吸频率减慢和潮式呼吸。

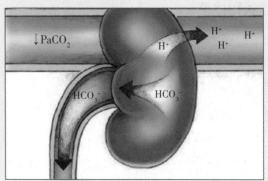

6. 持续降低的 $PaCO_2$ 能够增加血管收缩而导致脑部和外周缺氧。严重碱中毒可抑制钙的离子化，引起神经兴奋性增高和肌肉收缩。最终，碱中毒严重抑制中枢神经系统和心脏。此时可观察到患者意识水平降低、反射亢进、手足痉挛、手足抽搐、心律失常、癫痫和昏迷。

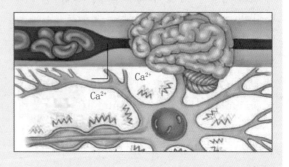

（二）心电图表现

心电图的变化包括 PR 间期延长、T 波低平，出现一个突出的 U 波以及 ST 段压低（更多的内容见第六章"钾离子失衡"）。

（三）危险的症状

当钙离子浓度降低时，周围血管和脑血管收缩会引起缺氧，症状和体征恶化。此时患者会出现反射亢进、手足痉挛、手足抽搐、心律失常、意识水平逐步减弱、癫痫或昏迷（见"呼吸性碱中毒的症状和体征"）。

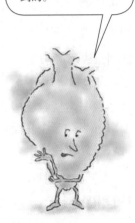

当钙离子浓度持续下降时，会出现严重的症状，包括心律失常。这是我们不愿意见到的。

实验室检查结果

以下实验室检查结果有助于诊断呼吸性碱中毒并指导治疗：

- 血气分析是诊断呼吸性碱中毒关键的实验室检查，典型的结果是：pH > 7.45 和 $PaCO_2$ < 35mmHg。急性碱中毒时，碳酸氢根浓度可能正常；而慢性碱中毒时，碳酸氢根浓度通常 < 22mmol/L（见"呼吸性碱中毒的血气分析结果"）。
- 血清电解质浓度常可提示代谢紊乱，可能是由代偿性呼吸性碱中毒引起。低血钾的特征性表现是意识状态改变。重度呼吸性碱中毒时会出现钙离子浓度降低
- 心电图结果能提示心律失常或与低钾血症和低钙血症相关的改变
- 毒理学筛检可能提示水杨酸中毒

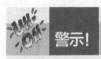

呼吸性碱中毒的症状和体征

呼吸性碱中毒患者常出现如下症状和体征：
- 焦虑
- 大汗
- 呼吸困难（呼吸频率和幅度增加）
- 心电图改变
- 反射亢进
- 感觉异常
- 不安
- 心动过速
- 手足抽搐

呼吸性碱中毒的血气分析结果

下表显示了失代偿性和代偿性呼吸性碱中毒的典型血气分析结果。

	失代偿性	代偿性
pH	< 7.45	正常
$PaCO_2$（mmHg）	< 35	< 35
碳酸氢根离子（mmol/L）	正常	> 22

治疗

呼吸性碱中毒的治疗重点是纠正病因，可能需要去除发病原因，如停用水杨酸和其他药物，或采取措施降低体温和清除引起脓毒症的病原体。如果是急性低氧血症所致，患者需要给予氧疗；如果是焦虑所致，患者需要给予镇静剂和抗焦虑治疗；如果患者有疼痛的症状，则可能需要给予镇痛药物。

使用纸袋再呼吸法

为了减少过度通气，患者可用纸袋或用双手呈杯状罩住口鼻进行呼吸，迫使自己吸入呼出的二氧化碳，从而增加二氧化碳浓度。如果呼吸性碱中毒是医源性的，可以调整机械通气设置：降低潮气量或每分钟呼吸频率。

护理措施

密切监测呼吸性碱中毒的高危患者。如果患者存在呼吸性碱中毒，要采取如下措施：

- 尽可能减轻患者的焦虑，防止过度通气。建议进行促进放松的活动。必要时帮助患者用纸袋或双手呈杯状罩住口鼻进行呼吸
- 监测生命体征，报告神经、神经肌肉和心功能的变化
- 监测血气分析结果和血清电解质浓度，如有变化，立即报告。记住，抽搐和心律失常可能提示碱中毒或电解质失衡
- 如果患者正在接受机械通气治疗，应经常检查呼吸频率的设置。改变呼吸机设置后，应进行血气检查

智能图表

呼吸性碱中毒的记录

如果患者存在呼吸性碱中毒，应确保记录以下内容：

- 生命体征
- 出入量
- 静脉输液治疗
- 干预措施，包括减轻焦虑的措施
- 患者对干预措施的反应
- 血清电解质浓度和动脉血气分析结果
- 安全措施
- 医嘱
- 患者的宣教

教学要点

呼吸性碱中毒的宣教

当向一位呼吸性碱中毒患者进行宣教时，确保包括以下内容，并评估患者的理解程度：

- 解释呼吸性碱中毒及其治疗
- 危险的症状和体征以及何时应该报告
- 如果适合，告知焦虑减轻技术
- 如果适合，进行呼吸控制练习
- 所用药物

- 患者呼吸频率恢复正常后，为患者提供一个不受干扰的环境，因为过度通气会导致严重疲劳
- 患者处于极度压力和焦虑时，陪伴患者，并为其提供一个平和、安静的环境（见"呼吸性碱中毒的宣教"）
- 制订安全措施，预防癫痫急性发作
- 记录所有的护理措施（见"呼吸性碱中毒的记录"）

代谢性酸中毒

代谢性酸中毒是由于氢离子产生增多所致，以 pH < 7.35 和碳酸氢根浓度 < 22mmol/L 为特征。代谢性酸中毒会抑制中枢神经系统，如果不治疗，就会导致室性心律失常、昏迷和心搏骤停。

发病机制

代谢性酸中毒的基本机制是：细胞外液碳酸氢根流失、代谢的酸性产物聚集或两者兼而有之。如果患者的阴离子间隙（血中钠离子减去碳酸氢根和氯离子之和）> 14mmol/L，那么酸中毒是因代谢的酸性产物（不能测量的阴离子）集聚引起的。

如果是阴离子间隙正常（8 ~ 14mmol/L）的代谢性酸中毒，那么酸中毒可能是由碳酸氢根丢失所致（见"代谢性酸中毒的发病机制"）。

（一）酸增加，碱减少

代谢性酸中毒的特征是从血浆中获得过多的酸或丢失过多的碱，可能与体内酮体生成过多有关。当机体内的葡萄糖耗尽，必须动用脂肪作为能源，将不饱和脂肪酸转化为酮体时，就会出现酮体生成过多。导致酮体生成过多的疾病包括糖尿病、慢性乙醇中毒、重度营养不良或饥饿、饮食中糖类摄入不足、甲状腺功能亢进和伴有发热的严重感染。

乳酸性酸中毒可导致或加重代谢性酸中毒，可继发于休克、心力衰竭、肺部疾病、肝疾病、癫痫和剧烈运动之后。

（二）肾功能障碍

当肾功能不全或急性肾小管坏死导致肾衰竭时，肾排泄酸的能力会下降，也会引起代谢性酸中毒。

（三）肠道原因

胃肠道丢失过多也可造成代谢性酸中毒，如腹泻、肠道吸收不良、

胰腺或肝引流、回肠代尿道等。其他原因还包括醛固酮增多症和应用保钾利尿剂，如乙酰唑胺，可抑制酸的分泌。

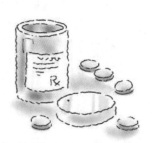

（四）药物中毒

药物中毒或出现药物毒性反应的患者特别容易出现代谢性酸中毒，常见于吸入甲苯或服用水杨酸（如阿司匹林或含有阿司匹林的药物）、甲醇、乙二醇、聚乙醛、盐酸或氯化铵。

代谢性酸中毒的发病机制

下图描绘了代谢性酸中毒在细胞水平上是如何发生的。

1. 当氢离子开始在体内聚集时，细胞内液和细胞外液中的化学缓冲对（血浆碳酸氢根和蛋白质）与之结合。此时，没有明显的症状。

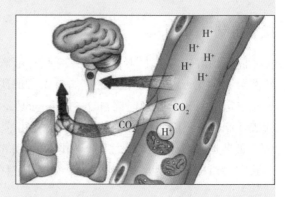

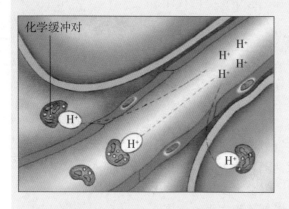

3. 若肾功能正常时，可分泌氢离子进入肾小管进行代偿，这些氢离子被磷酸根和氨缓冲，然后以弱酸的形式进入尿液，可以出现酸性尿。

2. 若氢离子过多，不能与化学缓冲对结合，会使 pH 降低，刺激延髓的化学感受器，导致呼吸频率增加。呼吸频率的增加使 $PaCO_2$ 降低，使更多的氢离子与碳酸氢根结合。呼吸代偿在数分钟内就能发生，但这种代偿不能充分纠正失衡。我们会观察到 pH < 7.35，碳酸氢根浓度 < 22mmol/L，$PaCO_2$ 水平降低，呼吸加深加快。

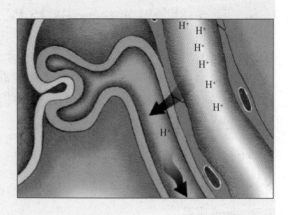

4. 肾脏每分泌一个氢离子进入肾小管时，一个钠离子和一个碳酸氢根离子就会从肾小管重吸收入血，从而使 pH 和碳酸氢根慢慢恢复正常水平。

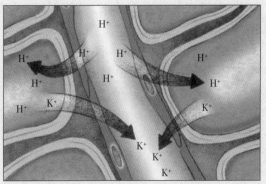

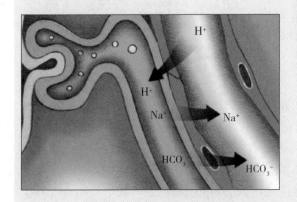

6. 过多的氢离子使正常的钾离子、钠离子和钙离子发生转移，导致神经细胞兴奋性降低。此时可以看到中枢神经系统抑制进展的症状和体征，包括嗜睡、头部钝痛、意识错乱、恍惚和昏迷。

5. 细胞外液过多的氢离子扩散至细胞内。为了维持细胞膜的电荷平衡，细胞将钾离子释放入血。此时患者会出现高钾血症的症状和体征，包括腹部绞痛和腹泻、肌无力或迟缓性麻痹、手足刺痛和四肢麻痹、心动过缓，心电图示 T 波高大、PR 间期延长和 QRS 波增宽。

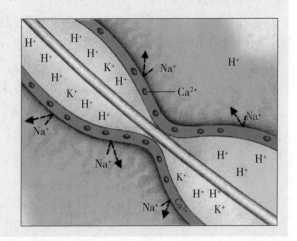

症状和体征

代谢性酸中毒会出现典型的呼吸系统、神经系统和心脏的症状和体征。由于血中酸过多，肺会代偿性呼出二氧化碳。

过度通气，尤其是呼吸幅度增加，是代谢性酸中毒的最初表现。呼吸加深、加快，称之为 Kussmaul 呼吸。糖尿病患者出现 Kussmaul 呼吸时，呼吸中有烂苹果味，这些气味源于脂肪代谢和丙酮自肺部排出。

出现抑制

随着 pH 降低，中枢神经系统和心肌功能一样进一步受到抑制。

心排血量和血压下降，如果同时合并高血钾，还可能出现心律失常。

起初，由于周围血管扩张，皮肤温暖、干燥，但随着休克的进展，皮肤变得湿冷。患者可能主诉乏力和头部钝痛。

患者的意识水平可进一步恶化，从意识错乱发展到恍惚和昏迷。神经肌肉检查可能会出现肌张力和深部肌腱反射下降。代谢性酸中毒也会影响消化系统，导致厌食、恶心和呕吐（见"代谢性酸中毒的症状和体征"）。

实验室检查结果

一些实验室检查结果有助于代谢性酸中毒的诊断和治疗：

- 血气分析是诊断代谢性酸中毒的关键检查。典型的表现是 pH < 7.35，$PaCO_2$ 可能 $< 35mmHg$，提示机体试图经肺清除多余的二氧化碳进行代偿（见"代谢性酸中毒的血气分析结果"）。
- 随着氢离子移入细胞内，钾离子为了维持电中性会移出细胞外，导致血清钾离子浓度升高
- 糖尿病酮症酸中毒（DKA）患者的血糖和血清酮体浓度上升
- 乳酸性酸中毒患者的血浆乳酸浓度升高。（见了解乳酸性酸中毒）
- 阴离子间隙增加。此值由阳离子（钠离子）减去阴离子（氯离子加碳酸氢根离子）计算而来。阳离子应该是钾离子与钠离子之和，但因钾离子太少，通常忽略不计。阴离子间隙的正常值为 $8 \sim 14mmol/L$
- 能够出现与高钾血症相关的心电图改变——例如，T 波高尖、PR 间期延长和 QRS 波增宽

警示！

代谢性酸中毒的症状和体征

以下是代谢性酸中毒患者常见的症状和体征：

- 意识错乱
- 深部腱反射降低
- 头部钝痛
- 高钾血症的症状和体征，包括腹痛、腹泻、肌无力和心电图改变
- 低血压
- Kussmaul 呼吸
- 嗜睡
- 皮肤温暖、干燥
- 恶心
- 呼吸有烂苹果味
- 昏迷

代谢性酸中毒的血气分析结果

该表显示了失代偿性和代偿性代谢性酸中毒的典型血气分析结果。

	失代偿性	代偿性
pH	< 7.35	正常
$PaCO_2$（mmHg）	正常	< 35
碳酸氢根离子（mmol/L）	< 35	< 22

了解乳酸性酸中毒

乳酸是糖类的代谢产物，此代谢在肝脏进行。乳酸浓度的正常值为 0.5～1.65mmol/L，然而，随着组织缺氧，细胞被迫进行无氧代谢并产生更多的乳酸。当体内对氧的需求大于供给时，体内乳酸聚集的速度快于清除的速度，就会发生乳酸性酸中毒。

乳酸性酸中毒的原因包括感染性休克、心搏骤停、肺部疾病、癫痫和剧烈运动。

上述原因中后两个原因能引起暂时的乳酸性酸中毒。肝功能失调时，因为不能进行乳酸代谢，也会引起乳酸性酸中毒。

治疗

治疗的重点是消除基础病因。当 pH ＜ 7.1 时，给予碳酸氢钠或氨丁三醇这样的碱性制剂。因为可能引起碱中毒，给予这种碱性制剂进行治疗时要非常小心。

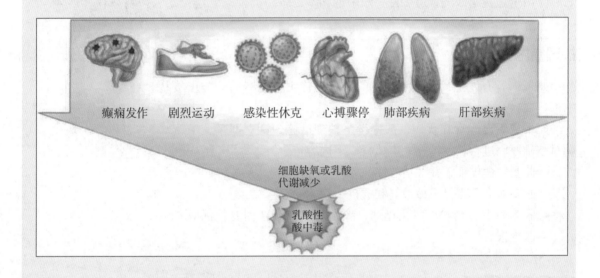

癫痫发作　剧烈运动　感染性休克　心搏骤停　肺部疾病　肝部疾病

细胞缺氧或乳酸代谢减少

乳酸性酸中毒

治疗

治疗的目的是尽可能快地去除症状和基础原因，纠正酸中毒。通常，促进呼吸代偿是一线治疗，包括必要时进行机械通气。

（一）使钾离子回到细胞内

对于糖尿病患者，给予速效胰岛素有望能逆转糖尿病酮症酸中毒，并促进钾离子回到细胞内。对于代谢性酸中毒患者，要监测钾离子浓度。即使患者最初钾离子浓度较高，但随着酸中毒的纠正，钾离子浓度也会下降，最终出现低钾血症。因此在纠正酸中毒的同时应评估和纠正其他电解质失衡。

（二）使碳酸氢根浓度升高

对于 pH < 7.1 的患者，应静脉输注碳酸氢钠以纠正因碳酸氢根丢失过多而导致的酸血症。必要时给予静脉液体替代治疗。透析是对肾衰竭或有药物毒性反应患者的首选，还可应用抗生素治疗感染或止泻药治疗腹泻防止碳酸氢根丢失。

（三）保持警惕

观察有无中枢神经系统恶化的体征或实验室及血气分析结果恶化。对于需要通气支持的患者，要准备插管。肾衰竭患者可能需要透析，尤其是伴糖尿病时。保持给予紧急药物的静脉通路通畅。因为碳酸氢根可使许多药物失效或沉淀，所以在应用碳酸氢钠之前或之后应用生理盐水冲洗管道（见"酸中毒和多巴胺"）。

护理措施

如果患者有发生代谢性酸中毒的风险，仔细监测有助于防止酸中毒进展。

如果患者已经存在代谢性酸中毒，护理措施包括立即紧急干预和对基础原因进行长期治疗。应执行以下内容：

- 监测生命体征，并评估心律
- 必要时准备进行机械通气和透析治疗
- 因为患者神经状况变化迅速，要密切监测。任何变化都应向医生报告

治疗无效时！

酸中毒和多巴胺

如果应用多巴胺没有使血压升高到预期值，应检测 pH。pH < 7.1（也就是发生严重的代谢性酸中毒）时对血管升压药的治疗有抵抗。纠正 pH 水平，多巴胺治疗才会更有效。

教学要点

代谢性酸中毒的宣教

当对代谢性酸中毒患者进行宣教时，应确保包含以下内容，并评估患者的理解程度：

- 代谢性酸中毒的基础知识和治疗
- 如果需要，进行血糖监测
- 如果需要，严格坚持抗糖尿病药物治疗
- 避免饮酒
- 危险的症状和体征，以及何时应该报告给医生
- 所用药物
- 避免摄入毒性物质

- 按照医嘱建立静脉通道，保持患者静脉通道通畅。紧急状况下，留置大口径导管。按照医嘱给予静脉输注液体、血管升压药、抗生素和其他药物
- 按照医嘱给予碳酸氢钠。记住，因为碳酸氢钠能使许多药物失效或发生沉淀，在给予碳酸氢钠前、后使用生理盐水冲洗静脉导管。注意，碳酸氢根过多会导致代谢性酸中毒和肺水肿
- 使患者处于一个能够使其胸部扩张并容易呼吸的体位。如果患者处于昏睡状态，要经常帮助其翻身（见"代谢性酸中毒的宣教"）
- 逐步采取措施，消除基本病因。例如，按医嘱给予胰岛素和静脉输注液体以纠正糖尿病酮症酸中毒（DKA）
- 监测任何继发的改变，如低血容量导致的低血压
- 通过记录出入量，监测患者的肾功能（见"代谢性酸中毒的记录"）
- 监测血清电解质浓度的变化，监测整个治疗过程中的血气分析结果以防止矫枉过正
- 如果需要，为患者定向。如果患者意识混乱，采取确保患者安全的措施，如保持床在最低位置
- 调查患者摄入有毒物质的原因

进一步考虑

体格检查和进一步的实验室检查能够为代谢性酸中毒患者提供更多的信息。当重新评估患者的状况时，要考虑到以下问题：

- 患者的意识水平是否恢复正常
- 患者的生命体征是否稳定
- 血气分析结果、血糖浓度和血清电解质浓度是否恢复至正常范围
- 患者的排血量是否正常
- 患者是否恢复了正常的窦性心律（或之前稳定的基础心律）
- 患者通气是否充足

代谢性碱中毒

氢离子生成减少会导致代谢性碱中毒，其特征是血 pH > 7.45 和碳酸氢根浓度 > 26mmol/L。在急性代谢性碱中毒，碳酸氢根浓度可能高达 50mmol/L。如早期诊断和迅速治疗，预后很好。如治疗不及时，代谢性碱中毒能引起昏迷、心律失常和死亡。

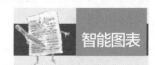
智能图表

代谢性酸中毒的记录

如果患者存在代谢性酸中毒，应确保记录以下内容：

- 评估结果，包括神经系统检查结果
- 出入量
- 医嘱
- 处方药和静脉输液治疗，以及患者的反应
- 采取的安全措施
- 血清电解质浓度和动脉血气分析结果
- 呼吸机和透析数据
- 生命体征和心律
- 患者的宣教

发病机制

发生代谢性碱中毒的基本原因包括：氢离子丢失过多、碳酸氢根产生过多或两者兼有之。$PaCO_2 > 45mmHg$（可能高达 60mmHg）提示肺对碱中毒进行代偿。肾的代偿更加有效，但较慢。代谢性碱中毒通常与低钾血症有关，尤其是应用噻嗪类、速尿、利尿酸和其他使钾离子储存量减少的利尿剂。低钾血症时，肾保存钾离子，同时，肾也增加氢离子的排出，从而使酸丢失引起碱中毒。代谢性碱中毒也见于低氯血症和低钙血症（见"代谢性碱中毒的发病机制"）。

（一）消化道异常

代谢性碱中毒可因许多原因所致，其中最常见的原因是：经消化道丢失过多的酸。呕吐会导致盐酸从胃中丢失过多。幽门狭窄的儿童也会发生代谢性碱中毒。碱中毒也会因长时间胃管引流所致，外科手术和消化道紊乱都是危险因素。

代谢性碱中毒的发病机制

下图描绘了代谢性碱中毒如何在细胞水平上发生的。

1. 当碳酸氢根在体内聚集时，与化学缓冲对（在细胞外液和细胞内）结合。在此阶段没有明显的体征。

碳酸氢根浓度 > 26mmol/L,$PaCO_2$ 升高，呼吸变浅变慢。

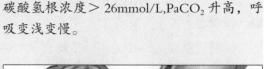

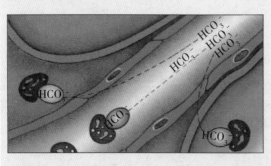

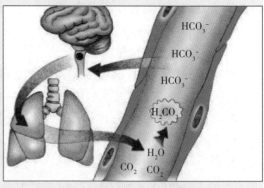

2. 当过多的碳酸氢根不能与化学缓冲对结合时，血清 pH 升高，因此抑制延髓的化学感受器，使呼吸频率降低，$PaCO_2$ 升高。多余的二氧化碳与水结合形成碳酸（H_2CO_3）。注意：氧含量低时会限制呼吸代偿。此时，可以观察到血清 pH > 7.45,

3. 当碳酸氢根浓度超过 28mmol/L 时，肾小球不能重吸收全部的碳酸氢根。过剩的部分分泌入尿液；氢离子被保留。此时尿液呈碱性，pH 值和碳酸氢根浓度慢慢恢复正常。

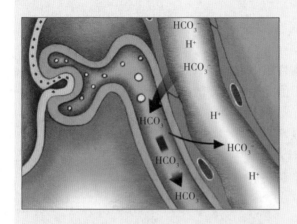

4. 为了维持电化学平衡，肾分泌过多的钠离子、水和碳酸氢根。此时可观察到患者初期多尿，之后出现低血容量的症状和体征，包括口渴和黏膜干燥。

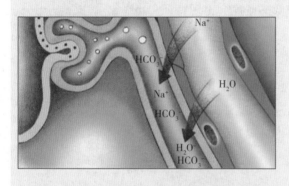

5. 细胞外液中的氢离子浓度降低，使细胞内的氯离子向细胞外弥散。为了保持细胞膜内外的电荷平衡，细胞外的钾离子会移入细胞内。此时可以观察到低钾血症的症状和体征，包括厌食、肌无力和反射减弱。

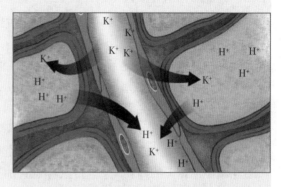

6. 随着氢离子浓度降低，钙离子化减少。钙离子化的减少导致神经细胞对钠离子的通透性增加。钠离子移入神经细胞内，刺激神经冲动产生，并导致外周或中枢神经系统过度兴奋。此时可以观察到患者手足抽搐、好斗、易激惹、定向力障碍和癫痫。

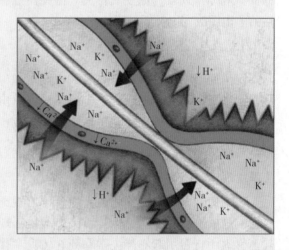

（三）利尿剂的风险

利尿剂是治疗代谢性碱中毒的另一个危险因素。噻嗪类药物和袢利尿剂能够导致氢离子、钾离子和氯离子经肾丢失。低钾血症能导致肾尽可能排出氢离子，以保存钾离子。随着氢离子移入细胞，钾离子移出细胞，发生碱中毒。

使用利尿剂会丢失过多的液体，肾脏尽力保留钠离子和水。钠离子被重吸收，氢离子被排出。这个过程称作浓缩性碱中毒，即碳酸氢根被重吸收，导致代谢性碱中毒。

（三）其他的代谢性损害

　　Cushing 病能保留钠离子和氯离子，通过尿液丢失钾离子和氢离子而导致代谢性碱中毒。随着酸中毒的纠正，会继发碱中毒，如心搏骤停和给予碳酸氢钠之后，也都能导致代谢性碱中毒。如果应用机械通气纠正了慢性二氧化碳潴留，肾脏却不能完全代偿高的碳酸氢根水平，就会发生高碳酸血症性碱中毒。

　　代谢性碱中毒也可因肾脏疾病（如肾动脉狭窄）或多次输血引起。某些药物（如皮质类固醇和抑酸剂）也会引起代谢性碱中毒（见"与代谢性碱中毒相关的药物"）。持续鼻胃管抽吸因丢失酸和电解质，也可引起代谢性碱中毒。

症状和体征

　　起初，由于代偿性的肺通气不足，患者出现呼吸变慢变浅。然而，这种代偿是有限的，很快就出现缺氧，可刺激通气。代谢性碱中毒的症状和体征通常与原发病相关。低钾血症和低钙血症会出现特征性的心电图改变以及低血压的症状。

（一）神经损害

　　代谢性碱中毒使神经肌肉的兴奋性增加，导致肌肉抽搐、无力和手足抽搦。患者表现为反射亢进，也可以出现手指、脚趾和嘴周围的麻木刺痛感。神经症状包括冷漠和谵妄，也可以发生癫痫、恍惚和昏迷。

（二）消化道症状

　　如果低钾血症影响消化道，患者可出现厌食、恶心和呕吐；如果影响泌尿生殖道，也就是累及肾脏，可能出现多尿。如不及时治疗，代谢性碱中毒可引起心律失常和死亡（见"代谢性碱中毒的症状和体征"）。

实验室检查结果

　　以下实验室检查结果有助于代谢性碱中毒的诊断和治疗：
- 血气分析可提示血 pH > 7.45 和碳酸氢根浓度 > 26mmol/L。如果病因是酸丢失过多，碳酸氢根浓度可能正常。$PaCO_2$ 水平 > 45mmHg 时，提示呼吸代偿（见"代谢性碱中毒的血气分析结果"）。
- 血清电解质检测常提示钾离子、钙离子和氯离子浓度较低，

与代谢性碱中毒有关的药物

　　以下是与代谢性碱中毒有关的常见药物：
- 抑酸剂（碳酸氢钠、碳酸钙）
- 皮质类固醇
- 噻嗪类和袢利尿剂

代谢性碱中毒的症状和体征

　　以下是代谢性碱中毒患者常见的症状和体征：
- 厌食
- 冷漠
- 谵妄
- 发绀
- 血压
- 反射减退
- 肌肉抽搐
- 恶心
- 感觉异常
- 多尿
- 呕吐
- 无力
- 癫痫发作
- 昏迷

代谢性碱中毒的血气分析结果

下表显示了典型的失代偿性和代偿性代谢性碱中毒的血气分析结果。

	失代偿性	代偿性
pH	> 7.45	正常
$PaCO_2$（mmHg）	正常	> 45
碳酸氢根离子（mmol/L）	> 26 或正常	> 26 或正常

碳酸氢根浓度升高

- 可能发生心电图改变，例如，T 波低平，与 P 波融合

治疗

治疗目的是提供充足的时间使机体清除过多的碳酸氢根和增加氢离子浓度来纠正酸碱失衡，治疗包括：

- 静脉输注氯化铵和盐酸精氨酸。这种方法很少需要，但在严重时必须应用
- 停止噻嗪类利尿剂的使用和鼻胃管引流
- 给予止吐药治疗恶心和呕吐
- 给予乙酰唑胺抑制钙离子，并促进肾排出碳酸氢根

护理措施

如果患者有发生代谢性碱中毒的风险，认真监测有助于预防其发生。

如果患者存在代谢性碱中毒，应遵循以下指南：

- 监测生命体征，包括心律失常和呼吸方式
- 通过对患者进行体格检查或与患者进行交谈、询问既往史，评估患者的意识水平。例如，通过交谈能够证实患者是否有淡漠或谵妄
- 按照医嘱给予吸氧，治疗低氧血症
- 必要时采取措施预防癫痫，并做好患者和家属的解释工作（见"代谢性碱中毒的宣教"）

教学要点

智能图表

代谢性碱中毒的宣教

当对代谢性碱中毒患者进行宣教时，应确保包含以下内容，并评估患者的理解程度：

- 代谢性碱中毒的基础知识和治疗
- 必须避免过度使用碱性剂和利尿剂
- 处方药，特别是排钾利尿剂和补充氯化钾的不良反应
- 危险的症状和体征，以及何时应该报告

- 按医嘱维持静脉通路通畅
- 通过静脉输液装置输注稀释的钾溶液
- 监测出入量（见"代谢性碱中毒的记录"）
- 以不大于 1L/4h 的速度静脉输注氯化铵溶液。输液速度过快会引起红细胞溶血。有肝或肾疾病患者禁用
- 用生理盐水而不是自来水进行胃管冲洗，以防止胃液电解质的丢失
- 评估实验室检查结果，如血气分析结果和血清电解质浓度，有任何变化及时通知医生
- 仔细观察有无肌无力、手足抽搐或活动减少的体征

代谢性碱中毒的记录

如果患者存在代谢性碱中毒，应确保记录以下内容：

- 生命体征
- 静脉输液治疗
- 干预措施和患者的反应
- 所用的药物
- 出入量
- 给予吸氧
- 医嘱
- 安全措施
- 血清电解质浓度和动脉血气分析结果
- 对患者的宣教以及患者的反应

酸碱失衡与 COVID-19

由于多系统受累，感染新冠病毒（COVID-19）的患者常出现酸碱失衡。其中以代谢性和呼吸性碱中毒最为常见。此外，发生代谢性酸中毒和低钠血症的新冠患者死亡率最高。

学习要点

酸碱失衡小结

酸碱的基础知识

- 酸碱平衡取决于游离氢离子的调节
- 酸碱平衡通过化学缓冲对、呼吸系统和肾来进行代偿维持
- 血气分析是评估酸碱状况的主要的诊断方法：
  - pH 值：反映酸或碱的程度，两者都可以测量
  - $PaCO_2$：反映肺通气是否充分
  - 碳酸氢根浓度：反映肾脏保留和排出二氧化碳的能力
- 如果氢离子浓度增加，pH 降低（酸中毒）
- 如果氢离子浓度降低，pH 升高（碱中毒）

呼吸性酸中毒

- 因呼吸受限所致
- 以肺泡通气不足为特征（机体不能清除过多的二氧化碳）
- 导致高碳酸血症

发生原因
- 中枢神经系统创伤或肿瘤引起的肺换气不足，使呼吸中枢受到抑制
- 神经肌肉紊乱影响呼吸动力
- 肺部疾病使气体交换面积减少
- 气道阻塞
- 胸壁创伤
- 抑制呼吸中枢的药物

治疗
- 通气、支气管扩张剂、吸氧和胸部理疗
- 抗生素治疗感染
- 药物治疗高钾血症
- 如果需要，清除气道异物
- 缓解疼痛

呼吸性碱中毒

- 当二氧化碳清除增多时发生

发生原因

- 导致呼吸频率加快、加深的疾患
- 过度通气
- 高碳酸血症
- 高代谢状态
- 肝衰竭
- 某些药物
- 影响脑部呼吸中枢的疾患
- 继发于高海拔、肺部疾病、严重贫血、肺栓塞和低血压的急性缺氧

治疗

- 去除病因
- 退热
- 脓毒症的治疗
- 氧疗（如果急性低氧是主要原因）
- 吸入呼出的二氧化碳

代谢性酸中毒

- 由于氢产生过多而发生
- 如果不及时治疗，会抑制中枢神经系统，可以导致室性心律失常昏迷和心搏骤停

发生原因

- 碳酸氢根（碱）丢失
- 代谢性酸性物质（酸）聚集
- 酮体生成过多
- 肾的排酸能力降低
- 由于腹泻、肠道吸收不良或回肠代替尿道而导致消化液丢失过多
- 醛固酮增多症
- 保钾利尿剂的使用
- 中毒或药物的毒性反应

治疗

- 尽可能快地纠正酸中毒
- 呼吸代偿（如果需要，应用机械通气）
- 速效胰岛素（对于糖尿病患者）
- 静脉输注碳酸氢盐或静脉输液

- 透析（用于肾衰竭患者）

代谢性碱中毒

- 通常与低钾血症相关
- 由于氢生成减少、碳酸氢根产生过多或两者皆有的原因所致

发生原因

- 经消化道丢失过多的酸
- 利尿剂治疗（肾丢失氢离子、钾离子和氯离子）
- Cushing 病（由于保留钠离子和氯离子以及促进钾离子和氢离子的排出导致）

治疗

- 静脉输液和应用乙酰唑胺促进肾脏排泄
- 纠正酸碱失衡的病因
- 停止噻嗪类利尿剂和鼻饲管引流
- 对于严重病例：
  - 静脉输注氯化铵

下表显示了呼吸性或代谢性酸或碱中毒时的 pH、$PaCO_2$ 和碳酸氢根的变化。

酸碱失衡	pH	PaCO$_2$	碳酸氢根
急性呼吸性酸中毒	降低	增加	正常
慢性呼吸性酸中毒（代偿性）	正常	增加	增加
急性呼吸性碱中毒	增加	降低	正常
慢性呼吸性碱中毒（代偿性）	正常	降低	降低
急性代谢性酸中毒	降低	正常	降低
慢性代谢性酸中毒（代偿性）	正常	降低	降低
急性代谢性碱中毒	增加	正常	正常或增加
慢性代谢性碱中毒	正常	增加	正常或增加

小测验

1. 患者服用过量麻醉剂后被送入急诊室。到达急诊室时，患者的呼吸频率为每分钟 9 次，无反应。护士预测患者的 ABG 结果可能为下列哪项？

   A. pH 7.47；PaO_2 90mmHg；$PaCO_2$ 45mmHg；HCO_3^- 33mmol/L

   B. pH 7.33；PaO_2 88mmHg；$PaCO_2$ 40mmHg；HCO_3^- 18mmol/L

   C. pH 7.25；PaO_2 70mmHg；$PaCO_2$ 66mmHg；HCO_3^- 26mmol/L

   D. pH 7.38；PaO_2 90mmHg；$PaCO_2$ 45mmHg；HCO_3^- 26mmol/L

   答案：C；通气不足时，二氧化碳会积聚，导致血压下降，pH 值下降，从而引起呼吸性酸中毒。呼吸性酸中毒的 ABG 结果包括 pH 值下降（正常范围 7.35 ~ 7.45）和 $PaCO_2$ 升高（正常范围 35 ~ 45mmHg）。

2. 一名 75 岁的患者因肠梗阻入院。医生为其放置 NG 管进行抽吸。下列哪些 ABG 结果表明患者有患代谢性碱中毒的风险？

   A. pH 降低，$PaCO_2$ 增加和碳酸氢根浓度减少

   B. pH 升高，$PaCO_2$ 升高和碳酸氢根浓度升高

   C. pH 值降低，$PaCO_2$ 降低，碳酸氢根浓度降低

   D. pH 值升高，$PaCO_2$ 降低，碳酸氢根浓度无变化

   答案：B；代谢性酸中毒是由氢离子生成减少和碳酸氢根增加引起的，进而导致 pH 值和碳酸氢根浓度升高。如果出现呼吸代偿，$PaCO_2$ 将增加到 45mmHg 以上。

3. 在评估过程中，护士发现一名 DKA 的患者出现 Kussmaul 呼吸。护士意识到该患者发生了：

   A. 代偿性呼吸性碱中毒

   B. 代偿性呼吸性酸中毒

   C. 代偿性代谢性碱中毒

   D. 代偿性代谢性酸中毒

   答案：D；DKA 患者会出现代谢性酸中毒。当过量的氢不能被缓冲时，会降低血液的 pH 值，并刺激化学感受器，进而增加呼吸频率（导致呼吸性碱中毒）。这种机制会降低二氧化碳水平，使更多的氢与碳酸氢根结合。

4. 一名 65 岁的患者因髋部骨折术后入院。实验室报告结果如下，ABG 结果：pH 7.5；$PaCO_2$ 26mmHg；HCO_3^- 24mmol/L。经评估，患者呼吸困难，右小腿肿胀。护士怀疑患者最有可能是

   A. 肺栓塞

   B. 心力衰竭

   C. 脱水

   D. 高醛固酮血症

答案：A；原因不明的呼吸性碱中毒可能意味着肺栓塞（在这种情况下，最有可能是腿部血栓，因为患者术后无法移动）。

5. 护士正在护理一名因心力衰竭入住重症监护室的病人。使用多巴胺后，护士记录患者血压保持在 85/60mmHg，没变化。根据结果，护士预计接下来应该

A. 换用多巴酚丁胺

B. 检查患者的 pH 值

C. 检查患者的血清钾浓度

D. 加快多巴胺输注速度

答案：B；如果注射多巴胺后患者的血压没有升高，下一步应检查 pH 值。pH < 7.1 会导致对血管加压疗法产生抵抗。

评分

☆☆☆ 如果五道题你都回答正确，喔！你做得非常好，你可以进入下一个新的学习里程！

☆☆ 如果你答对了四道题，好极了！你可以继续往下学习！

☆ 如果你答对的问题少于四道，要振作起来。说明在我们的书里，你还存在一个未知的缓冲区（你找到那个缓冲区了吗？是化学缓冲对吗？哦，好吧，也不是每个人都能掌握所有内容！？）

（马柱仪）

参考文献

Alfano, G., Fontana, F., Mori, G., Giaroni, F., Ferrari, A., Giovanella, S., Ligabue, G., Ascione, E., Cazzato, S., Ballestri, M., Di Gaetano, M., Meschiari, M., Menozzi, M., Milic, J., Andrea, B., Franceschini, E., Cuomo, G., Magistroni, R., Mussini, C., … Guaraldi, G. (2021, June 11). Acid base disorders in patients with COVID-19. *International Urology and Nephrology*. https://link.springer.com/article/10.1007/s11255-021-02855-1

Bronfenbrener, R. (2020, September 24). *Acid-base interpretation: Reference range, interpretation, collection and panels*. https://emedicine.medscape.com/article/2058760-overview

Chawla, R., Dixit, S. B., Zirpe, K. G., Chaudhry, D., Khilnani, G. C., Mehta, Y., Khatib, K. I., Jagiasi, B. G., Chanchalani, G., Mishra, R. C., Samavedam, S., Govil, D., Gupta, S., Prayag, S., Ramasubban, S., Dobariya, J., Marwah, V., Sehgal, I., Jog, S. A., & Kulkarni, A. P. (2020, January 24). ISCCM guidelines for the use of non-invasive ventilation in acute respiratory failure in adult ICUs. *Indian Journal of Critical Care Medicine*. https://www.ncbi.nlm.nih.gov/pmc/articles/PMC7085817/

Hamm, L. L., Nakhoul, N., & Hering-Smith, K. S. (2015). Acid-base homeostasis. *Clinical Journal of the American Society of Nephrology: CJASN, 10*(12), 2232–2242. https://www.ncbi.nlm.nih.gov/pmc/articles/PMC4670772/

Hopkins, E., Sanvictores, T., & Sharma, S. (n.d.). *Physiology, acid base balance – Statpearls*

– *NCBI bookshelf*. National Library of Medicine. https://www.ncbi.nlm.nih
.gov/books/NBK507807/

Lippincott's visual nursing: A guide to disease skills and treatment (2nd ed.). (2012).
Lippincott Williams & Wilkins.

Magder, S., & Emami, A. (2015). Practical approach to physical-chemical acid-base
management: Stewart at the bedside. *Annals of the American Thoracic Society,
12*(1), 111–117. https://www.atsjournals.org/doi/full/10.1513
/AnnalsATS.201409-426OI?url_ver=Z39.88-2003&rfr_id=ori%3Arid
%3Acrossref.org&rfr_dat=cr_pub%3Dpubmed

Snyder, L. M., Rao, L. V., & Wallach, J. B. (2021). *Wallach's interpretation of diagnostic tests*
(11th ed.). Lippincott Williams & Wilkins.

Sultana, R., Ahsan, A. S. M. A., Fatema, K., Ahmed, F., Saha, D. K., Saha, M., Nazneen, S.,
Mahbub, N., & Ashraf, E. (2020, December 27). Pattern of electrolytes in a
cohort of critically ill COVID-19 patients. *BIRDEM Medical Journal.* https://
www.banglajol.info/index.php/BIRDEM/article/view/50980

第三篇　导致失衡的疾病

第十二章 热相关性疾病

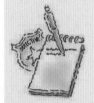

划重点

在本章中，你将学习：
- ◆ 五种不同类型的热相关性疾病
- ◆ 热相关性疾病的症状和体征
- ◆ 热相关性疾病的正确处理方法

了解热相关疾病

热相关性疾病是一种世界范围内重要的但可预防的致死性疾病，在高热地区尤其多见。当机体不能抵制自身体温持续增长时，体内就会存留过多的热量（体温过高），发生热相关性疾病。当机体过快积聚太多热量（体温超过 37.2℃）而不能自我降温时，也会产生热相关性疾病。

（一）降温

当机体处于高热时，虽然机体最初会试图调节降温，但如果高热持续时间太长，最终机体调节自身热量的机制会失效。正常情况下，机体对高热的调节是通过下丘脑对复杂的心血管及神经系统的调节实现的，通过散热抵消产热来调节机体温度的。

（一）产热和转化

机体的热量产生及转化有四种途径：

1. 传导：是通过直接物理接触传递热量，此方式占机体散热量的比例不足 2%。
2. 对流：是通过对流的方式，将热量散发到周围的空气和水蒸气中，此方式占机体散热量的比例不足 10%。当气温高于体温时，机体就会反过来从空气中吸收热能。
3. 辐射：通过电磁波向外散发热量，此方式是机体的主要散热方式。只要气温低于体温，机体大约 65% 的热量都是通过这种方式散失的。

4. 蒸发：通过蒸发，机体的热量由液态转化成气态，此方式大概占机体散热量的 30%。

（三）高温

在高温情况下，机体主要通过辐射和蒸发的方式散热。然而，当气温＞35℃时，机体的热辐射便停止，此时蒸发成为机体的主要散热方式。出汗是机体散发过多热量的主要方式。出汗时，水分经过皮肤蒸发。蒸发的热量来源于流经皮肤的血液。只要血液循环正常，机体内部的多余热量就会被"泵"到皮肤并以汗液蒸发的方式散出。

（四）天气因素

出汗散热的效能有时取决于天气。如果天气潮湿，汗液蒸发就比较困难；如果天气相对干燥，就有利于出汗（即有利于机体清除多余的热量）。

（五）不要认为出汗是小事

出汗时，汗液蒸发会引起体液丢失；因此，出汗时，喝水就显得非常重要。如果机体没有补充足够的水分，就会发生脱水。此时，由于机体缺乏蒸发所需的水分，自我降温就非常困难。

只要机体有足够的水，热相关性疾病就很容易预防。要告诉你的患者饮水的重要性，尤其是在热天锻炼时。

发病机制

当机体产热率超过机体散热能力时就会发生热相关性疾病。通常，在运动、发热、感染及服用某些特殊的药物（如安菲他明）等情况下会出现产热增加。散热减少的情况包括：处于高温潮湿的环境，缺乏环境适应性，缺少空调或通风不良，穿衣过多，肥胖，液体摄入不足，脱水，大面积烧伤，患有心血管疾病，皮肤病，汗腺分泌功能障碍、内分泌疾病（如甲状腺功能亢进、糖尿病和嗜铬细胞瘤），饮酒以及服用某种药物（见"可引起热相关性疾病的药物"）。

当机体通过各种代偿机制都不能使机体温度降低时，大量的热量便会滞留在机体内，便会发生热相关性疾病。

热相关性疾病的预防

热相关性疾病是可以预防的。通过鼓励患者保持良好的水化，在潮湿、闷热的天气里避免劳累，就会使其避免发生热相关性疾病。

可引起热相关性疾病的药物

可能引起机体散热减少的药物包括：

- 抗抑郁药
- 抗精神病药
- β-肾上腺素阻滞剂
- 利尿剂
- 锂剂
- 兴奋剂［治疗注意缺陷多动障碍（ADHD）的药物］
- 血管收缩剂

教学要点

热相关性疾病的宣教

热相关性疾病很容易预防，重要的是告知患者诱发热相关性疾病的各种因素。这些信息对以下人群尤为重要，包括运动员、体力劳动者和训练场上的士兵。确保向患者宣教时包含以下内容：

- 建议患者在热天里采取一些预防措施：如经常休息、远离高温的环境、饮用足够的液体以及穿宽松合适、轻便的衣服
- 建议肥胖患者、老年人或服用损害热调节药物的患者避免过热
- 告知热痉挛和热休克患者要增加盐和水分的摄入，并应停止锻炼，直到症状和体征消失，再逐渐恢复锻炼，并确保饮用足量富含电解质的饮品。告诉患者要采取预防措施防止机体过热
- 告知热休克患者其热敏感性可能会持续几个月

切记告诉患者：出汗时，最好的饮品是水，而不是电解质饮品（见"热相关性疾病的宣教"）。

热相关性疾病的类型

热相关性疾病分为五种类型：热疹、热痉挛、热衰竭、热晕厥和热休克。

（一）热疹

热疹是一种皮肤过敏，可因在炎热天气中出汗过多而引起。它通常出现在颈部、上半身，以及腋窝、肘部、腹股沟或乳房等皮肤褶皱处。热疹看起来像一簇簇红色丘疹或小水疱。告知患者尽可能待在凉爽、湿度低的环境中，身体应尽可能保持干燥，可在最容易出热疹的部位涂抹玉米淀粉。应避免使用护肤霜和药膏，因为它们会吸湿。

（二）热痉挛

热痉挛是发生于腓肠肌或后腿肌肌腱的典型肌肉收缩。这种疼痛性收缩是由于缺乏水分和钠离子，通常是由于脱水和肌肉调节不良所致。痉挛常发生在高热（＞37.8℃）后，原因是：大量出汗以及摄入水分中电解质含量不足。容易发生热痉挛的人群有：体力劳动者、运动员，气候寒冷穿着过多的滑雪运动员，以及不习惯

干、热天气的人群，他们经常过度出汗且由于蒸发迅速往往不易被察觉。

热痉挛很少需要住院治疗，其症状和体征都具有自限性。治疗措施包括休息、饮用富含电解质的饮品（运动饮料）和进食含盐食物。发作时，可以脱去或松开衣服，伸展肌肉或在肌肉上直接施加压力可减少痛性痉挛。如果患者不能进食、饮水，就需要静脉输注生理盐水。

（三）热衰竭

热衰竭是因发热及出汗，或体液过多丢失而未能及时补充水分所致。症状包括头痛、恶心、头晕、虚弱、口渴、大量出汗、体温升高、尿量减少和烦躁不安。老年人、高血压患者和在炎热天气下户外作业人员发生热衰竭的风险最高。休息、饮水、敷冰袋及处于凉爽的环境均有助于缓解轻度热衰竭。非常严重的热衰竭患者需要给予静脉补液治疗，尤其是由于呕吐而不能饮水的患者。如果得不到正确的处理，会出现循环衰竭。

热衰竭也没必要住院治疗。典型的处理措施就是让患者在凉爽的环境中休息、喝水或饮用含有盐分的液体，或者每隔几分钟喝一些富含电解质的运动饮料。患病时，可以脱去或松开衣服，把脚抬高 12°（30.5cm）。对于病情严重者，必要时静脉输注等渗液；偶尔需要心脏兴奋剂和扩容治疗（如白蛋白和右旋糖酐）。输注时要小心，避免容量超负荷。热衰竭如不加处理，就会导致热休克。

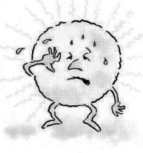

热衰竭真的会让人感到筋疲力尽!

（四）热晕厥

热晕厥（晕厥或头晕）常在患者快速起身或长时间站立时发生。脱水和水土不服通常是热晕厥的罪魁祸首。

告知患者保持水分充足，避免长时间暴露在阳光直射下，站立和坐下交替进行（以避免长时间站立）。站起来时，要缓慢起身。治疗热晕厥的方法是让病人在凉爽的地方坐下或躺下，并为其提供水或补充水分的运动饮料。根据具体情况，一些出现热晕厥的患者可能需要住院治疗或就医，尤其是在晕厥发作期间受伤的患者。

（五）热休克

热休克，也称中暑，是最严重的热相关性疾病。热天运动的患者易发生热休克。老年人以及正在接受某些特殊治疗的患者，即使在热天里不活动也有发生热休克的风险。需要注意的症状包括：皮肤发烫、干燥或大量出汗，以及类似普通卒中的症状，如口齿不清、意识水平改变、意识模糊或头晕。

无论是否运动，热休克患者体温都很高（40℃或更高），并且有可能出现意识障碍或癫痫发作。

降温措施

对于发生热休克的患者，需要迅速降低体温（通常需要在颈部、腋窝和腹股沟处放置冰袋），并给予静脉补液以纠正脱水。治疗热相关性疾病不仅仅是平衡液体。用海绵吸水洗澡，喷洒温水或用湿毛巾擦拭，用风扇向患者吹凉风（蒸发冷却），这些都有助于降低体温。也可以使用脊柱体冷麻醉装置。由于热休克可引起多器官衰竭，应让患者住院观察。当发生热相关性疾病时，机体会尝试调节自身的体温，可导致大量水分和电解质额外丢失。因此，必须补充水分和电解质以避免持续过热。由于这些原因，患者也需要静脉补充冷的液体。其他治疗措施包括氧疗，严重者可能需要气管内插管。如果癫痫发作不能控制，就需要静脉注射安定和巴比妥类药物。

为患者降温的其他措施还包括：在其身上覆盖一层冰，使其浸在冰浴中。尽管这样做可迅速降低体温，但也会导致并发症的发生，如外周血管收缩，可导致散热量减少。这样做还会使患者感到不适，并影响对患者的生命体征及心脏状况进行监测，可能导致患者低体温，也有可能引起寒战。寒战可使降温的速度减慢，因为会增加机体的中心温度。

症状和体征

热相关性疾病的症状和体征取决于病情的严重程度（见"热相关性疾病的症状和体征"）。

（一）热相关性疾病的危险因素

水、电解质失衡是热相关性疾病的高危因素，它们包括：脱水、低血钠和低血钾。

（二）脱水

脱水的症状和体征包括：口渴、黏膜干燥、发热、皮肤干燥、尿量减少、意识模糊、眩晕、体位性低血压、心动过速，并最终表现为无汗症（缺乏汗液）。

（三）补充盐

低钠血症（血清钠浓度降低）的症状和体征包括：嗜睡、恶心和呕吐、肌肉痉挛和无力、肌肉抽搐以及癫痫发作。

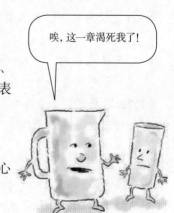

唉，这一章渴死我了！

（四）钾

低钾血症（血清钾浓度降低）的症状和体征包括：疲劳、感觉异常、反射减弱、肠梗阻、心律失常和心电图改变（T波低平、出现病理性U波、ST段压低、PR间期延长）。

（五）高危人群

热相关性疾病合并水、电解质失衡的高危人群包括：老年人、儿童、患有慢性疾病和体质虚弱的患者，以及热敏感、酗酒以及接受某些药物（如抗胆碱能类药物、利尿剂、β-肾上腺素阻滞剂）治疗的人群（见"年龄相关的热相关性疾病的危险因素"）。在极度炎热和潮湿的环境下工作或运动的健康人以及水摄入不足者，也会出现水、电解质失衡。足球运动员由于常在炎热暑季进行户外训练且着装严实，也是热相关性疾病的易感人群。应注意运动员的水分补充量和丢失量，并尽可能让其穿轻便的衣服。

年龄因素

年龄相关的热相关性疾病的危险因素

随着年龄的增长，人体的口渴感及出汗的能力都在下降，这就导致老年人发生热相关性疾病的风险增加，尤其是在炎热的夏天。

热休克是一种内科急症，必须迅速处理以防发生严重的并发症而导致患者死亡。为了预防热休克的发生，要告诉患者注意以下事项：

- 减少热天活动，尤其是在热天户外活动
- 穿轻便、宽松的衣服，戴上帽子和太阳镜，避免穿深色易吸收太阳光的衣服
- 大量饮用液体，尤其是水，不要饮茶、咖啡和酒，因为它们会引起脱水
- 尽量待在室内，开启空调或开窗，或用扇子帮助空气流通

（如果患者家里没有空调，建议患者在特别炎热时去一些有空调的公共场所，如老年中心、图书馆、商场。有些社区中心甚至可能会为患者提供交通工具。）

婴儿同样也有风险

婴儿患热相关性疾病的风险也在不断增加，部分原因是由于他们的热调节机制还不健全。

实验室检查结果

以下试验室检查结果有助于诊断热相关性疾病并判断其严重程度：

- 血钠、血钾浓度下降
- 尿比重下降
- 丙氨酸氨基转移酶浓度升高（几乎所有热休克患者都会出现）

其他实验室检查结果可用于监测脏器的损害程度（尤其是在热休克患者）并识别其他疾患。

护理措施

对热相关性疾病患者的治疗需要经常监测其实验室指标（中心静脉压和肺动脉楔压），制订水化措施，补充钠和钾，采取降温措施。以下详述其具体护理措施。

（一）对热痉挛和热衰竭的护理

- 解开患者衣服
- 嘱患者平躺在凉爽的环境中
- 鼓励患者摄入电解质含量正常的溶液以补充水及电解质；给予食盐片
- 如果热痉挛比较严重，静脉输注平衡盐溶液
- 如果患者发生热衰竭，需要进行氧疗

（二）热休克的护理

- 采取 ABC（开放气道、人工呼吸和胸外按压）生命支持措施
- 将低温毯或冰袋放置于动脉搏动处，迅速降低患者体温
- 持续监测患者体温，不应低于 38.3℃，否则患者会发生低体温
- 静脉补充水和电解质
- 如果有处方，按医嘱用药以控制癫痫发作、减少颤抖和 / 或维持尿量。
- 按照医嘱进行气管插管以预防误吸
- 监测体温、出入量、心脏状况。帮助留置中心静脉导管或肺动脉导管。给予多巴酚丁胺以纠正心源性休克。但不应使用血管收缩剂（见"热相关性疾病的记录"）
- 避免服用兴奋剂和镇静剂
- 建议卧床休息几天
- 提醒患者，一旦体质下降，体温有可能会再次升高

（三）禁忌的药物

所有类型的热相关性疾病患者都不应给予水杨酸类药物治疗，因为水杨酸类药物可增加出血的风险。患者也不应给予对乙酰氨基酚，因为在发热期间，对乙酰氨基酚不仅不能降低体温，反而有可能加重已有的肝损伤（因为对乙酰氨基酚在肝内代谢）。

学习要点

热相关性疾病小结

- 热相关性疾病的基础知识
- 当机体不能代偿体温上升而保留过多热量时就会发生热相关性疾病
- 因机体调节温度的机制失调所致
- 保证机体足够的水化很容易预防发热综合征

热交换

- 四种方式：传导、对流、辐射、蒸发
- 机体散热主要通过辐射和蒸发，如果环境温度超过35℃，蒸发就是唯一的散热方式

出汗

- 机体主要通过出汗散热
- 血液流经皮肤所产生的热量是从皮肤表面以水蒸气的形式蒸发
- 天气和脱水会影响出汗的效果

热相关性疾病的类型

- 热疹
- 热痉挛（轻度）
- 热衰竭（中度）
- 热晕厥（中度）
- 热休克（重度）

热疹

- 天气炎热时出汗过多引起
- 通常出现在颈部、上半身或皮肤褶皱处

智能图表

热相关性疾病的记录

如果患者存在热相关性疾病，请确保记录以下内容：

- 所用的药物
- 降温措施及其效果
- 出入量
- 意识状况
- 心排血量
- 生命体征
- 心音
- 呼吸音
- 中心静脉压和肺动脉楔压
- 氧疗
- 患者的宣教

- 看着像红色丘疹或小水疱

热痉挛

- 由于缺乏水和钠所致
- 通常导致脱水和肌肉状况不良

热衰竭

- 因过多出汗导致热量和体液丢失而又得不到补充所致
- 如果不正确处理，会引起循环衰竭

热晕厥（昏厥）

- 当病人起身时快速站起或长时间站立时发生
- 应检查患者是否在晕倒过程中受到任何损伤
- 脱水通常是热晕厥的罪魁祸首

热休克

- 由于体温持续上升所致
- 会导致内脏器官损害
- 内科急症

发病原因

- 缺乏空调或适当的通风
- 穿着过多衣物
- 液体摄入量减少
- 大面积烧伤
- 心血管疾病
- 皮肤病
- 汗腺功能障碍
- 糖尿病
- 甲状腺功能亢进
- 嗜铬细胞瘤
- 肥胖
- 高热或潮湿的环境
- 缺乏气候适应性
- 药物（安非他明）和乙醇

治疗

- 立即采取冷却措施降低机体的温度

- 脱去或松开衣服
- 采取水化措施并补充丢失的钠、钾
- 按内科急症对待热休克，必要时采取 ABC 生命支持治疗
- 对热休克患者要监测其体温、出入量和心功能状况
- 如果有处方，按医嘱用药以控制癫痫发作，减少颤抖和 / 或维持尿量

小测验

1. 在一般环境下，哪一种方式是机体的主要散热方式?
   A. 对流
   B. 传导
   C. 辐射
   D. 蒸发
   答案：C；当外界温度低于机体温度时，辐射大约占机体散热量的 65%。

2. 社区护士认为下列哪一位病人最有可能出现热相关性疾病
   A. 一名 23 岁的餐厅服务员
   B. 一名 31 岁的家庭主妇
   C. 一名 40 岁的办公室助理
   D. 一名 59 岁的建筑工人
   答案：D；在户外工作，年龄大，这是他患热相关性疾病的两个高风险因素。

3. 根据下列热相关性疾病患者的哪项结果，可评估患者需要立即进行护理干预
   A. 体温达到 38.9℃
   B. 意识水平改变
   C. 脱水
   D. 肝脏转氨酶水平升高
   答案：B；意识水平的改变可能是中枢神经系统（CNS）功能改变（包括癫痫发作、昏迷、谵妄、行为怪异和 / 或瞳孔放大），这是热衰竭的特点。热衰竭可伴随以下症状：体温升高、脱水和肝脏转氨酶水平升高。如果情况严重且不及时治疗，可能会发展成热休克。因此，中枢神经系统状态的变化预示着发生热休克的可能，需要立即进行护理干预。

4. 治疗热休克患者的护士要持续监测以确保患者的体温不低于多少度

    A. 38.3℃

    B. 37℃

    C. 40℃

    D. 37.2℃

    答案：A；热休克患者若体温迅速下降到 38.3℃以下会导致体温过低。

5. 护士认为下列哪种治疗热休克的方法最有助于为患者降温？

    A. 将患者浸入水中

    B. 将患者放入冰浴中

    C. 给患者皮肤喷洒温水并用风扇吹干

    D. 按医嘱静脉输液

    答案：C；蒸发冷却，包括脱掉病人的衣服、喷洒温水和使用风扇最大限度地蒸发，是热休克病人的最佳降温方法。

得分

☆☆☆ 如果你正确回答了五道问题，你可以得到一杯水！你非常强、非常厉害！

☆☆ 如果你回答正确其中四道问题，做得不错，你对这章的学习很卖力了。现在可以继续学习下面一章了。

☆ 如果你回答正确的问题不足四道，不要担心，不久你必定会给这个小小的错误重重一击。

（曾财花 钟兆红）

参考文献

Centers for Disease Control and Prevention. (2022a, May 13). *Heat cramps*. https://www.cdc.gov/niosh/topics/heatstress/heatrelillness.html#_Heat_Cramps

Centers for Disease Control and Prevention. (2022b, May 13). *Heat exhaustion*. https://www.cdc.gov/niosh/topics/heatstress/heatrelillness.html#_Heat_Exhaustion

Centers for Disease Control and Prevention. (2022c, May 13). *Heat rash*. https://www.cdc.gov/niosh/topics/heatstress/heatrelillness.html#_Heat_Rash

Centers for Disease Control and Prevention. (2022d, May 13). *Heat stress*. https://www.cdc.gov/niosh/topics/heatstress/default.html

Centers for Disease Control and Prevention. (2022e, May). *Heatstroke*. https://www.cdc.gov/niosh/topics/heatstress/heatrelillness.html#_Heat_Stroke

Centers for Disease Control and Prevention. (2022f, May 13). *Heat syncope*. https://www.cdc.gov/niosh/topics/heatstress/heatrelillness.html#_Heat

Mayo Clinic. (2022, June 25). *Heatstroke*. https://www.mayoclinic.org/diseases-conditions/heat-stroke/symptoms-causes/syc-20353581

Mechem, C. (2022). Severe nonexertional hyperthermia (classic heatstroke) in adults. *UpToDate*. https://www.uptodate.com/contents/severe-nonexertional-hyperthermia-classic-heat-stroke-in-adults

U.S. Department of Labor. (n.d.). *Heat-related illnesses and first aid*. https://www.osha.gov/SLTC/heatstress/heat_illnesses.html

第十三章 心力衰竭

划重点

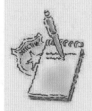

在本章中，你将学习：

◆ 心力衰竭的病因

◆ 心力衰竭的症状和体征

◆ 心力衰竭所致的紊乱，及其治疗和护理措施

关于心力衰竭

心力衰竭是由任何结构性或功能性原因引起的心室充盈或射血受损，最终导致心输出量减少的一种复杂的临床综合征。当机体的心排血量无法满足机体代谢需求时，就会出现心力衰竭。心力衰竭早期症状轻微，仅有轻度的心室功能下降；后期因心脏不能泵出足够的血以满足机体的代谢需要，表现出严重的症状和体征，药物治疗效果差。

没有任何一项测试试验能够诊断心力衰竭，因为它是根据症状和体格检查进行临床诊断的。

对心力衰竭患者液体和电解质的管理是一项特殊的挑战。心衰患者通常需要多种药物治疗，这些药物很多会影响电解质状态；而且这些药物用量经常需要调整。这些调整也可能导致体液和电解质状态的快速变化，从而诱发心律失常和失代偿。此外，用于治疗心衰的许多药物相互作用，在某些情况下还会相互拮抗。因此，在护理心力衰竭患者时，必须牢记其体液和电解质状态。

心室功能的好坏取决于调节心排血量的四个因素的相互作用：

- 前负荷（容量负荷）
- 后负荷（压力负荷）
- 收缩力（挤压力）
- 心率

记住，舒张期和收缩期是心动周期的两个期。

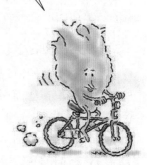

（一）心动周期

记住这两个心动周期很重要，即收缩期和舒张期，它们组成了一个正常的心动周期。舒张期是心脏的舒张阶段，心室在此期得到充盈。收缩期则是心室收缩、射血的阶段。

（二）连锁反应

当上述四个因素中的任何一个发生改变时，心排血量都可能会受到影响。例如，当心脏舒张期回流至心室的前负荷（容量负荷）不足时，心排血量会下降，可能导致心力衰竭。另外，当后负荷（压力负荷）增加即心室收缩期的对抗阻力增加时，心排血量也会下降，导致心力衰竭。

无论是在心脏收缩期还是舒张期，这四个因素之间相互作用的平衡打破后，都可能出现心力衰竭。因心室充盈不足导致的心力衰竭，称为舒张性心力衰竭；因心室收缩功能不全导致的心力衰竭，称为收缩性心力衰竭。心室功能不全可以出现在左心室，也可以出现在右心室。

发病机制

正常情况下，左、右心室相互协调作用，同步泵出血液产生持续性血流。然而，在出现紊乱时，一侧心室可能衰竭，而另一侧心室可能在较长时间内保持功能正常。但是由于长时间承担高负荷，功能正常的心室也会逐渐出现心力衰竭，最终导致全心衰竭。

（一）首先出现左心衰竭

通常，左心衰竭首先出现。左心衰竭可引起右心衰竭，是引起右心衰竭的主要原因。

发病机制：左心衰竭时，心排血量下降，血液淤积在心室、心房乃至肺静脉和肺毛细血管内（见"左心衰竭"）。

由于肺循环瘀滞，毛细血管静水压升高，使水和钠穿透毛细血管壁进入间质，引起肺水肿。肺动脉压和左心室压力增高，使右心室的后负荷增加，导致肺充血、呼吸困难和心脏扩大。

（二）随后出现右心衰竭

当右心室开始出现功能衰竭，症状和体征加重，血液在右心室和右心房淤积，继而引起腔静脉压力升高及体循环淤滞（见"右心衰竭"）。

内脏静脉，特别是肝静脉，也会出现血液淤滞。当肝、脾血液淤滞时，它们的功能随之出现障碍。其毛细血管内压力升高，导致

左心衰竭通常是引起右心衰竭最常见的原因。

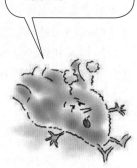

左心衰竭

下图描绘了左心衰竭的发病机制。肺氧合后的血液回到左心室，然后左心室将血液经主动脉泵入全身组织、器官。当左心衰竭时，血液在肺部淤滞，引起呼吸系统的症状，如呼吸急促和气短。

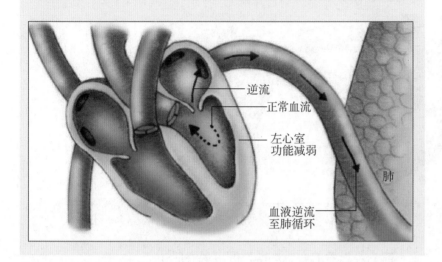

正常血流
逆流
左心室功能减弱
肺
血液逆流至肺循环

体液转移至组织间液，引起组织水肿，特别是在四肢远端和腹部。

代偿反应

当心脏功能下降时，机体存在三种代偿机制以维持组织灌注。这些代偿机制包括交感神经兴奋、前负荷增加和心肌细胞肥厚。最初，这些代偿机制可使心排血量增加，但最终会失代偿，导致心力衰竭。

（一）交感神经系统

心排血量降低可激活机体的交感神经系统，引起心率和心肌收缩力增加，从而使心排血量增加。但是，心率和心肌收缩力增加的同时也使心脏的耗氧量增加，心脏必须增加做功以满足其氧耗需求。久而久之，在无法代偿时就会出现心力衰竭。

随着氧需求的增加，为了保证重要器官(如心脏、脑)的血液供应，血液必须重新分布，相对减少次要器官（如皮肤、肾）的血供。

肺淤血是心力衰竭的并发症之一，肺部的充血进而导致肺水肿，危及生命。其他重要器官如大脑、肾的血液灌注下降，可导致器官衰竭，出现肾衰竭时需要透析治疗。患者的意识水平（LOC）可能

右心衰竭

　　下图描绘了右心衰竭的发病机制。组织和器官中未氧合的血液回到右心室,右心室将其泵入肺动脉。当右心衰竭时,血液在腔静脉和体循环中淤滞,导致腹部器官肿大和组织水肿。

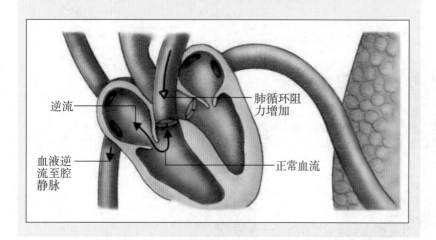

逆流

血液逆流至腔静脉

肺循环阻力增加

正常血流

下降,甚至出现昏迷。由于不能满足患者的心肌氧需,可出现心肌梗死(myocardial infarction,MI)。

(二)前负荷增加

　　当血液重新分布、机体次要器官的血流相对减少,如肾脏感知到肾血流量减少时,会激活肾素 – 血管紧张素 – 醛固酮系统,引起水钠潴留,导致血容量(前负荷)增加。同样,心力衰竭初期心排血量可增加,但是心脏无法长期有效地泵出增加的血容量,久而久之,心力衰竭没有改善反而加重。

(三)心肌肥厚

　　当心脏负荷增加时,心肌细胞会代偿性地增大,称为心脏肥厚。随着心室壁变厚,心脏需要更多的氧供和血流,但患者的心脏可能无法满足这个需求,这样患者的病情进一步恶化。

(四)心脏扩张

　　当心室(通常是左心室)腔内压力持续升高一段时间时,心脏通过"扩张"的方式进行代偿,称为心脏扩张。最终,扩张的心肌纤维出现过度拉伸,心室泵血能力下降。

心力衰竭造成的失衡

心力衰竭时，心脏不能有效泵出血液满足组织灌注，由此可引起多种失衡。肾素－血管紧张素－醛固酮系统的激活或某些治疗（如利尿治疗）也可引起机体出现失衡。心力衰竭相关的水、电解质、酸碱失衡包括：

- 血容量过多和血容量不足
- 高钾血症和低钾血症
- 低氯血症、低镁血症和低钠血症
- 代谢性酸中毒和碱中毒
- 呼吸性酸中毒和碱中毒

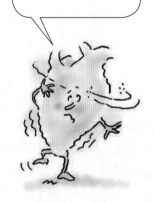

当心脏的泵血能力失代偿时，就会发生失衡。

（一）血容量增加

心力衰竭最常见的体液失衡是血容量过多，其原因是心脏无法有效泵出血液，导致血液在血管内瘀滞，以及肾素－血管紧张素－醛固酮系统激活，引起水钠潴留。细胞外液过多常引起四肢远端水肿。

血容量不足通常与过量使用利尿剂有关，这对老年人尤其危险，可引起意识模糊和低血压。

（二）低钠血症

低钠血症的发生可能与利尿剂滥用有关。在一些患者，低钠血症可能是由于机体对水的重吸收大于对钠的重吸收导致的稀释性低钠血症。

（三）其他电解质失衡

心力衰竭患者长期使用利尿剂而不补充钾会合并低钾血症。同样，使用保钾类利尿剂会导致高钾血症。无论是高钾血症还是低钾血症，均可引起致命性心律失常。因此，无论是口服利尿剂还是静脉注射利尿剂，均需密切监测患者的血钾。

低镁血症通常伴随低钾血症的出现，特别是在患者使用利尿剂的情况下（许多利尿剂导致肾排出镁离子）。低氯血症也可由于过多使用利尿剂导致。

（四）乳酸升高

当细胞的氧供不足时，它们会产生更多的乳酸。心力衰竭患者的组织灌注不足，致使乳酸在体内蓄积，由此可引起代谢性酸中毒。过度使用利尿剂会引起二氧化碳潴留，也可引起代谢性酸中毒。

在心力衰竭早期，由于呼吸频率增加，二氧化碳呼出增多，可引起机体 pH 升高，导致呼吸性碱中毒。随着心力衰竭的进展，气体交换进一步受损，二氧化碳在体内蓄积，可引起呼吸性酸中毒。

发病机制

一系列的病理生理过程参与心力衰竭的发生，包括引起心脏直接损伤的情况，如心肌梗死、心肌炎、心肌纤维化和心室壁动脉瘤。这些损伤可直接导致心肌收缩力减弱。

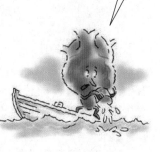

心脏内的血容量过多可引起心室超负荷，导致心力衰竭。我感到环境很糟糕！

心室负荷过重也是心力衰竭的原因之一。负荷过重可能是由于主动脉瓣关闭不全或室间隔缺损所致的心室血容量增加（即前负荷）所致。主动脉或肺动脉狭窄引起的体循环、肺循环高压或心脏泵血所必须对抗的压力（即后负荷）升高，是负荷过重另一个原因。

舒张期心室充盈受限，心室泵出的有效血量过少是引起心力衰竭的另一个原因。缩窄性心包炎、心肌病、心动过速、心脏压塞、二尖瓣狭窄、主动脉瓣狭窄，都可出现心室舒张期充盈受损，这些情况常发生在老年人中。

高危因素

一些情况下患者容易出现心力衰竭，特别是合并以下疾患时，包括：

- 贫血，可导致心率增加以维持机体的需氧
- 妊娠和甲状腺毒症，需增加心排血量以满足机体需求
- 感染，会增加机体的代谢需求，从而增加心脏负荷
- 体力活动增加、情绪紧张、钠或水摄入增加，对基础心脏疾病治疗的依从性差
- 肺栓塞，可使肺动脉压增加，引起右心衰竭
- 结缔组织病（肉瘤）

症状和体征

根据心力衰竭发生的部位不同以及所处的阶段不同，心力衰竭会出现不同的症状和体征。

（一）左心衰竭

如果左心衰竭患者合并组织缺氧，那么可能会出现疲劳、无力、端坐呼吸和劳力性呼吸困难的症状。这些患者还可能出现夜间阵发

性呼吸困难。

心力衰竭患者可能需要垫两三个枕头才能入睡；有的可能不能平卧，不得不坐在椅上睡觉；有的可能入睡后不久即因呼吸困难而惊醒，被迫坐起；有的即使坐起，可能还会有呼吸困难、咳嗽或喘息。患者还会出现呼吸急促，可闻及吸气期捻发音。当患者出现肺水肿时，还会咳粉红色泡沫痰。

心力衰竭患者可出现心动过速。由于其心肌顺应性下降，心脏听诊时可能会闻及第三心音、第四心音。低氧和高碳酸血症可能会损伤患者的中枢神经系统，出现烦躁、意识模糊、进行性意识水平下降。随着心排血量进一步下降，导致肾脏受损，最终出现少尿等症状。

（二）右心衰竭

右心衰竭患者视诊可见颈静脉充盈。患者坐立位可见颈静脉扩张、扩张性搏动，触之僵硬。患者还可能会出现水肿，主诉体重增加。患者甲床可能发绀，还可能出现厌食和恶心。肝可能增大，轻度变韧。右心衰竭持续进展可出现肝大、腹水和黄疸等。

（三）心力衰竭晚期

心力衰竭晚期的患者，脉压可能下降，提示心脏每搏输出量下降。偶尔，患者的舒张压会因全身血管收缩而增高。患者皮肤湿冷。随着心力衰竭的进展，患者可出现心悸、胸部紧迫感和心律失常，甚至可能出现心搏骤停（见"识别心力衰竭晚期"）。

实验室检查结果

以下检查结果可能有助于诊断：

- 心电图可诊断心律失常、心肌梗死或冠心病
- 胸部 X 线可诊断心脏肥大、肺泡水肿、胸腔积液和肺水肿
- 在初次评估时，应进行二维超声心动图和多普勒检查，以评估心室功能、大小、室壁厚度、室壁运动和瓣膜功能
- 心导管和超声心动图可诊断心腔扩大、心功能的变化和有无心脏瓣膜疾病。超声心动图是诊断心衰的金标准，可检测左心功能不全
- 血流动力学检查可发现中心静脉压和肺动脉楔压增高
- 测量 B 型钠尿肽（BNP）或 N 末端脑钠尿肽前体（NT-proBNP）可用于急性失代偿性心力衰竭的辅助诊断
- 测量肌钙蛋白，以确定急性失代偿病情的严重程度。

警示！

识别心力衰竭晚期

心力衰竭晚期患者通常可出现以下症状和体征：

- 皮肤湿冷
- 脉压下降
- 舒张压增加
- 胸部紧迫感
- 心律失常

治疗

心力衰竭是内科急症，首要治疗目标是：缓解呼吸困难，改善动脉氧合；次要治疗目标包括：消除诱因，减少水钠潴留，改善心脏前后负荷，以及增加心肌收缩力。

（一）初始治疗

心力衰竭治疗常用一种或多种药物，如利尿剂、血管扩张剂或强心剂。最初治疗是应用利尿剂，促进肾排泄钠和水，以减少总血容量和循环血量，降低心脏前负荷。为保证利尿剂更好地发挥作用，患者在服用利尿剂期间，需控制钠的摄入。

利尿剂包括噻嗪类利尿剂、袢利尿剂（如呋塞米、布美他尼）。这两种利尿剂作用于肾小球的不同部位，同时服用可发挥协同作用。另外，保钾类利尿剂，如螺内酯、氨苯蝶啶，也可以用于心力衰竭的治疗。

由于利尿剂可引起电解质紊乱、代谢性碱中毒、代谢性酸中毒或其他并发症，故需密切监测。

（二）其他治疗方法

其他药物也可用于心力衰竭的治疗：

- 血管扩张剂，可通过舒张动、静脉血管而降低心脏前后负荷，从而增加心脏每搏输出量和心排血量
- 血管紧张素转换酶（ACE）抑制剂，可降低心脏前、后负荷。因为 ACE 抑制剂可阻止钾的排泄，与保钾类利尿剂合用时可能会出现高钾血症，需密切监测
- 建议使用血管紧张素受体阻滞剂（ARB）治疗不耐受血管紧张素转换酶抑制剂（ACE）的患者。ARB 可以降低心脏后负荷和前负荷
- 血管紧张素受体脑啡肽酶抑制剂（ARNI）是一类新药。沙库巴曲缬沙坦是目前 ARNI 类和 ARB 类组合的唯一的复方药物。目前已证明这种联合应用可降低 NYHA Ⅱ～Ⅳ级心衰患者的死亡率和住院率。美国心脏协会、美国心脏病学会和美国心力衰竭协会将沙库巴曲缬沙坦列作为一级推荐，其建议心衰和射血分数降低的患者如果能耐受 ACE 抑制剂或 ARB 类药物，应改用沙库巴曲缬沙坦
- 硝酸酯类药物，是主要的血管扩张剂，大剂量时可扩张动脉平滑肌。大多数心力衰竭患者对硝酸酯类药物耐受良好。硝酸酯类药物有多种剂型，包括静脉注射剂、口服剂、局部涂抹的膏剂

心力衰竭患者可能需要一种或多种药物，如利尿剂、血管扩张剂或强心剂。我们已经做好组队的准备了！

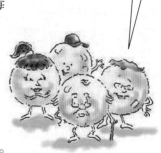

- β-受体阻滞剂，如卡维地洛，可通过其舒张作用降低心脏后负荷。卡维地洛可特异性扩张外周血管，直接降低体循环压力，进而降低心脏做功负荷。β-受体阻滞剂还可延长心力衰竭患者的生存期

- 2015 年，美国食品和药物管理局（FDA）批准了首个超极化激活环核苷酸（HCN）通道阻断剂。伊伐布雷定适用于降低左室射血分数 ≤ 35%，稳定、无症状的慢性心力衰竭患者因心衰恶化有住院的风险。这些患者还有窦性心律，静息心率 ≥ 70 次 / 分，正在服用最大耐受剂量的 β-肾上腺素能阻滞剂或有 β-肾上腺素能阻滞剂禁忌证。这种 HCN 药物可降低心率，但不会降低心脏收缩力

- 强心剂，如地高辛，可增加心肌收缩力，还可减慢房室结传导速度。但是，地高辛治疗剂量与中毒剂量之间的安全窗较小，如同时合并电解质紊乱，如低钾血症，则可减慢地高辛的排泄，可能会增加中毒的可能性。地高辛中毒可出现致命性心律失常、肌无力和呼吸窘迫

- 其他药物，如多巴胺、多巴酚丁胺、米力农、氨力农，可增加心肌收缩力和心排血量，也可用于急性心力衰竭的治疗。肼屈嗪、硝普钠也用于治疗心力衰竭

- 吗啡常用于治疗心力衰竭合并急性肺水肿患者。除了具有缓解焦虑的作用外，吗啡还可扩张静脉，降低心脏前后负荷

（三）紧急情况下手术治疗

严重心力衰竭的患者可行外科手术治疗。心肌成形术是将一块肌肉包裹于已经衰竭的心脏周围以增强心肌收缩力的手术。左心室切除术是切除左心室部分不具有功能的心肌，以减小心室大小，使心脏能更有效地泵血。为了使心肌能将血液更好地泵入主动脉，可行主动脉球内囊反搏术或植入其他心室辅助装置，如双心室起搏器、置入型心律转复除颤器（有时心力衰竭患者可能伴致死性心律失常）。心脏移植是其他治疗无效情况时的最后一种治疗方法。

护理措施

要正确的护理心力衰竭患者，就要仔细观察患者的症状和体征，然后采取以下护理措施：

- 监测患者的生命体征，评估患者的精神状态，并立即报告医生其变化情况

- 观察患者有无心力衰竭的症状和体征，如疲劳、不安、低血压、

教学要点

心力衰竭患者的宣教

对心力衰竭患者进行宣教时，应确保包含以下内容，并评估患者的理解程度：

- 心力衰竭的基础知识和治疗
- 需充分休息
- 正确的皮肤护理
- 所用的药物
- 饮食限制
- 需缓解紧张和焦虑
- 需常规锻炼
- 需每日测量体重
- 危险的症状和体征，以及何时需要报告
- 随访的重要性

智能图表

心力衰竭的记录

如果患者存在心力衰竭，应确保记录以下内容：

- 所用的药物
- 每日体重，出入量（如患者24小时内体重增加超过0.9kg，则患者存在体液负荷过多的风险）
- 水肿
- 饮食限制
- 生命体征
- 肺部呼吸音
- 心音
- 皮肤状况
- 患者的体位和反应
- 精神状态
- 活动耐量
- 采取的安全措施
- 通知医生的情况
- 患者的宣教

呼吸频率增快、呼吸困难、端坐呼吸、咳嗽、尿量下降、肝大、脉搏细速

- 评估患者有无水肿。如果存在水肿，记录水肿部位和水肿程度（见"心力衰竭的记录"）
- 按医嘱记录患者的水钠摄入量。由于低钠血症、体液容量不足可激活肾素 – 血管紧张素 – 醛固酮系统而加重心力衰竭，通常情况下，医嘱都是低盐饮食（不允许额外增加食盐量）
- 检查患者的体重和24小时出入量以评估患者是否存在体液潴留。如果患者24小时内体重增加超过0.9kg，需给予利尿治疗
- 监测患者的生命体征，包括血压、脉搏、呼吸、心率和呼吸音，异常可能提示存在体液潴留或容量不足
- 监测患者的血清电解质的浓度，特别是钠和钾的浓度，异常提示存在平衡紊乱。注意：低钾血症可诱发地高辛中毒。监测动脉血气，评估通气是否充足
- 患者心力衰竭急性期和晚期应持续进行心电监护，以及时发现心律失常
- 按医嘱给药，如地高辛、利尿剂、ACEI、补钾剂，以增强患者心功能，缓解症状
- 可通过橙汁、饮食，给予口服补钾，以促进钾的吸收并防止

刺激胃

- 如果患者可以耐受，让患者取半坐卧位或坐卧位，并按医嘱给予吸氧以保证患者呼吸顺利
- 虽然部分患者需卧床休息，但如果可以耐受，仍应鼓励患者独立进行日常活动。需要时，卧床患者每 1 ～ 2 小时更换一次体位。有皮肤水肿的患者需俯卧位
- 指导患者本人及其家属需要注意的病情变化，如呼吸困难加剧、胸痛或眩晕
- 向患者进行宣教，如出现下列情况请呼叫医生：如脉搏不规律，脉率＜ 60 次 / 分，感觉眩晕，视物模糊，呼吸困难，出现持续干咳、心悸、反复发作的夜间阵发性呼吸困难、踝部水肿或尿量减少

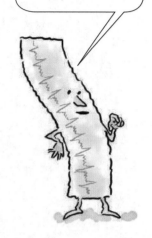

患者需要在急性期和晚期心理衰竭时持续进行心脏检测。

 学习要点

心力衰竭小结

心力衰竭的基础知识

- 由于心肌功能障碍引起的心排血量减少的临床综合征
- 当心排血量不能满足机体代谢需求时出现

左心衰竭

- 最常见的和最主要的引起右心衰竭的病因
- 可引起肺水肿、低氧血症、高碳酸血症。
- 临床症状：疲劳、无力、端坐呼吸、劳力性呼吸困难、肺水肿、夜间阵发性呼吸困难、心动过速，出现第三、第四心音，咳粉红色泡沫痰

右心衰竭

- 起腹部器官增大和组织水肿
- 临床症状和体征：静脉充盈、水肿、体重增加、厌食、恶心、甲床发绀、皮肤湿冷、胸部紧缩感、心悸、颈静脉充盈僵硬、心搏骤停和肝肿大

发生原因

- 心肌梗死
- 心肌炎

- 心肌纤维化
- 室壁动脉瘤
- 室间隔缺损、主动脉关闭不全导致的心室容量负荷过重
- 主动脉或肺动脉狭窄引起的体循环或肺循环高压
- 缩窄性心包炎、心肌病、心动过速、心脏压塞或二尖瓣或主动脉瓣狭窄引起的心室舒张期充盈受限

心力衰竭导致的失衡

- 高血容量或低血容量
- 高钾血症或低钾血症
- 低氯血症、低镁血症、低钠血症
- 代谢性酸中毒或碱中毒
- 呼吸性酸中毒或碱中毒

高血容量

- 心力衰竭最常见的体液失衡
- 形成原因是心排血量下降，血液瘀滞，水钠重吸收增加
- 常引起周围性水肿

低血容量

- 与利尿剂过量使用有关
- 在老年人常引起意识模糊和低血压

低钠血症

- 与利尿剂滥用导致钠丢失有关
- 可能是由于对钠的重吸收小于对水的重吸收所致的稀释性低钠血症
- 可引起意识模糊

其他电解质紊乱

- 低钾血症，由于长时间使用利尿剂没有补钾所致
- 高钾血症，与使用保钾利尿剂有关
- 低钾血症、高钾血症均可引起致命性的心律失常
- 低镁血症，常伴随低钠血症发生，特别是在使用利尿剂的情况下
- 低氯血症，因过度使用利尿剂所致

代谢性、呼吸性酸中毒和碱中毒

- 代谢性酸中毒，当组织灌注减少、乳酸堆积时发生
- 代谢性碱中毒，与过度使用利尿剂导致二氧化碳潴留有关
- 呼吸性碱中毒，发生在心力衰竭早期，与呼吸频率增加导致二氧化碳呼出增加和 pH 增高有关
- 呼吸性酸中毒，发生在心力衰竭的进展期，气体交换受损，出现二氧化碳蓄积

治疗

- 内科急症
- 缓解呼吸困难
- 改善动脉血氧合
- 使用利尿剂以减少体液潴留，使用血管舒张剂以减轻心脏前、后负荷，或使用强心剂以增强心肌收缩力
- 严重心力衰竭者可进行外科手术治疗（心脏移植是最后的治疗手段）
- 对患者和家属进行疾病及其处理方法的宣教

小测验

1. 当评估左心衰竭患者时，你可能会观察到以下哪项症状和体征
   A. 颈静脉怒张
   B. 肢体远端水肿
   C. 劳力性呼吸困难
   D. 肝大
   答案：C；左室功能降低可使血液淤积在心室和心房内，最终导致血液向肺静脉和肺毛细血管内逆流。当肺循环淤积，肺毛细血管内压力升高导致水、钠进入组织间隙时，可引起肺水肿。当出现疲劳、劳力性呼吸困难、端坐呼吸、无力和夜间阵发性呼吸困难时，应予以治疗。

2. 与心力衰竭相关常见的体液失衡是
   A. 高血容量
   B. 低血容量
   C. 高钾血症
   D. 低钾血症
   答案：A；心力衰竭时由于心排血量下降难以推动循环血流，可

导致血液在循环中淤积，同时刺激肾素 – 血管紧张素 – 醛固酮系统，导致水钠潴留。

3.　心力衰竭患者同时合并以下哪种紊乱时容易出现地高辛中毒

　　A. 低钠血症

　　B. 高钾血症

　　C. 高钾血症

　　D. 低钾血症

　　答案：D；应用利尿剂治疗容易合并低钾血症，可引起地高辛中毒。

4.　以下哪种治疗心力衰竭的药物可延长生存期？

　　A. 肾素 – 血管紧张素 – 转换酶抑制剂

　　B. 沙库巴曲缬沙坦

　　C. β – 受体阻滞剂

　　D. B 和 C

　　答案：D；β – 肾上腺素能受体阻滞剂可延长心衰患者寿命。事实证明， ARNI 和 ARB 类联合使用（沙库巴曲缬沙坦）也可降低心衰患者死亡率并延长其寿命。

评分

☆☆☆　如果你四道问题都回答正确，你对心力衰竭的学习很透彻，向你致敬！

☆☆　　如果你回答正确三道问题，你很优秀！我们为你鼓掌！

☆　　　如果你回答正确的问题不足三道，别着急，我们仍会赞扬你为此付出的努力！

（马柱仪）

参考文献

Corlanor® (ivabradine) prescribing information. (2021, August). Amgen. https://www.pi.amgen.com/~/media/amgen/repositorysites/pi-amgen-com/corlanor/corlanor_pi_hcp.pdf

Ekman, I., Chassany, O., Komajda, M., Böhm, M., Borer, J. S., Ford, I., Tavazzi, L., & Swedberg, K. (2011). Heart rate reduction with ivabradine and health related quality of life in patients with chronic heart failure: Results from the SHIFT study. *European Heart Journal, 19*, 2395–2404.

Nettina, S. M. (2018). *Lippincott manual of nursing practice* (11th ed.). Lippincott Williams & Wilkins.

Perpetua, E. M., & Keegan, P. A. (2020). Cardiac nursing: The red reference book for cardiac nurses (7th ed.). Wolters Kluwer.

U.S. National Library of Medicine. (2021, May 8). Heart failure – medicines: MedlinePlus medical encyclopedia. MedlinePlus. https://medlineplus.gov/ency/patientinstructions/000364.htm

Willis, L. (Ed.). (2018). *Professional guide to pathophysiology* (4th ed.). Wolters Kluwer.

Yancy, C. W., Jessup, M., Bozkurt, B., Butler, J., Casey, D. E. Jr, Colvin, M. M.,
Drazner, M. H., Filippatos, G. S., Fonarow, G. C., Givertz, M. M.,
Hollenberg, S. M., Lindenfeld, J., Masoudi, F. A., McBride, P. E., Peterson, P. N.,
Stevenson, L. W., & Westlake, C. (2017). 2017 ACC/AHA/HFSA focused
update of the 2013 ACCF/AHA guideline for the management of heart failure:
A report of the American College of Cardiology/American Heart Association
Task Force on Clinical Practice Guidelines and the Heart Failure Society of
America. *Circulation, 136*(6), e137-e161.

第十四章 呼吸衰竭

划重点

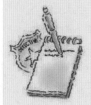

在本章中，你将学习：
◆ 引起呼吸衰竭的原因
◆ 呼吸衰竭的症状和体征
◆ 呼吸衰竭发病机制及其治疗

了解呼吸衰竭

当肺不能维持充足的动脉血氧或排除二氧化碳时，就会引起急性呼吸衰竭。如未及时发现和治疗，就会导致机体组织缺氧和代谢性酸中毒。

肺组织结构正常的患者发生呼吸衰竭时，通常同时存在高碳酸血症（动脉血二氧化碳含量高于正常）和低氧血症（血氧含量低于正常）。慢性阻塞性肺疾病（chronic obstructive pulmonary disease, COPD）患者出现呼吸衰竭的标志是：动脉血气水平急剧下降和临床恶化，这是因为通常 COPD 患者的二氧化碳分压高，而氧分压低，但是机体能代偿并将 pH 维持在正常的或接近正常范围。

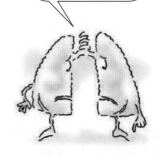

当肺不能维持充足的动脉血氧或排除二氧化碳时，就会出现急性呼吸衰竭。

发病机制

急性呼吸衰竭患者如果合并以下任何一项，都会导致气体交换下降：

- 肺泡通气功能下降
- 通气/血流比值失调
- 肺内分流

与呼吸衰竭相关的失衡包括高血容量、低血容量、低钾血症、高钾血症、呼吸性酸中毒、呼吸性碱中毒和代谢性酸中毒。下面将分别详述（见"急性呼吸衰竭的表现"）。

急性呼吸衰竭的表现

气体交换异常和随之出现的呼吸衰竭主要表现为以下三种功能障碍：肺泡通气功能下降、通气/血流比值失调和肺内（右向左）分流。

肺泡通气功能下降

当肺泡通气功能下降时（下图显示气道阻塞），进入肺泡的氧量就会减少，导致动脉血氧分压下降和肺泡二氧化碳增加。肺泡内二氧化碳积聚阻碍毛细血管内二氧化碳的弥散，从而引起动脉血二氧化碳分压升高。

通气/血流比值失调

当血流正常而通气不足或通气正常而血流不足时，都会引起通气/血流比值失调，而导致低氧血症。

肺内分流

若在血液从右心室流向左心室的过程中未发生气体交换，就会出现肺内分流。通气未改善或灌注不足都会出现分流。如下图所示。

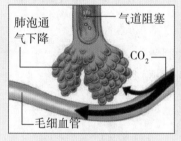
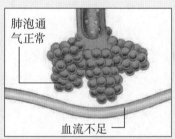
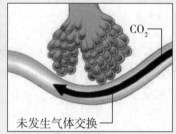

（一）高血容量

长时间的呼吸治疗措施，如使用雾化剂，可导致蒸汽的吸入和吸收。由于吸收了过多水分，肺部毛细血管的压力或通透性增加，如较典型的急性呼吸窘迫综合征。过量的液体吸收可导致肺水肿。

（二）低血容量

由于每日呼气时可经肺排出水分，因此，呼吸频率增加可使大量水分丢失。发热或其他由于代谢率增加而导致呼吸频率增加的疾病都会引起过量水分丢失（见"呼吸衰竭的原因"）。

（三）低钾血症

存在过度通气和碱中毒的患者，氢离子会从细胞内移出，钾离子会从血液进入细胞内，这种交换导致低钾血症。

（四）高钾血症

酸中毒时，过量的氢离子进入细胞内，为了代偿细胞内外的酸碱平衡变化，钾离子从细胞内移出，引起高钾血症。

（五）呼吸性酸中毒

低通气时，肺不能清除过多的二氧化碳，导致呼吸性酸中毒。过多的二氧化碳和水结合形成碳酸，碳酸含量的升高引起 pH 下降，导致呼吸性酸中毒。

（六）呼吸性碱中毒

呼吸频率过快或高通气状态可引起二氧化碳减少，导致呼吸性碱中毒。大量的二氧化碳丢失引起血液中形成的酸减少，导致呼吸性碱中毒。

（七）代谢性酸中毒

低氧导致细胞出现无氧代谢。这种代谢方式使乳酸增多，从而导致代谢性酸中毒。

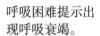

呼吸困难提示出现呼吸衰竭。

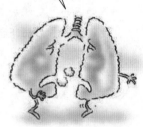

症状和体征

低氧血症和高碳酸血症是急性呼吸衰竭的特征性表现，会刺激机体各个系统产生代偿反应，特别是呼吸系统、心血管系统和中枢神经系统。

呼吸衰竭的原因

脑、肺、肌肉、神经或肺循环的障碍都可影响气体交换，导致呼吸衰竭，下面列出了引起呼吸衰竭的原因：

脑	肺	肌肉和神经	肺循环
● 麻醉剂或某些药物，如阿片类和苯二氮䓬类药物	● 急性呼吸窘迫综合征	● 肌萎缩侧索硬化	● 心力衰竭
● 脑出血	● 哮喘	● Guillain–Barré 综合征	● 肺水肿
● 颅内肿瘤	● 慢性阻塞性肺疾病	● 多发性硬化	● 肺栓塞
● 药物过量	● 囊性纤维化	● 肌营养不良	
● 头部创伤	● 连枷胸	● 恶病质	
● 颅骨骨折	● 重症肺炎	● 脊髓灰质炎	
	● 睡眠呼吸暂停综合征	● 脊髓创伤	
	● 气管阻塞		
	● 新冠肺炎		

（一）肺的变化

当机体出现低氧血症和高碳酸血症时，呼吸中枢会通过呼吸加深加快进行代偿，进而会出现呼吸费力的症状：鼻翼翕动，唇式呼吸，并出现辅助呼吸肌参与呼吸的情况；这些都提示发生了呼吸衰竭。

呼吸衰竭加重时，会出现肋间肌、胸锁乳突肌收缩。患者会出现呼吸困难和发绀。肺部感染区的呼吸音减弱或消失。听到喘鸣音、爆裂音和干啰音时可能将会出现呼吸暂停。

（二）心率加快

中枢神经系统通常通过心率加快和血管收缩以提高心排血量来进行代偿。患者可表现为皮肤发凉、苍白和湿冷。最后，因心肌供氧量不足，导致心排血量、心率和血压下降，出现心律失常和心搏骤停。

（三）中枢神经系统

即使轻微的缺氧和二氧化碳排出障碍也会影响脑功能并出现行为改变。低氧时最初会出现焦虑和疲乏，随着病程进展，可表现为昏迷、易激惹和昏睡。高碳酸血症的主要表现是头痛，这是由脑血管代偿性扩张以提高脑血流量所致。如果二氧化碳水平持续上升，患者有发生癫痫和昏迷的风险（见"识别恶化的呼吸衰竭"）。

实验室检查结果

以下实验室检查结果有助于呼吸衰竭的诊断和治疗：

- 动脉血气分析可提示呼吸衰竭（与患者的基础血气分析结果进行比较）。如果患者基础肺功能正常，呼吸衰竭时 pH < 7.35，PO_2 < 50mmHg，PCO_2 > 50mmHg。COPD 患者的 PCO_2 如果急剧下降，超过 10mmHg 则提示可能出现呼吸衰竭。应注意，COPD 患者可表现为持续低 PO_2、高 PCO_2 以及高碳酸水平，而 pH 却正常。
- X 线胸片可显示已经存在病变
- 心电图可显示心律失常
- 血钾的变化提示可能与酸碱失衡有关

治疗

必须针对引起呼吸衰竭的病因进行治疗，改善血氧和二氧化碳水平。

记忆小妙招

当呼吸衰竭加重时，听诊会出现以下体征：

- 爆裂音
- 干啰音
- 呼吸音消失
- 喘鸣音

警示！

识别恶化的呼吸衰竭

通常恶化的呼吸衰竭患者会出现以下表现：

- 心律失常
- 心动过速
- 感染区域出现呼吸音减弱或消失，并可闻及喘鸣音、爆裂音或干啰音
- 呼吸困难
- 缺氧
- 低血压
- 辅助呼吸肌参与呼吸

（一）提高氧含量，但不能过高

吸氧时要控制吸氧浓度，常选择文丘里面罩给氧。氧疗的目的是：短时间给予低流量吸氧，防止出现氧中毒；目标是：血氧饱和度达到 90% 或以上，氧分压至少达到 60mmHg。

（二）气管插管，机械通气，提高氧饱和度

如果保守治疗难以将氧饱和度提升至 90% 以上，就需要进行气管插管和机械通气治疗。如果患者出现呼吸肌疲劳或呼吸暂停，也需要进行气管插管和机械通气治疗。气管插管可保持气道通畅，而机械通气减少了呼吸功，给肺进行通气可改善氧合。

机械通气期间应用呼气末正压（positive end-expiratory pressure，PEEP）治疗可改善气体交换。PEEP 在呼气末维持正压，可防止气道和肺泡塌陷。

保持必要的气道开放

可使用支气管扩张剂来保持气道开放，特别是吸入制剂。如果患者不能有效吸入或正在应用机械通气治疗，可雾化使用支气管扩张剂。也可应用肾上腺皮质激素、茶碱和抗生素。患者有时需要胸部物理治疗，包括体位引流、拍击和震动胸部，以尽可能清除气道分泌物。有时需要静脉纠正脱水，湿化气道分泌物。如患者容量负荷过多，可应用利尿剂。

护理措施

护理呼吸衰竭患者的护理必须严格遵守以下指南：

- 评估呼吸状态；监测呼吸频率、幅度、性质并观察有无异常呼吸音
- 频繁监测生命体征
- 监测患者的神经系统状况：呼吸衰竭恶化时可能出现神经抑制的表现
- 进行呼吸状况评估，包括：辅助呼吸肌的参与，呼吸音的变化，动脉血气分析，分泌物的产生和清除情况，以及呼吸频率、深度和方式。如果患者状况没有改善，应通知医生
- 通过准确记录出入量，监测体液状态。每日测量并记录体重
- 通过评估血电解质浓度的异常情况，了解有无酸碱失衡
- 评估心电图，了解有无心律失常
- 通过脉搏血氧仪监测血氧饱和度

呼吸衰竭患者的体位

在新冠病毒大流行期间，采取俯卧位的缺氧性呼吸衰竭的清醒患者有所增加。McNicholas 等（2020）的分析发现，其中只有 25% 的患者氧合情况得到了非持续性的改善。尽管如此，清醒时保持俯卧位仍是一种简单的对急性缺氧性呼吸衰竭患者有益的低风险的干预措施。

教学建议

呼吸衰竭的宣教

当对呼吸衰竭患者进行宣教时，应确保包含以下内容，并评估患者的理解程度：

- 呼吸衰竭的基础知识及其治疗
- 正确的肺部保健和咳嗽方式
- 需要合理休息
- 需要合理戒烟
- 所用的药物
- 危险的症状和体征，以及何时需要报告
- 遵从医嘱的重要性
- 合理的饮食限制

- 通过干预措施，矫正呼吸困难及酸碱失衡
- 床旁准备手控复苏袋
- 维持静脉通路通畅，以便输注药物和液体
- 必要时吸氧，以保持血氧正常，使呼吸频率恢复正常
- 给 COPD 患者吸氧应谨慎，其血氧浓度升高会抑制呼吸
- 确保呼吸机参数按医嘱设置
- 必要时，实施理疗和体位引流以改善通气
- 如果患者存在二氧化碳潴留，鼓励患者减慢呼吸，进行唇式呼吸，并鼓励其主动咳出分泌物。必要时协助吸痰
- 如果患者不存在水钠潴留和心力衰竭，每日液体摄入量可增加至 2L，以有助于分泌物的稀释
- 每 1 ～ 2 小时为不能活动的患者改变一次体位
- 使患者处于易于肺扩张的体位。尽量选择背靠床头或枕头坐直并前倾的体位，以促进膈肌运动（见"呼吸衰竭的体位"）
- 如患者没有进行机械通气支持治疗，应避免使用麻醉剂及中枢神经系统镇静剂，因为两者均会抑制呼吸
- 限制糖类的摄入，增加蛋白质的摄入。因为糖类会比蛋白质产生更多的二氧化碳产物
- 仔细护理，使患者情绪平稳。焦虑可增加氧需求量
- 缓慢活动可增加患者的能量储备。适量休息，限制谈话。过多交谈可引起气短
- 为保护患者，实行必要的安全措施。对曾发生意识模糊的患者再次进行宣教
- 强调遵从医嘱的重要性
- 解释如何识别呼吸肌疲劳、水潴留和心力衰竭的症状和体征，这些症状和体征包括：体重增加 0.9 ～ 1.4kg/d，足部或踝部水肿，恶心，食欲减低，气短或腹部压痛（见"呼吸衰竭的宣教"）
- 帮助患者了解肺的生理学知识。鼓励充分水化以稀释分泌物，提醒患者一旦出现水潴留或心力衰竭的任何症状或体征，应通知医生
- 对所有的护理措施和指示进行记录（见"呼吸衰竭的记录"）

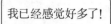

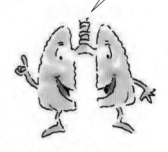

智能图表

呼吸衰竭的记录

如果患者存在呼吸衰竭，应确保记录以下内容：

- 呼吸音
- 肺部分泌物
- 实验室检查结果
- 呼吸肌的训练情况以及患者的反应
- 皮肤的颜色和温度
- 每日体重
- 入量
- 改善通气的措施以及患者的反应
- 精神状态
- 医嘱
- 氧疗
- 安全措施
- 患者的宣教

学习要点

呼吸衰竭小结

呼吸衰竭的基础知识

- 当肺组织不能维持正常的动脉血氧和排出过多的二氧化碳时就会发生呼吸衰竭
- 肺结构正常者通常伴有高碳酸血症和低氧血症
- COPD 患者会出现 ABG 急剧下降和临床表现恶化
- 有三种方式可导致气体交换减少：通气障碍、通气 / 血流比值失调和肺内分流

与呼吸衰竭相关的失衡

高血容量

- 由于长时间呼吸治疗或肺毛细血管压力升高或通透性增加导致的液体吸收过多
- 可能诱发肺水肿

低血容量

- 由呼吸频率增加引起水分丢失所致
- 任何引起发热、代谢率或呼吸频率增加的因素都会出现低血容量

低钾血症

- 与过度通气和钾离子转移有关。氢离子从细胞内移出，钾离子从血液进入细胞

高钾血症

- 可由酸中毒所致，氢离子进入细胞内，而钾离子从细胞内移出

呼吸性酸中毒

- 由于通气量不足导致（肺不能排出过多的二氧化碳，二氧化碳与水结合成碳酸）
- 碳酸水平升高引起 pH 升高

呼吸性碱中毒

- 由过度通气所致（呼吸加快引起大量二氧化碳排出，使血液中碳酸形成减少，导致碱中毒）

代谢性酸中毒

- 由低氧血症所致，低氧可引起无氧代谢
- 乳酸产生增加，导致代谢性酸中毒

症状和体征

- 呼吸加深、加快
- 肋间肌、胸锁乳突肌收缩
- 心率增快和出现心律失常
- 血管收缩
- 焦虑和疲乏，可发展为谵妄、易激惹和昏睡
- 头痛
- 血钾浓度改变

治疗

- 短时间低流量吸氧可防止出现氧中毒
- 如血氧饱和度不能达到 90% 以上，需进行气管插管和机械通气治疗
- 必要时使用支气管扩张剂，开放气道
- 必要时使用肾上腺皮质激素、茶碱、抗生素、胸部理疗和吸痰
- 按医嘱为脱水患者进行静脉输液，为液体负荷过多者进行利尿

小测验

1. 机体出现低氧或高碳酸血症时，大脑呼吸中枢的主要反应是

    A. 呼吸频率减慢

    B. 心率下降

    C. 呼吸加深加快

    D. 心率增加

    答案：C；机体出现低氧或高碳酸血症时，大脑的呼吸中枢的最初表现是呼吸加快，然后是呼吸加深，试图排出过多的二氧化碳。

2. 呼吸性碱中毒的原因是

    A. 过度通气

    B. 过多呕吐

    C. 长时间使用制酸剂

D. 呼吸频率减慢

答案：A；呼吸性酸中毒是由于呼吸深快引起大量二氧化碳排出所致。

3. 长时间治疗呼吸衰竭时，雾化吸入的使用可引起

  A. 低容量

  B. 呼吸性碱中毒

  C. 呼吸性酸中毒

  D. 高容量

  答案：D；长时间治疗，雾化吸入的使用可导致水蒸气吸收，而导致血容量增加。

4. 呼吸衰竭患者应用口服药物治疗时，应避免以下哪种药物

  A. 抗胆碱药

  B. 肾上腺皮质激素

  C. 阿片

  D. 降压药

  答案：C；阿片类药物可抑制呼吸中枢，会加速呼吸衰竭。

5. 呼吸衰竭患者应限制摄入

  A. 蛋白质

  B. 糖类

  C. 水

  D. 盐

  答案：B；呼衰患者应限制糖类的摄入，增加蛋白质摄入。因为糖类可比蛋白质产生更多的二氧化碳产物。

评分

☆☆☆ 如果五个问题都回答正确，恭喜。灵感会接踵而至。

☆☆ 如果答对四个问题，很好。你的表现很出色。

☆ 如果你答对的问题少于四个，不要气馁。继续努力，你还需要进一步学习。

（马柱仪）

参考文献

American Thoracic Society. (2014). *Oxygen delivery methods*. https://www.thoracic.org/clinical/copd-guidelines/for-health-professionals/exacerbation/inpatient-oxygen-therapy/oxygen-delivery-methods.php

McNicholas, B., Cosgrave, D., Giacomini, C., Brennan, A., & Laffey, J. G. (2020). Prone positioning in COVID-19 acute respiratory failure: Just do it? *British Journal of Anaesthesia*, *125* (4): 440–443. doi: 10.1016/j.bja.2020.06.003

第十五章　消化液丢失过多

划重点

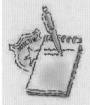

在本章中，你将学习以下内容：
◆ 引起消化液丢失过多的原因
◆ 消化液丢失过多所致的水、电解质和酸碱失衡以及治疗方法
◆ 消化液丢失过多的症状和体征
◆ 对消化液丢失过多患者的宣教

了解消化液丢失过多

正常情况下，经胃肠道很少流失液体，大部分液体在小肠被重吸收。然而，如果因为某些原因有大量的等渗性和低渗性液体经过胃肠道时，就可能存在着液体大量丢失的风险。

从消化道丢失的等渗液包括胃液、胆汁、胰液和肠液。而可能丢失的低渗液仅有唾液，它所含溶质的浓度较其他消化道液的少。

发病机制

消化液的过多丢失可能源于呕吐、洗胃、胃肠道蠕动增强或减弱。过多的液体能随着代谢产物排泄或从肠壁分泌进入肠腔，两者都能引起水或电解质失衡（见"消化液丢失过多所致的失衡"）。

当肠道内的溶质含量增高时，可能发生渗透性腹泻，将水分吸引至肠腔。酸和碱都可经消化道丢失。

（一）呕吐和引流

呕吐或抽吸胃内容物都会引起氢离子和电解质的丢失，如氯离子、钾离子或钠离子的丢失。呕吐也会使液体减少，导致低血容量。当水的丢失多于电解质的丢失时，就会发生脱水。评估酸碱失衡时，要记住，上消化道的 pH 较低，呕吐可导致酸丢失，从而使发生碱中毒的风险增加（见"呕吐的特征和原因"）。

消化液丢失过多所致的失衡

消化液的过多丢失会引起水、电解质和酸碱失衡。下面分别详述几种失衡的情况。

水失衡

- 低血容量和脱水——长期未治疗的呕吐或腹泻能导致大量液体丢失。如果对胃、肠引流患者没有适当监测液体出入量并及时、充足补充水和电解质，就会引起低血容量

电解质失衡

- 低钾血症——富含钾离子的胃液过多丢失能引起低钾血症
- 低镁血症——虽然胃液中的镁离子含量较少，但呕吐、腹泻数周或胃液引流也会导致低镁血症。由于低镁血症本身可引起呕吐，使患者的病情难以控制
- 低钠血症——长时间的呕吐、腹泻或胃、肠引流可引起钠离子减少，导致低钠血症
- 低氯血症——胃内容物的丢失可引起氯离子丢失。长时间胃液丢失能导致低氯血症

酸碱失衡

- 代谢性酸中毒——任何能使肠液丢失增加的状况都能引起代谢性酸中毒。肠液中含有大量的碳酸氢盐，随着肠液的丢失，pH 会下降，产生酸血症
- 代谢性碱中毒——由于呕吐和胃管引流使胃液丢失增加，可导致代谢性碱中毒。胃液中含有大量的酸，当胃液丢失时，就会导致 pH 升高，出现碱中毒，过量使用抑酸剂也能加重碱中毒

（二）肠蠕动

肠蠕动的频率和幅度增高以及大便中水的比例发生改变都会引起液体过多丢失，导致低血容量和脱水。除了水丢失，腹泻还会导致钾离子、镁离子和钠离子丢失。经下消化道丢失的液体中含有大量的碳酸氢盐，其减少会影响体内的酸含量。

呕吐的特征和原因

呕吐可引起严重的水、电解质和酸碱紊乱，其原因有多种。通过仔细观察呕吐物的特征（必要时询问患者），可为查找病因提供线索。以下是对呕吐物特征的描述。

胆汁色（墨绿色）

幽门以下梗阻，如来源于十二指肠病变

血性

上消化道出血，如胃炎、胃溃疡所致（为鲜红色）或胃部、食管静脉曲张所致（为暗红色）

棕色带有粪臭味

肠梗阻或肠梗死

强烈的苦味

胃内容物中盐酸过多

咖啡色

胃炎或十二指肠病变所致的慢性出血

未消化的食物

幽门梗阻，如胃癌或胃溃疡

> 唉！谁能想到我们这么容易失衡？

（三）缓泻剂和灌肠剂

缓泻剂和灌肠剂常用来治疗便秘，腹部手术或诊断性检查之前也会应用它们来清洁肠道。缓泻剂（如硫酸镁、镁乳剂和磷酸钠口服溶液）的过度使用会导致镁离子和磷酸盐浓度升高（高镁血症和高磷血症）。

过度使用含钠离子和磷酸盐的灌肠剂，如辉力（磷酸钠盐灌肠剂），在机体清除前，灌肠剂会被重吸收，导致磷酸盐和钠离子浓度升高（高钠血症）。另外过度使用自来水灌肠，会因为水在结肠吸收，使钠离子稀释而导致浓度降低。

（四）体液丢失的其他原因

其他一些原因也会导致体液过多丢失。典型的消化道细菌感染会引起呕吐和腹泻；抗生素滥用会导致正常菌群失调，加重腹泻；

年龄也是重要原因，婴儿和儿童尤其容易发生腹泻。妊娠、胰腺炎、肝炎、婴儿和幽门狭窄患者都可能发生呕吐。溃疡性结肠炎和克罗恩病等炎性肠病会伴随腹泻，从而导致体液流失。

（五）水、电解质酸碱失衡的多种原因

粪便嵌塞、吸收不良、消化不良、神经性厌食、神经性贪食以及过量饮酒和吸毒都会导致失衡。像神经性厌食或贪食这样的紊乱多发生于年轻女性，尤其是为了减肥而使用缓泻剂和人为催吐者，会发生多种水、电解质和酸碱失衡（见"青少年和消化液过多丢失"）。其他疾病也会引起水、电解质和酸碱失衡，如消化道瘘、消化道出血、小肠梗阻和肠麻痹。

胃肠营养和造瘘（尤其回肠造瘘）也可导致失衡。胃肠营养所引起的腹泻或呕吐取决于营养液的成分和患者的情况。通过胃管抽吸胃内容物可导致体内水、电解质和酸的量明显减少。头颈部的广泛癌肿和其他妨碍吞咽的情况可能导致唾液丢失。

年龄因素

青少年和消化液过多丢失

当治疗青少年时，尤其是女性消化液过多丢失时，应评估其厌食和贪食的症状和体征。牙齿变黄和损坏是应用缓泻剂和减肥药的两个明显体征。

也应评估患者的饮食习惯改变，尤其要询问患者是否应用了含麻黄或麻黄素的药物，因为它们对消化道有类肾上腺素作用，可加速新陈代谢。

其他制剂，如奥利司他（Xenical）会与胃部和胰腺的酶相结合，阻止脂肪的消化，也可能导致胃液流失和维生素吸收减少。

记忆小妙招

记住，缓泻剂和灌肠剂会使患者出现几"高"：
● 缓泻剂的过度使用会导致高镁血症和高磷血症
● 过度使用含钠和磷酸盐的灌肠剂会引起高钠血症和高磷血症

症状和体征

随着消化液的过度丢失，患者可能出现低血容量的表现，表现为以下症状和体征：

- 机体通过增加心率来代偿低血容量，表现为心动过速。由于血容量减少，可发生血压下降
- 由于血液流入主要脏器，患者的皮肤可表现为冰冷而干燥。当发生脱水时，患者会出现皮肤弹性下降或眼窝深陷。肾代

偿性保留水和电解质，故出现尿量减少

- 出现与钾离子和镁离子失衡相关的心律失常。患者可表现为无力或谵妄。当水、电解质和酸碱失衡进一步发展时，患者会出现精神状况恶化

呼吸加深

- 根据酸碱失衡的类型不同，患者会出现不同的呼吸改变。例如，酸中毒时呼吸会加深，以促进酸呼出。
- 患者也会表现为与原发病相关的症状和体征——如胰腺炎的症状和体征（见"对消化液过多丢失的识别"）

实验室检查结果

诊断性检查，如胃镜、超声、计算机断层扫描或磁共振成像等，可以提示引起消化液丢失过多的原因和程度。此外，与消化液过度丢失相关的水、电解质和酸碱失衡的实验室检查结果有助于指导护理工作，这些检查结果包括：

- 与代谢性酸中毒和代谢性碱中毒相关的动脉血气结果改变
- 某些电解质浓度发生改变，如钾离子、镁离子和钠离子
- 血容量减少患者可出现血细胞比容假性升高
- 体液标本培养有助于检出引起基础疾病的细菌

治疗

治疗的目的是针对病因进行治疗，防止水和电解质进一步丢失。例如，应用止吐药和止泻剂分别治疗呕吐和腹泻。一旦病情允许，停止使用胃肠引流或抽吸。因饮食问题引起的体液流失，改变摄入量通常可以纠正根本原因，减少体液流失。

根据患者的耐受情况和液体丢失的原因，考虑静脉输液或口服补液。如果血清电解质浓度下降，也需要给予补充。有时，可能需要进行长时间的胃肠外营养。如果感染是导致液体丢失的根本原因，就需要使用抗生素进行治疗。

护理措施

如果患者存在水和电解质失衡情况，应密切监测。应及时报告患者的胃肠引流液和呕吐或腹泻频率增多的情况。当护理消化液丢失患者时，应采取以下护理措施：

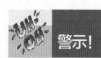

警示！

对消化液过多丢失的识别

除了表现为原发病相关的症状和体征，消化液过多丢失还可表现出低血容量的症状和体征：

- 呼吸改变
- 体重减轻
- 谵妄或精神状况恶化
- 皮肤冰冷、干燥
- 肌痉挛
- 皮肤弹性下降或眼窝深陷
- 尿量减少
- 心律失常
- 心动过速
- 无力

- 测量和记录呕吐，腹泻和胃、肠引流量。记住，消化道丢失的液体量也是患者液体总出量的一部分。消化液丢失量显著增加时，患者发生水、电解质失衡以及代谢性酸中毒和碱中毒的风险就会增加
- 通过监测液体出入量、日体重和皮肤弹性来评估患者的体液状况
- 评估生命体征，报告能提示体液不足的任何变化，如血压下降或心率加快
- 报告呕吐情况以防止失衡进一步加重，以便迅速开始治疗
- 如果患者胃肠道能耐受液体，给予口服补充含有水和电解质的液体，如佳得乐运动饮料或电解水（见"消化液过多丢失的宣教"）
- 进行口腔护理并提供润唇膏，因为患者黏膜和嘴唇可能会干燥开裂
- 按医嘱维持静脉通路通畅。按医嘱给予静脉输液治疗，监测输液速度和输液量，以防止出现血容量过高（见"补液速度不要过快"）
- 如果患者正在进行胃内吸引，注意检查胃管的位置，以防止抽吸过多或胃管移动
- 按医嘱使用等渗盐水冲洗引流管。注意不要使用纯净水冲洗，因其能导致胃分泌更多的胃液以保持液体的等渗性，引起较多的液体被抽出，进一步导致水和电解质丢失

教学要点

消化液过多丢失的宣教

当对消化液丢失过多的患者进行宣教时，应确保包含以下内容并评估患者的理解程度：

- 基础情况和治疗
- 需要报告长时间的呕吐或腹泻
- 避免反复使用灌肠剂和缓泻剂的重要性
- 采用恰当的胃管灌洗技术
- 采用恰当的静脉输注监测技术

智能图表

消化液过多丢失的记录

如果患者存在消化液过多丢失，应确保记录以下内容：

- 生命体征
- 出入量
- 每日体重
- 呕吐、腹泻和消化道排泄物的性状和特征
- 皮肤弹性
- 正确放置胃肠管并予以恰当护理
- 减少消化液丢失的干预措施
- 静脉输注或口服补充的水和电解质以及患者的反应

年龄因素

补液速度不要过快

如果静脉输注液体速度过快，老年患者会发生心力衰竭。因而在对这些患者进行静脉输液替代治疗时，要非常谨慎。

- 当患者连接胃肠吸引装置时，限制口服冰块的数量，并解释限制的原因——冰块会消耗胃中的液体和电解质
- 按医嘱给予药物，如止吐药和止泻剂，以控制患者的原发病
- 评估患者的血清电解质浓度和 pH 值，以识别异常情况，并监测治疗效果
- 以图表的形式记录所采取的措施和护理（见"消化液过多丢失的记录"）

 学习要点

消化液丢失过多的小结

消化液丢失过多

- 可因呕吐、吸引或消化道运动增强或减弱所致
- 可作为废物排泄，或从肠壁分泌到肠腔内，导致水和电解质失衡

发生原因

- 神经性厌食
- 抗生素的使用
- 消化道细菌感染
- 神经性贪食
- 胃肠营养管和造瘘
- 酗酒和吸毒
- 灌肠剂和缓泻剂的过度使用
- 炎性肠病（克罗恩病和溃疡性结肠炎）
- 粪便嵌塞
- 消化道出血
- 消化道瘘
- 小肠梗阻
- 胰腺炎和肝炎
- 肠麻痹
- 食物吸收不良
- 消化不良
- 小儿幽门狭窄

症状和体征

- 呼吸改变
- 心律失常
- 皮肤冰冷、干燥或弹性降低
- 尿量减少
- 血色素和血细胞比容假性升高
- 心率增加和血压下降
- 眼窝深陷
- 无力和谵妄

与消化液丢失过多相关的失衡

低血容量和脱水

- 见于长时间呕吐和腹泻，或胃、肠引流而没有正确监测出入量

低钾血症

- 发生在富含钾离子的消化液过多丢失时

低镁血症

- 发生在长时间（持续数周）呕吐、腹泻或胃液引流时

低钠血症

- 发生在长时间呕吐、腹泻或胃液引流时
- 也可因自来水过度灌肠所致，因为水被结肠吸收，使钠离子稀释

低氯血症

- 任何胃内容物过度丢失的情况都可能引起

代谢性酸中毒

- 小肠液过多丢失，碳酸氢盐也随之丢失，导致 pH 降低，出现酸血症

代谢性碱中毒

- 含有酸的胃液过多丢失，使 pH 升高，出现碱血症

高镁血症和高磷血症

- 可因缓泻剂过度使用所致，如硫酸镁、镁乳剂和磷酸钠口服溶液

高钠血症和高磷血症

- 可因过度使用含钠离子和磷酸盐离子的灌肠剂所致

治疗

- 防止水和电解质进一步丢失
- 如果有指征，针对恶心呕吐给予止吐药
- 如果由腹泻所致，给予止泻剂
- 根据病情的严重程度给予静脉或口服补液治疗
- 补充电解质
- 必要时给予长时间的肠外营养治疗
- 如果由感染所致，给予抗生素治疗
- 饮食改变

小测验

1. 以下哪种水和电解质失衡可由消化液丢失过多所致？
   A. 低镁血症、高镁血症和低钠血症
   B. 低镁血症、高钠血症和高氯血症
   C. 高血容量、低钠血症和高钠血症
   D. 高血容量、低镁血症和高钾血症
   答案：A；低镁血症、高镁血症和低钠血症以及其他一些电解质紊乱可见于各种不同类型的消化液丢失。

2. 上消化道丢失液体有可能出现以下哪种失衡？
   A. 代谢性碱中毒
   B. 代谢性酸中毒
   C. 呼吸性酸中毒
   D. 呼吸性碱中毒
   答案：A；上消化道丢失液体能够引起代谢性碱中毒，下消化液丢失能够引起代谢性酸中毒。

3. 与消化液丢失有关的低血容量的危险体征包括
   A. 心动过缓、血压下降和尿量减少
   B. 心动过速、血压升高和尿量增加
   C. 血压下降、尿量增加和皮肤温暖、潮红
   D. 心动过速、血压下降和尿量减少
   答案：D；心动过速、血压下降和尿量减少提示患者因为消化液丢失而出现低血容量。

4. 仔细观察患者呕吐物的特征，当出现棕色带有粪味时，这种呕吐物可能提示

教学要点

关于饮食改变的宣教

饮食改变可包括短期低 FODMAP 饮食，以帮助患者缓解症状。FODMAP 是可发酵的寡糖、双糖、单糖和多元醇的英文首字母缩写，是小肠吸收不良的短链碳水化合物。通过连续几天食用低 FODMAP 饮食，可能使患者痉挛、腹泻、腹胀、胀气和便秘等症状得到缓解。

A. 为内容物中盐酸过多

B. 肠梗阻

C. 幽门以下梗阻

D. 幽门梗阻

答案：B；带有粪味的棕色呕吐物可能提示肠梗阻或梗死。

评分

☆☆☆ 如果你四道题都回答正确了，太棒了，你是个天才！

☆☆ 如果你回答对了三题，我想和你握握手，你回答得很好！

☆ 如果你回答正确的题目少于三道，别烦！再复习一遍，你就会做得很好了。

（马柱仪）

参考文献

Hinkle, J., Cheever, K., & Overbaugh, K. (2022). *Brunner & Suddharth's textbook of medical-surgical nursing*. Wolters Kluwer.

第十六章　急性胰腺炎

划重点

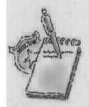

在本章中，你将学习：
- ◆ 急性胰腺炎的分类和原因
- ◆ 急性胰腺炎的症状和体征
- ◆ 急性胰腺炎所致的水、电解质失衡
- ◆ 急性胰腺炎的治疗
- ◆ 急性胰腺炎的护理措施

了解急性胰腺炎

胰腺炎是胰腺的炎症。胰腺是消化道的一个附属器官，位于腹部左上方，在胃的后方、脾和十二指肠之间。胰腺具有内分泌和外分泌功能，能分泌酶促进消化，也能分泌各种激素帮助维持葡萄糖的平衡（见"胰腺的功能"）。

任何年龄段的成人都可能患急性胰腺炎，但是，儿童很少患此疾病。胰腺炎分为水肿性胰腺炎和坏死性胰腺炎。两种类型都可导致腺泡细胞出现炎症反应（见"胰腺水肿与胰腺坏死的比较"）。大多数急性胰腺炎都较轻；然而，大约 15% 的患者会发生重症胰腺炎，引起危及生命的并发症，包括水、电解质失衡。

急性胰腺炎发作两次或以上者称为急性复发性胰腺炎。当炎症反复发作时，胰腺的结构和腺体功能受损，会发展为慢性胰腺炎（见"慢性胰腺炎"）。

约15%的胰腺炎为重症胰腺炎，可导致危及生命的并发症。太可怕了!

发病机制

诱发急性胰腺炎的两个最常见的原因是胆结石和饮酒。胆结石是引起急性胰腺炎的常见原因。结石进入胆管的过程中，会暂时堵塞在与胰管连接的十二指肠的共同开口处，阻碍胰液从胰腺进入十二指肠。这些消化液逆流会引起胰腺细胞溶解，继而发生胰腺炎。此类轻度胰腺炎，如果胆石排出或去除，炎症就会消失。

胰腺的功能

胰腺具有两种功能。作为外分泌腺，胰腺能通过胰管分泌酶和碳酸氢盐促进消化；作为内分泌腺，胰腺能分泌激素直接入血。这些激素有助于维持葡萄糖的平衡。

外分泌功能

在胰腺内，大量的腺泡细胞生成消化酶前体，通过主胰管进入肠腔。这些消化酶在糖类、蛋白质和脂肪的分解和代谢中起关键作用。

腺泡细胞最初分泌的酶是没有活性的，直到它们与十二指肠肠黏膜的酶结合后才具有活性。结合后的酶可将部分消化的食物转化为体内所需的能量物质。胰腺能够产生三种类型的酶：淀粉酶（可消化糖类）、胰蛋白酶原和糜蛋白酶原（能够消化蛋白质）以及胰脂肪酶（与胆汁酸结合，能消化饮食中脂肪的主要成甘油三酯）。

胰腺分泌物中还含有碳酸氢盐，由较小的胰管上皮细胞产生。碳酸氢盐通过由胃进入小肠的食糜中的胃酸来帮助消化。

内分泌功能

胰腺也能直接分泌激素入血到达体内各个部位。这些激素由胰腺的胰岛细胞群（一种特殊的细胞群）产生。整个胰腺中都有胰岛细胞，但在胰腺尾部最为密集。

胰岛有四种不同类型的细胞，产生激素。β 细胞，占胰岛细胞群的 65% ～ 80%，可产生胰岛素、胰淀素和 C 肽。胰岛素调节葡萄糖的利用和储存，其机制是动员许多机体细胞吸收和利用葡萄糖，降低血糖浓度。当血糖浓度再次升高时，胰腺会再次分泌胰岛素。胰淀素可增强胰岛素的作用，降低血糖水平，也能抑制胰高血糖素分泌，减慢胃排空，将饱感信号传递给大脑。C 肽是生成胰岛素的一个副产物，该激素的水平有助于识别有活性的 β 细胞。

α 细胞，占胰岛细胞群的 15% ～ 20%，能产生胰高血糖素，有助于维持血糖稳定。其作用机制是动员机体细胞释放或产生葡萄糖。低血糖会刺激其分泌，高血糖和高胰淀素水平会抑制其分泌。

δ 细胞，占胰岛细胞群的 3% ～ 10%，能产生生长抑素，减慢营养物质的吸收率，抑制其他激素分泌，包括生长激素、胰岛素、胰高血糖素和其他消化道激素，并抑制胰腺的外分泌功能。它同时还对神经系统具有复杂的影响。

γ 或 PP 细胞，仅占胰岛细胞群的 1%，能产生胰多肽。虽然对其作用机制还不太了解，但它能抑制食欲，在食用富含蛋白质的肉类、空腹、运动和急性低血糖时，该激素分泌增加。生长抑素和静脉输注葡萄糖会导致其分泌减少。

（一）不良嗜好

饮酒是引起急性胰腺炎的第二个常见原因，能通过几种不同的方式引起疾病。酒精可影响 Oddi 括约肌的运动功能，对胰腺具有直接毒性，还可影响胰腺代谢，并在胰腺中形成蛋白质栓子阻塞小的胰管；酒精还能暂时且严重地减少胰腺血流，引起胰腺细胞的缺血性损害。

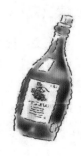

胰腺水肿与胰腺坏死的区别

急性胰腺炎有两种形式：水肿（或间质）和坏死。这两种形式都源于腺泡细胞，引起炎症反应。疾病的严重程度取决于炎症反应和细胞受损的程度。

水肿性胰腺炎

- 通常较轻
- 占 85%
- 自限性，5 ～ 7 天好转
- 触发炎症反应
- 导致液体积聚和水肿
- 引起较小程度的器官损害
- 可能出现散在的脂肪坏死

坏死性胰腺炎

- 重症
- 占 15%
- 迅速进展
- 引发严重的炎性反应
- 导致组织坏死和细胞死亡
- 导致器官衰竭
- 可能引起危及生命的并发症

慢性胰腺炎

慢性胰腺炎会导致胰腺的广泛纤维化和胰腺结构破坏。大约 80% 的慢性胰腺炎是因长期和过度饮酒所致。

典型的慢性胰腺炎早期会影响胰腺的外分泌功能，并且因肠道不能消化食物和吸收营养物质，体重下降。慢性胰腺炎患者有合并如下并发症的风险：

- 胆石阻塞或胆管狭窄
- 糖尿病
- 胃出血
- 胰腺癌
- 门静脉高压
- 假性囊肿
- 严重慢性疼痛

急性胰腺炎的病因

尽管胆石和酗酒是引起急性胰腺炎的最常见原因，但是，也有许多其他因素能引起急性胰腺炎，以下是可能的原因：

- 内镜逆行胰胆管造影术（ERCP）
- 药物（如硫唑嘌呤、地达诺辛、雌激素、呋塞米、喷他脒、磺胺类药物、四环素、丙戊酸）
- 腹部创伤
- 其他原因（如感染、遗传性胰腺炎、高钙血症、胰腺发育异常、高甘油三酯血症、肿瘤、毒素、外科手术、血管异常、自身免疫性胰腺炎，最近做过手术或其他侵入性操作，曾发生过胆绞痛）

长期酗酒或一次无节制地大量饮酒都可引起急性胰腺炎。酒精敏感者可能在饮酒后几小时到一两天后发生胰腺炎，此类人不需要喝太多的酒就会引起胰腺炎。酒精还可导致细胞坏死，继而引起重症胰腺炎。如果胰腺炎反复发作，就会转变为慢性胰腺炎。

（二）其他原因

急性胰腺炎还可因其他一些不常见的原因导致（见"急性胰腺炎的原因"）。但是不管是什么原因，在急性胰腺炎期间，胰腺的外分泌功能都会下降。胰腺本应正常分泌进入十二指肠的酶原，却在胰腺或胰管内提前被激活，导致胰腺组织发生了自身消化。胰腺炎会引起剧烈的疼痛、间隙中大量积液（引起低血容量）、胰腺脂肪坏死（伴有血清钙的消耗），甚至偶发出血。

急性胰腺炎所致的失衡

无论轻型还是重型急性胰腺炎，都能引起水、电解质失衡，包括低血容量、低钠血症、低钙血症、低镁血症和低钾血症。

（一）低血容量

低血容量是急性胰腺炎患者死亡的主要原因。重症胰腺炎会触发全身炎性介质释放，从而使毛细血管通透性增加，血管扩张，导致大量液体从血管内移出到细胞间隙和腹膜后间隙，引起低血容量。呕吐、腹泻、过度水肿以及可能的出血也能引起低血容量。

（二）电解质丢失

急性胰腺炎也可导致钙、镁和钾离子的丢失。呕吐和腹泻能引起低钠血症、低钾血症和低镁血症（严重时）。低钠血症也可因过度出汗和抗利尿激素分泌增加所致，导致低血容量。

急性胰腺炎的低钙血症通常伴有低蛋白血症。胰腺间隙和胰周脂肪组织的脂肪坏死可以使游离脂肪酸释放和腹腔脂肪皂化，进一步导致血清钙离子浓度降低。因为镁在脂肪坏死区域沉积而使血清镁浓度降低，可导致低镁血症。由于低镁血症可引起低钙血症，所以应首先纠正低镁血症。

症状和体征

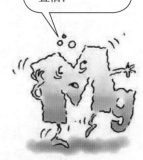

我竟然变得如此之低, 真令人难以置信!

通常轻度胰腺炎仅有的症状是局限于上腹脐周的疼痛，呕吐后疼痛不缓解。严重的胰腺炎，患者通常可能主诉中上腹区域剧烈、持续、尖锐的疼痛；疼痛可以是广泛性的，也可以表现为腹部左上1/4 位置的疼痛，并向后背或其他位置放射。患者的典型描述可能有钻痛或刺痛，且近期有暴饮暴食史，前或抱膝蜷缩体位时疼痛可能有所减轻。

其他症状

胰腺炎其他可能出现的症状和体征包括恶心、呕吐、发热、轻度黄疸、心动过速、呼吸急促、肌肉痉挛以及排泄含脂的、恶臭的大便。根据病情的严重程度和体液丢失及出血的程度不同，患者可能出现低血压。可出现 Grey–Turner 征（腰部淤血）、Cullen 征（脐周淤血）、Chvostek 征和 Trousseau 征（低钙血症）以及腹部膨隆、腹肌强直和压痛、肠鸣音减弱。

胰腺炎可引起严重的、危及生命的并发症，需要密切监测这些并发症的症状和体征（见"急性胰腺炎的并发症"）。

辅助检查

一些辅助检查有助于急性胰腺炎的诊断，包括影像学检查和血液学检查。严重程度评分也有助于判断疾病的严重程度和预测患者的预后。

影像学检查

- 胸部 X 线片如显示肺不张、胸腔积液或肺部浸润（最常见于左侧）等肺部并发症，则提示合并成人呼吸窘迫综合征
- 腹部 X 线片可用于排除腹部疼痛的其他原因，明确肠道扩张和肠梗阻
- 并发急性胆管炎的患者应在入院后 24 小时内进行 ERCP

- 磁共振胰胆管造影可显示胆总管内的结石和坏死，此检查不需要静脉注射造影剂
- 腹部超声检查是确定胰腺炎病因最有用的检查，也是胆结石的首选检查方法
- 急性胰腺炎通常可根据症状和实验室检查结果确诊。美国胃肠病学院指出，只有在临床症状没有改善、诊断不明确的情况下，才应进行对比增强 CT 和 / 或胰腺磁共振成像。这种检查很少在症状出现 72 小时之前进行，通常是为了评估并发症

血液学检查

- 血清淀粉酶浓度升高（超过正常值的 3 倍）常提示胰腺炎。其浓度通常在发病 12 ～ 24 小时内达到峰值，并在几天内恢复至正常水平
- 血清脂肪酶浓度通常在症状出现后的 4 ～ 8 小时内升高，大约在 24 小时达到峰值，并大约在 12 天内恢复至正常水平
- 一些其他指标也会升高，包括葡萄糖、甘油三酯、胆红素、天冬氨酸转氨酶、谷丙氨酸转氨酶、乳酸脱氢酶、碱性磷酸酶以及血尿素氮。实验室检查还可能提示凝血酶原时间延长和白细胞数量增加
- 血细胞比容、动脉血氧分压和钙离子、镁离子、钾离子以及白蛋白水平都会降低

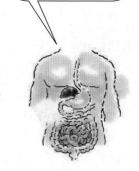

无论患者的腹痛是源于胰腺类还是源于其他原因，X线检查都可能有提示。

严重性评分

一些评分系统有助于评估急性胰腺炎的严重程度并预测患者的预后。早期使用评分系统至关重要，因为早期识别重度胰腺炎能显著改善预后。评分系统包括 Ranson 评分、APACHE Ⅱ 评分（急性生理评分和慢性健康评估）、MOSF（多器官系统衰竭）评分、校正的 Glasgow 评分和 Balthazar 评分。

Ranson 评分需要入院时（胰酶的局部炎性反应）和 48 小时后（全

急性胰腺炎的并发症

急性胰腺炎患者可能会快速出现并发症，尤其是胰腺坏死的患者。

密切监测以下并发症的症状和体征：

- 急性假性囊肿
- 腹腔内感染
- 胰腺坏死
- 出血

身反应）的几个指标。如果患者满足了三个或更多的标准，就提示病情严重和死亡风险增高（见"Ranson 评分"）。

APACHE Ⅱ评分用日常生理测量值计算分值，对死亡率进行统计学预测。这种评分系统十分耗时，不能及时对重症急性胰腺炎进行评估。

敏感性指标

MOSF 评分要比 Ranson 评分和 APACHE Ⅱ评分敏感，它能评估入院当时的病情严重程度，并可每日重复评估，常用于重症监护病房。该评分系统能够评估七个脏器，分值越高提示病情越严重。MOSF 评分> 3，提示疾病较严重。

校正后的 Glasgow 评分与 Ranson 评分相似，但评估指标较少，可以进行日常评估。Balthazar 评分是应用 CT 扫描结果对预后进行评估（见"Balthazar 评分：CT 扫描的严重性参数"）。

治疗

急性胰腺炎的医疗处置相当简单。患者无需口服任何药物，只需静脉输液。止痛药有助于缓解疼痛。一般不需要使用抗生素。

急性胰腺炎的治疗目的是：维持循环和体液容量，缓解疼痛，减少胰腺分泌，维持营养，以及预防感染和并发症的发生。

（一）补液

对于第三间隙和腹膜后间隙有大量积液的患者，需要给予积极补液。这些液体的转移可导致血管内的容量减少，可引起心动过速、低血压、肾衰竭、血液浓缩和全身循环衰竭。血液浓缩可使胰腺坏

Ranson 评分

Ranson 评分用于重症急性胰腺炎的早期诊断。患者的分值越高，胰腺炎就越严重，死亡风险也就越高。下表详细列出了评分标准和对预后的预测。满足以下一项计 1 分。

入院当时	入院后 48 小时	预后
● 年龄> 55 岁	● 血细胞比容减少> 10%	● 0 ～ 2 分：死亡率 2%
● 白细胞计数> 16×10^9/L	● 血尿素氮增加> 1.79mmol/L	● 3 ～ 4 分：死亡率 15%
● 血糖> 11.2mmol/L	● 血清钙< 2mmol/L	● 5 ～ 6 分：死亡率 40%
● 乳酸脱氢酶> 350IU/L	● 动脉血氧分压< 60mmHg	● 7 ～ 11 分：死亡率 100%
● 天冬氨酸转氨酶> 250IU/L	● 碱缺失> 4mmol	
	● 预计失液量> 6L	

Balthazar 评分：CT 分级评分系统

Balthazar 评分系统用 CT 扫描结果进行疾病的严重程度分级。症状较重的急性胰腺炎患者应该在发病 3 天内接受增强 CT 扫描，以鉴别是水肿性还是坏死性胰腺炎。

第一个表显示了急性胰腺炎的分级和胰腺坏死程度，第二个表显示了每一分值所表示的死亡风险和出现并发症的可能性。该评分本身是将胰腺炎分级和胰腺坏死程度结合起来的评分。

结果		分值
急性胰腺炎的分级		
正常胰腺		0
胰腺、胰周脂肪炎		1
仅有一个部位有积液或蜂窝织炎		2
两个或以上部位有积液或蜂窝织炎		3
胰腺坏死的程度		4
胰腺坏死的程度		
没有坏死		0
胰腺 1/3 坏死		2
胰腺 1/2 坏死		4
胰腺坏死 > 1/2		6
严重性指数	死亡率	并发症
0～1	0%	0%
2～3	3%	8%
4～6	6%	35%
7～10	17%	92%

死和器官衰竭的风险增加。

大部分胰腺炎患者使用胶体液或林格液治疗低血压和休克有很好的效果。需密切监测患者的电解质异常情况，尤其是低钙血症、低钾血症和低镁血症。液体替代治疗的目的是：纠正失衡和补充血容量。如果患者出现胰腺坏死，或突发严重的内出血时，就需要输注浓缩红细胞以维持血流动力学稳定。

（二）止痛

胰腺炎所致的疼痛需要止痛治疗。一直以来，哌替啶（杜冷丁）是公认的止痛治疗的最好选择，因为其很少会像阿片类药物（如吗啡和芬太尼）那样造成 Oddi 括约肌痉挛。但是，最近也有很多研究显示，阿片类药物能够更好地止痛，且患者的耐受性也很好。患者采取膝胸体位可能也有助于缓解疼痛。

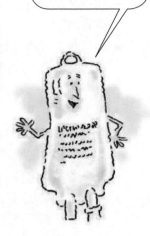

重症胰腺炎患者可能需要全胃肠外营养，以帮助其对抗疾病的高危应激和高分解代谢情况。

（三）禁食 —— 让胰腺休息

让胰腺休息是治疗的一部分，即避免进食对胰腺的刺激，以免促进胰酶分泌。在胰腺炎早期，患者不应经口进食。当疼痛减轻和患者病情改善后，可在密切监测下开始经口进食。最初应给予少量富含糖类的食物，因其不会像脂肪和蛋白质那样刺激过多的胰液分泌。

如果必要，制酸剂有助于中和胃酸；抗组胺药能减少盐酸的产生；抗胆碱能药物能降低迷走神经的兴奋性，减慢消化道的蠕动，以及抑制胰酶分泌。如果重症胰腺炎患者伴有广泛的胰腺坏死，就需要使用胰岛素来纠正高血糖。

对于有反复呕吐、胃扩张或肠梗阻的患者，可能需要插入胃管。胃管引流能减少胃液，从而抑制胰液分泌。

尽管存在争议，但如果出现继发性感染或坏死性胰腺炎，则应使用抗生素治疗急性胰腺炎。

（四）营养支持

在能经口进食之前，胰腺炎患者必须通过其他方式接受营养。对于病情较轻者，最多禁食 7 天。对于重症胰腺炎患者而言，需要进行营养支持，因其应激反应强，分解代谢高。此时，患者需要接受全胃肠外营养（如患者甘油三酯升高，就不能添加脂类）或肠饲喂养。

（五）消除感染

肠道活动减弱可使肠道菌群通过结肠壁引起胰腺尤其是坏死区域的感染，这些区域尤其容易感染。当坏死的胰腺组织感染时，死亡率升高至 40% ～ 70%。

抗生素有助于预防和治疗感染。如果感染的胰腺坏死区域扩大，可以进行外科清创术和引流术。也可在 CT 扫描定位下进行抽吸。这有助于鉴别感染源，以便更有效地进行治疗。

（六）处理并发症

为防止疾病进展，要为患者做手术或 ERCP 以去除胆石或其他胆道梗阻。对于合并胰腺脓肿或假性囊肿的患者，可以施行引流术。如果患者出现心血管、肾、肺、消化道或神经系统的并发症时，则需要对这些特殊的并发症进行治疗。

记忆小妙招

为了记住对急性胰腺炎的关键治疗，要记住以下几点：

- 止痛
- 静脉补液防止休克
- 胃管插管
- 监测钙离子浓度
- 评估肾功能
- 评估肺功能
- 给予抗生素治疗
- 必要时手术或特殊处理

护理措施

需要密切监测急性胰腺炎患者，并对其全面评估和仔细护理。应遵循以下指南：

- 向急性胰腺炎患者及其家属进行宣教（见"关于急性胰腺炎的宣教"）
- 确保患者气道通畅，并至少每小时一次或按医嘱评估呼吸状况。听诊有无呼吸音减低。按医嘱检查血氧饱和度和动脉血气分析
- 至少每小时或按医嘱监测患者的心脏和血流动力学状况
- 至少每小时或按医嘱监测生命体征
- 为了最大限度地减轻疼痛使患者保持舒适体位，如膝胸位
- 让患者尽量休息，降低代谢
- 如果患者出现急性呼吸窘迫综合征，需要采用其他额外的治疗方法，如俯卧位
- 按医嘱给予氧疗
- 按医嘱给予液体替代治疗。要注意观察患者有无液体负荷过

教学要点

关于急性胰腺炎的宣教

对急性胰腺炎患者进行宣教时，应确保包含以下内容，并评估患者的理解程度：

- 解释急性胰腺炎，包括它的病因、症状和体征、治疗、可能发生的并发症以及复发的风险
- 酒精在急性胰腺炎中的作用
- 避免诱因的重要性，尤其是酒精和含酒精产品，如某些咳嗽药和感冒药，以及避免摄入高脂食物
- 进行饮食指导，如果是高甘油三酯引发的胰腺炎，宣教降脂药物的作用
- 所用的药物以及可能出现的不良反应
- 按医嘱进食，包括高糖类和低脂肪、低蛋白质饮食，避免食用咖啡和刺激性食物
- 戒烟
- 应该向医生报告的症状和体征
- 后续治疗的重要性
- 必要时推荐去合适的支持治疗团队，如戒酒中心

多的体征，如呼吸困难、水肿和湿啰音
- 监测血清实验室检查结果的变化（血液学、凝血功能和血生化）

降低风险的措施

- 密切监测低钾血症（低血压、肌肉无力、冷漠、意识模糊和心律失常）、低镁血症（低血压、心动过速、谵妄、抽搐、深部腱反射减弱和意识模糊）、低钙血症（Chvostek 征和 Trousseau 征阳性、抽搐、癫痫以及心电图 QT 间期延长）的症状和体征，并准备好急救设备
- 评估 Gullen 征和 Grey-Turner 征，这些提示为出血性胰腺炎
- 密切监测患者的液体出入量，如果尿量少于 0.5ml/（kg·h），及时报告给医生，每日测量患者的体重
- 监测患者的精神状况，注意意识模糊和嗜睡情况
- 维持患者体温正常，以降低机体的氧需求量
- 对患者的疼痛进行评估，并按医嘱给予药物治疗
- 按医嘱给予抗生素治疗，并监测其血清峰浓度和谷浓度，使其维持在恰当水平
- 禁止口服食物和水以防止刺激胰酶分泌
- 按医嘱插入胃管，每 4 小时检查一次位置。用生理盐水冲洗以保持胃管通畅。监测引流液有无明显的出血，并监测呕吐物和大便的出血情况
- 评估患者有无腹部膨隆和肠鸣音减弱或消失，测量腹围
- 按医嘱给予通便，以缓解由肠道运动障碍和使用阿片类药物引起的便秘
- 按医嘱给予肠外营养治疗或肠饲。监测血糖水平，并按医嘱给予胰岛素治疗
- 当肠鸣音增强和患者状况改善时，食用清洁流食 1～2 天后可换为高糖类、低蛋白质、低脂肪饮食
- 进行关节活动度练习，以维持关节功能
- 施行极为细致的皮肤护理
- 为患者和家属提供情感支持，并鼓励他们表达自己的感受
- 根据指征，必要时准备手术
- 记录你的评估和护理措施（见"急性胰腺炎的记录"）

智能图表

急性胰腺炎的记录

如果患者为急性胰腺炎，应确保记录以下内容：

- 生命体征
- 出入量
- 实验室和影像学检查结果
- 对检查程序的耐受性
- 呼吸系统状况
- 每日体重
- 静脉输液治疗
- 静脉输液位置明显并保持其通畅
- 营养支持治疗
- 适当时给予饮食支持
- 所用的药物
- 如果需要，给予吸氧
- 疼痛的程度和对药物的反应
- 体位以及反应
- 精神状况
- 呕吐物和排泄物的外观和特征
- 如果留置胃管，要保证胃管位置正确，并对胃管给予护理
- 患者病情好转和恶化的症状和体征
- 安全措施
- 医嘱
- 所有的护理评估、观察和护理措施以及患者的反应
- 对患者和家属的宣教以及他们的理解程度

学习要点

急性胰腺炎小结

基础知识

- 胰腺的炎症
- 两种类型：水肿型，通常较轻，大约占 85%，有自限性，

5～7 天康复；坏死型，较严重，约占 15%，呈进展性，且能够引起组织损害和细胞坏死
- 随着疾病的反复发作，可能进展为慢性胰腺炎

发生原因

- 胆石是最常见的原因
- 饮酒次之
- 其他胆道疾病、药物、感染、中毒和代谢因素、创伤以及其他原因也都可引起急性胰腺炎

对胰腺的影响

- 外分泌功能下降
- 有活性的胰酶在胰腺中消化胰腺组织

急性胰腺炎所致的失衡

低血容量

- 急性胰腺炎死亡的主要原因
- 急性胰腺炎触发机体释放炎性介质，导致毛细血管通透性增加和血管扩张，引起大量的液体从血管内转移至第三间隙和腹膜后间隙
- 也可因呕吐、腹泻、过度出汗和出血所致

低钠血症

- 因呕吐、腹泻和过度出汗所致
- 当低血容量时，抗利尿激素分泌增多，也可引起低钠血症

低钙血症

- 同时伴低蛋白血症
- 因脂肪坏死（由胰腺间隙和胰周脂肪组织脂质坏死引起）导致游离脂肪酸释放和腹腔内皂化所致
- 也源于低镁血症（低镁血症发生在低钙血症之前）

低镁血症

- 由呕吐和腹泻所致
- 当镁在脂肪坏死区域沉积时，血清镁离子浓度降低

低钾血症

- 可因呕吐和腹泻所致

症状和体征

- 轻度胰腺炎：上腹部脐周固定疼痛，且呕吐后未缓解
- 重度胰腺炎：通常出现中上腹区域的严重、持续、尖锐的疼痛，可以范围广，也可发生在腹部左上 1/4 处，且向背部或其他位置放射。因大量进食或饮酒所致，患者前倾或膝胸位可有所缓解
- 恶心
- 呕吐
- 发热
- 轻度黄疸
- 心动过速
- 呼吸窘迫
- 肌肉痉挛
- 含脂、恶臭味的大便
- 可能出现低血压
- Grey-Turner 征（腰部淤血）
- Cullen 征（脐周淤血）
- Chvostek 征和 Trousseau 征（低钙血症）
- 腹胀、板状腹、有压痛，并伴肠鸣音减弱

治疗

- 维持循环血量（需要积极补液治疗）
- 缓解疼痛（给予药物治疗，如吗啡、芬太尼，并保持适合体位）
- 减少胰液的分泌，让胰腺休息（禁止经口食入水或药物，让胰腺休息，可能需要插入胃管）
- 保证营养（营养支持，如全胃肠外营养或经肠管饲）
- 预防或治疗感染以及并发症（抗生素治疗，必要时手术治疗）

小测验

1. 胰腺同时具有外分泌腺和内分泌腺的功能。以下哪项是其内分泌功能的例子？

   A.胰岛细胞产生胰岛素

   B.胰腺细胞产生淀粉酶

   C.产生消化蛋白质的酶，如胰蛋白酶原和糜蛋白酶原等

D. 产生的酶在断裂过程中起着关键作用，可以分解和代谢碳水化合物和脂肪

答案：A；胰岛中的 β 细胞分泌胰岛素是内分泌功能的一个例子。

2. 慢性胰腺炎最常见的病因是

A. 怀孕

B. 胆结石

C. 高碳水饮食

D. 过量饮酒

答案：D；大约 80% 的慢性胰腺炎病例是由于长期过量饮酒造成的。

3. 下列哪项测试最有助于确定胰腺炎的病因？

A. 内镜逆行胰胆管造影术（ERCP）

B. 磁共振胰胆管造影术（MRCP）

C. 腹部超声检查

D. 以上都不是

答案：C；腹部超声检查是确定胰腺炎病因最有用的检查，也是检测胆结石的首选技术。

4. 在进行实验室血液检测时，下列哪项对胰腺炎的检测最有特异性

A. 淀粉酶升高

B. 脂肪酶升高

C. 淀粉酶降低

D. 肌酐升高

答案：B；血清脂肪酶水平对检测胰腺炎最具特异性。血清脂肪酶水平通常在症状出现后 4～8 小时内升高，并在 24 小时左右达到峰值。

5. 急性胰腺炎的医疗处置包括下列哪项内容？

A. 液体复苏（静脉输液）

B. 高脂肪饮食

C. 使用抗生素

D. 以上皆是

答案：A；急性胰腺炎的医疗处置相当简单。病人口服药物，静脉输液；止痛药有助于缓解疼痛；无需使用抗生素。

评分

☆☆☆ 如果你五道问题都回答正确，棒极了！你已经熟练掌握了胰腺炎的知识。

☆☆ 如果你回答对了四道题，很好！你已经对本章内容有很好的
了解。

☆ 如果你回答正确的题目少于四道，OK！ 再复习一遍本章内
容，直到你能够充分理解为止。

（曾财花）

参考文献

Medscape. (2018). *Pancreatitis prognosis criteria*. https://reference.medscape.com/
calculator/pancreatitis-prognosis-criteria

Tang, J. (2021). *Acute pancreatitis*. https://emedicine.medscape.com/article/181364-
overview

第十七章　肾衰竭

划重点

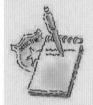

在本章中，你将学习以下内容：
◆ 急性肾衰竭和慢性肾衰竭的区别
◆ 肾衰竭并发的水、电解质和酸碱失衡
◆ 肾衰竭的症状和体征
◆ 肾衰竭患者恰当的护理措施

关于肾衰竭

　　肾衰竭是指肾的正常功能遭到破坏。肾在调节水、电解质、酸和碱的平衡中起重要作用。肾脏位于腰部腹膜后，产生和排泄尿液以维持体内平衡。肾脏调节体液的容量、电解质浓度和酸碱平衡；净化血液并排除废物；调节血压；促进红细胞生成。

　　急性肾衰竭会突然发生，通常是可逆的。而慢性肾衰竭发生过程缓慢，且不可逆转。

　　急性和慢性肾衰竭都会影响肾功能单元，即生成尿液的肾单位。当肾失去经尿液排泄水、电解质、代谢废物和酸碱产物的能力时，就会出现失衡。患者可发展为高血压、贫血和尿毒症，还可能并发肾性骨营养不良症，包括骨质疏松和骨量减少。下文将详述急性和慢性肾衰竭的发病机制。

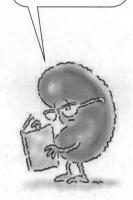

所有能引起肾衰竭的因素都令人担心！

急性肾衰竭的发病机制

　　急性肾衰竭的发病机制可能是肾前性原因，如心力衰竭（导致肾的血流量减少）；可能是肾性原因（即肾脏自身的损害）；还可能是肾后性梗阻，如前列腺炎（能够引起尿液向肾脏逆流）（见"急性肾衰竭的发病机制"）。

　　急性肾衰竭可能是肾前性的、肾性的或肾后性的。让我们来详细了解一下。

　　大约5%的住院患者在住院期间会出现急性肾衰竭，主要是因为住院期间有许多因素都会导致肾血流量减少或肾单位受损。急性肾衰竭通常经历三个不同阶段：少尿或无尿期、多尿期和恢复期。

第一个阶段：危险的少尿期

第一个阶段，急性肾衰竭的首个临床表现是尿量减少，称为少尿或无尿期。典型的表现是：肾小球滤过率（glomerular filtration rate,GFR）下降，尿量减少至 24 小时不足 400ml。尽管如此，尿量可能会在几天到几周内保持在每小时少于 30ml 或每天少于 400ml 的水平。在损伤发生之前，肾脏会通过保留钠和水来应对血流量的减少。

当肾功能下降、含氮的代谢废物聚集时，血尿素氮（blood urea nitrogen，BUN）和肌酐的浓度升高，最终将导致尿毒症。由于尿素氮增高和肾功能紊乱，患者会出现电解质失衡、代谢性酸中毒和其他紊乱，如不及时治疗，会危及生命。

少尿期通常会持续 1～2 周或更长时间，此阶段持续时间越长，肾功能恢复正常的可能性就越小。

第二个阶段：病情略好转

第二个阶段，即多尿期，患者每日尿量逐渐增加，从每 24 小时 400ml 增加到每 24 小时 1～2L。当肾脏无法保留钠和水时，就进入了利尿期，表现为尿液排出量增加，超过 400ml/24 小时。肾小球滤过率可能正常或增加，但肾小管的功能异常。BUN水平不再继续升高。虽然此阶段尿量开始增加，但随着 GFR 的增加，仍然存在水、电解质失衡的风险。多尿期大约会持续 10 天。这一阶段突显了机体试图补偿肾脏已出现的损坏。

第三个阶段：恢复期

第三个阶段，即恢复期（或康复期），水、电解质浓度开始稳定，提示肾功能正逐渐恢复正常。患者可能会遗留肾功能轻度减低的问题，所以仍有水、电解质失衡的风险。恢复期通常持续 3～12 个月。

通常，急性肾衰竭会经历三个不同阶段：少尿或无尿期、多尿期和恢复期。第一阶段让人很害怕！

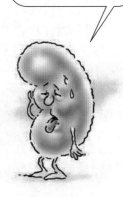

慢性肾衰竭的发病机制

慢性肾衰竭的发生原因比急性肾衰竭的更隐匿，可能由以下疾病引起：

- 血管疾病：如肾脏血管硬化或高血压
- 内分泌疾病：如糖尿病
- 慢性肾小球疾病，如肾小球肾炎
- 慢性感染，如慢性肾盂肾炎或肾结核
- 先天性异常，如多囊性肾病

急性肾功能的发病原因

急性肾衰竭的发病原因分为三种：肾前性、肾性和肾后性。肾前性原因包括引起肾血流量减少的原因；肾性原因包括导致肾自身受损的原因；肾后性原因包括引起尿液流出受阻、使尿液向肾逆流的原因。下图描绘了每一种类型的详细原因。

肾前性原因

- 严重心血管疾病（心脏压塞、心力衰竭、心肌梗死）
- 周围血管扩张（低血压、烧伤、脱水）
- 严重血管收缩（恶性高血压）
- 肾血管阻塞
- 子痫前期
- 抗高血压药物（血管紧张素转换酶抑制剂和血管紧张素受体阻滞剂）
- 创伤
- 休克（感染性、低血容量性、心源性）

肾性原因

- 急性肾小管坏死
- 肾毒性
- 感染，如急性肾盂肾炎
- 重金属中毒
- 肾毒性药物（氨基糖苷类，或非甾体抗炎药，或头孢菌素类）
- 由于肾衰竭治疗不及时所致的缺血性损害
- 子痫、产后肾衰竭或子宫出血
- 骨髓瘤性肾病
- 肌肉病变、脓毒血症或输血反应
- 创伤（挤压伤）

肾后性原因

- 膀胱梗阻
- 输尿管、尿道梗阻
- 前列腺增生
- 前列腺癌
- 创伤

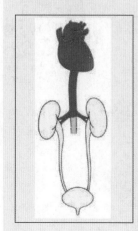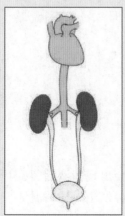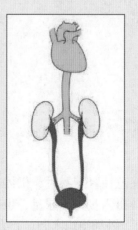

- 梗阻，如结石所致的梗阻
- 胶原病，如系统性红斑狼疮
- 长时间使用氨基糖苷类、非甾体抗炎药或锂剂等肾毒性药物
- 自身免疫性疾病，如 IgA 肾病或局灶性节段性肾小球硬化症

（一）分期

慢性肾衰竭是指肾组织受到损害后出现不可逆转的硬化，肾小球功能丧失。慢性肾衰竭可由慢性疾病或快速进展的疾病引起。由于慢性肾衰竭病程缓慢，要识别其所处的阶段比较困难。肾功能恶化的程度主要取决于导致其恶化的原因。因此，可通过肾功能的程度来判定慢性肾衰竭的分期。

慢性肾衰竭分为四期：

1. 肾储备功能减少（GFR 为 40 ～ 70ml/min）
2. 肾功能不全 （GFR 为 20 ～ 40ml/min）
3. 肾衰竭（GFR 为 10 ～ 20ml/min）
4. 终末期肾病（GFR ＜ 10ml/min）

（二）肾储备功能下降

肾脏具有巨大的功能储备，只有在肾小球滤过率（GFR）＜ 75% 时才会出现症状。随着肾功能减退，残余的有功能的肾单位逐渐退化，症状和体征也逐渐加重。衰竭的肾无法调节水平衡，不能滤过溶质而有效地参与酸碱平衡。如果慢性肾衰竭未及时发现，氮质类毒素在体内聚集，重要脏器可发生致命性改变。

> 当其中一个器官开始衰竭时，会对其他所有的器官产生影响。打个比喻，如果身体就是一辆汽车，那么所有的 "汽车部件"（器官）对于优化整体功能都很重要。

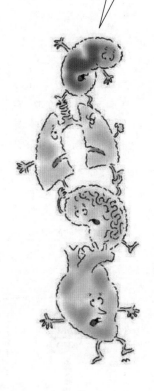

肾衰竭引起的失衡

急性或慢性肾衰竭都会引起水、电解质和酸碱失衡，包括

- 血容量增多或不足
- 低钠血症或高钠血症
- 低钙血症
- 高钾血症
- 高镁血症
- 高磷血症
- 代谢性酸中毒或代谢性碱中毒

（一）水潴留或缺水

当尿量减少，尤其是在急性肾衰竭时，机体会出现体液潴留，导致血容量增多。如果液体摄入量大于尿量，也会发生上述情况。体液潴留的结果是血压升高、外周组织水肿、心力衰竭或肺水肿。

急性肾衰竭的多尿期常发生低渗性脱水，可导致低血压或循环衰竭。

（二）钾离子增高

当肾的排钾能力减弱时，血清钾离子浓度升高，可导致高钾血症。慢性肾衰竭患者比突然发作的急性肾衰竭患者更能耐受高血钾水平。

肾衰竭合并代谢性酸中毒时，钾离子从细胞内移出至细胞外液中。坏死或损伤的细胞释放钾离子，可使高钾血症进一步恶化。另外，其他情况，如感染、消化道出血、创伤和外科手术，也可能引起血清钾离子浓度升高。由于高钾血症患者可能出现致命性心律失常，因此治疗高钾血症至关重要。

（三）失衡

血清钙和血清磷呈互反关系，因此，如果它们一种离子失衡，另一种离子也会随之发生失衡。

当肾排磷的能力减弱时，就会发生高磷血症。继之，血磷浓度升高导致钙离子浓度降低。

肾对维生素 D 的活化作用降低可引起消化道吸收钙离子减少，这是导致低钙血症的另一个原因。

（四）钠离子的影响

在肾衰竭期间，钠离子浓度可以异常升高或较正常值偏低。

由于 GFR 降低和肾小管损伤，机体可能发生钠水潴留，因此急性肾衰竭可合并低钠血症。在代谢性酸中毒时，由于细胞内、外钠离子和钾离子之间的交换，可能引起稀释性低钠状态。

慢性肾衰竭也可合并低钠血症。随着肾衰竭程度的加重，排出的钠离子逐渐减少，高钠血症会进一步恶化。

（五）镁离子浓度升高

肾衰竭患者可由于 GFR 降低和肾小管损害而引起镁离子潴留。但是，如果患者不是额外使用了一些的镁剂，如缓泻剂、抑酸剂、静脉制剂或高营养溶液，通常高镁血症不易被发现。

（六）酸碱失衡

代谢性酸中毒是继发于肾衰竭的最常见酸碱失衡。其原因是：肾经尿液排出氢（酸）的能力下降。酸中毒也可能因肾保留碳酸氢根的能力下降而加重。

慢性肾衰竭患者比急性肾衰竭患者有更多的时间对失衡进行代偿。肺会代偿性地增加呼吸深度和频率，以呼出二氧化碳来纠正酸中毒。

肾衰竭患者很少会出现代谢性碱中毒，如果出现，通常是由于为了纠正代谢性酸中毒而过度摄入碳酸氢根所致。

症状和体征

询问病史常能揭示患者引起肾衰竭的诱因，包括近期发作的发热、寒战、消化道紊乱（如厌食、恶心、呕吐、腹泻或便秘）和中枢神经系统症状，如头痛。

肾衰竭发生的时间长短不同，其症状和体征也不相同（见"与急性肾衰竭相关的实验室检查结果"）。急性肾衰竭患者由于病程短，表现出的体征也较少，但是，急性肾衰竭患者几乎体内的所有系统都会受累，因此应评估几个器官系统（见"识别肾衰竭"）

（一）低钠血症

肾衰竭患者的肾保钠能力下降，可能发生低钠血症。患者可能主诉口干、疲劳和恶心。你可能会发现患者出现低血压、皮肤弹性差和精神萎靡，最后发展为嗜睡和意识模糊。

后期，随着患者功能肾单位减少，肾排出钠和钾的能力降低，尿量减少。尿液也可能被稀释，并伴有管型和结晶。钾离子聚集可导致肌肉兴奋性增高，继之出现肌无力、脉搏不规整和致命的心律失常。钠离子潴留可引起体液潴留，出现明显的水肿，患者由于体液潴留而使体重增加。也可能出现代谢性酸中毒。

与急性肾衰竭相关的实验室检查结果

应重点关注急性肾衰竭的早期症状：

- 24小时尿量少于400ml或每小时尿量少于30ml
- 血尿素氮（BUN）浓度升高
- 血肌酐浓度升高
- 蛋白尿
- 肾小球滤过率降低

警示！

识别肾衰竭

下表列出了与肾衰竭相关的体内各系统的症状和体征，注意，每个患者可表现一部分或所有的症状和体征。

神经系统

- 腿和足部烧灼感、瘙痒和疼痛
- 昏迷
- 意识模糊
- 疲劳
- 头痛
- 呃逆
- 易激惹
- 精神萎靡和嗜睡
- 肌肉兴奋性增加和抽搐
- 癫痫
- 注意力持续时间和记忆时间短

心血管系统

- 贫血
- 心律失常
- 水肿
- 心力衰竭
- 高血压
- 低血压
- 脉搏不规整
- 心包摩擦音
- 心动过速
- 由于体液潴留而体重增加

肺

- 湿啰音
- 如果合并肺炎，会出现呼吸音减低
- 呼吸困难
- Kussmaul 呼吸

消化系统

- 呼吸有氨臭味
- 厌食
- 出血
- 便秘或腹泻
- 口干
- 消化道黏膜炎症和溃疡
- 口中有金属味
- 恶心和呕吐
- 腹部压痛和叩痛

皮肤

- 毛发干燥、易碎，可有颜色改变或容易脱落
- 黏膜干燥
- 皮肤干燥伴皮肤瘀斑、瘀点和紫癜，呈鱼鳞状

- 皮肤弹性降低
- 严重瘙痒
- 指甲变薄、易裂
- 尿毒症霜（晚期）
- 皮肤棕黄

泌尿生殖系统

- 女性出现闭经
- 无尿或少尿
- 尿液的外观或性状改变
- 性欲降低
- 尿液稀释和结晶
- 男性出现阳痿
- 不孕

肌肉骨骼

- 骨骼和肌肉疼痛
- 步态异常或不能活动
- 不能行走
- 肌肉抽筋
- 肌无力
- 病理性骨折

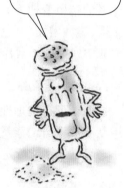

钠离子不足或过多都会导致棘手的失衡发生。

（二）心脏改变

当肾衰竭累及心血管系统时，你会发现患者有高血压和脉搏不规整，还可能出现心动过速。尤其是慢性肾衰竭患者，你可能还会发现与心包炎相关的心包摩擦音。如果发生心力衰竭，可在患者肺底部闻及湿啰音，并且出现肢体水肿。

（三）肺功能下降

肺部改变包括肺内巨噬细胞的活性降低，继而容易引起感染。

如果出现肺炎，可能表现为炎症部位的呼吸音降低。肺水肿时，肺底部可闻及湿啰音。代谢性酸中毒时可出现 Kussmaul 呼吸。

（四）口腔改变

在消化道炎症或溃疡时，口腔检查可能发现牙龈溃疡和出血。患者口腔有金属味，可有呃逆、厌食、恶心、呕吐（由食管、胃或肠道等相关问题引起）等不适。营养不良可能继发于厌食、精神萎靡和蛋白质摄入减少，并可能导致免疫功能下降和伤口愈合不良。你可能会闻到患者的呼气有氨味。腹部触诊或叩诊时患者可能有疼痛。

（五）皮肤表现

皮肤检查可见患者皮肤呈典型的棕黄色。尿毒症可引起皮肤干燥伴有鳞屑，并表现出因血小板减少或血小板功能失调引起的紫癜、瘀斑或瘀点。在晚期，如不及时治疗，患者表皮可能会出现尿毒症霜（由于尿素和尿酸随着汗液分泌，皮肤表面出现的粉状沉淀物）。患者的指甲变薄变脆，出现特征性的线条。患者的黏膜干燥，头发干燥、脆性增加、颜色改变，并易于脱落。患者通常有严重的瘙痒症状。皮肤中残留的毒素释放的炎症介质是导致瘙痒的罪魁祸首。

（六）肌肉骨骼系统疾患

患者可有病理性骨折史，并且可能有因钙离子和磷离子失衡或甲状腺激素分泌紊乱导致的骨骼和肌肉疼痛。你可能会观察到患者步态异常或不能行走。慢性肾病（CKD）患者也常出现不宁腿综合征。

（七）其他异常

慢性肾衰竭患者可能有不孕或性欲降低的病史。女性患者表现为闭经，男性患者可出现阳痿。

你可观察到患者的意识发生改变，从轻度的行为改变、短期记忆和注意力缺失、冷漠、嗜睡、易激惹、意识模糊进展为昏迷和癫痫。患者可能由于肌肉兴奋性增高而出现肌肉抽搐和痉挛；也可有疼痛、烧灼感以及腿和脚部瘙痒，并在主动摇晃、运动或舞动时有所减轻。这些症状最终可能发展为感觉异常和自主神经功能紊乱。

实验室检查结果

肾衰竭患者的典型实验室检查结果包括：
- 血清 BUN、肌酐、钾、磷浓度升高（见"年龄相关的肾改变"）
- 肾小球滤过率降低
- 动脉血气分析（ABG）结果提示：代谢性酸中毒——特别是

年龄因素

年龄相关的肾改变

随着年龄的增长，功能肾单位减少，且肾也在变小。这些变化都会使肾血流量减少，并且在老年患者中引起血尿素氮成倍升高。随着患者年龄的增长，肾小球滤过率（GFR）会降低。

pH 值和碳酸氢根离子浓度降低

- 血细胞比容降低、血红蛋白浓度降低和血小板轻度减少
- 尿液分析显示尿液中有管型、细胞碎片，尿比重降低和蛋白尿
- 心电图（ECG）显示 P 波高尖、QRS 波增宽，如存在高钾血症，会出现 P 波消失
- 钙离子浓度降低
- 维生素 D 浓度降低

其他检查如肾活检、肾 – 输尿管 – 膀胱 X 线和肾超声检查也可能提示引起肾衰竭的原因。

治疗

肾衰竭治疗的目标是：纠正特殊的症状，并极力阻止疾病进展。治疗方法取决于慢性肾功能的分期。

（一）低蛋白饮食

肾衰竭患者需要改变饮食结构。患者应食用高热量食物以满足日常需要，并防止机体蛋白质分解。患者的饮食还应减少磷、钠和钾的摄入量。

低蛋白饮食可使肾所排泄的蛋白质代谢产物减少。患者所需的蛋白质仅存在于如鸡蛋、牛奶、家禽和肉类这样的食物中，这些食物中含有所有必需氨基酸，应给予患者这种低蛋白饮食，以防止机体蛋白质分解。

（二）限制液体摄入量

需严密监测患者的生命体征、体重变化和尿量，以维持体液平衡。如果部分肾功能正常，随着袢利尿剂如速尿的使用和限制液体摄入量，液体潴留量会逐渐减少。应慎用利尿剂，它们会影响肾功能。

密切监测血清钾离子浓度对于发现高钾血症非常必要。如果出现高钾血症，就应积极开始治疗（见"高钾血症的紧急治疗"）。给予不含铝的磷酸盐结合剂能够降低血清磷酸盐的浓度。

（三）刺激骨髓产生红细胞

在慢性肾衰竭患者，肾脏生成促红细胞生成素减少。该激素能控制骨髓中红细胞的生成速度，并具有生长因子和分化因子的功能。治疗方法包括给予人工合成的促红细胞生成素，以刺激骨髓产生红细胞。

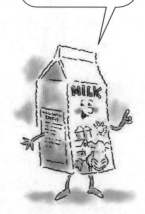

应给予肾衰竭患者富含蛋白质的食物，如牛奶，它含有所有的必需氨基酸，以补充机体蛋白质的分解。干杯！

记忆小妙招

对于肾衰竭的管理，饮食结构改变是非常必要的，应该考虑到"高、低、不"几方面：

- 高热量
- 低蛋白
- 不加盐（同时要监测钾离子浓度）

（四）肾替代治疗

血液透析和腹膜透析能用于急性和慢性肾衰竭的治疗。通过评估肾功能，这些措施有助于纠正水、电解质紊乱，并且可缓解部分肾衰竭症状。虽然透析可以代替肾脏的功能，但它会对人体产生许多不良影响，尤其是需要长期透析时。因此，慢性肾衰竭的最佳治疗方法是肾移植。

护理措施

护理肾衰竭患者时，需要密切监测，给予各种药物和治疗方案，并对患者及家属给予情感支持（见"关于肾衰竭的宣教"）。应遵循以下指导方针：

- 仔细评估患者的水、电解质和酸碱失衡的类型和严重程度
- 准确计算和记录液体出入量
- 每日称量患者的体重，并与患者的出入量记录进行对照

教学要点

关于肾衰竭的宣教

当对肾衰竭患者进行宣教时，要确保包括以下内容，并评估患者的理解程度：

- 肾衰竭的基础知识及其治疗
- 高血压和糖尿病会导致肾病，如果这些疾病没有得到很好的控制，还可能导致肾衰竭
- 药物治疗
- 必要时限制输液的重要性
- 避免高钠和高钾食物
- 每日测量体重的重要性
- 有危险的症状和体征，以及何时报告
- 贫血患者需要经常休息
- 如果需要，可以提供咨询服务
- 对分流器、瘘管和血管装置进行恰当护理
- 如果适合，可以在家进行恰当的腹膜透析
- 为了提供最佳护理，患者与肾内科医生合作的重要性
- 如果 GFR < 20ml/min，需转至移植中心
- 如果患者的糖尿病没有得到很好的控制，应转诊至内分泌科

高钾血症的紧急治疗

高钾血症的紧急治疗包括：给予降钾树脂、透析，给予50%的高渗葡萄糖静脉注射液、普通胰岛素、静脉注射葡萄糖酸钙和静脉输注碳酸氢钠溶液。

- 监测患者的生命体征，必要时包括呼吸音和中心静脉压，以鉴别液体容量的改变，及时报告水、钠潴留引起的高血压
- 注意观察患者有无体液过剩的症状和体征，如水肿、洪脉和呼吸短促
- 监测异常的血清电解质和血气结果，有大的改变向医生报告
- 观察能提示电解质和酸碱失衡的症状和体征，如手足抽搐、感觉异常、肌无力、呼吸急促或意识模糊
- 监测患者的心电图以识别由电解质失衡引起的心律失常
- 监测患者的血红蛋白浓度和血细胞比容
- 如果患者需要透析，每2小时检查一次静脉插管处的凝血情况，透析后检查患者的出血情况
- 按照医嘱限制患者的液体量
- 对于肾脏仍然能排出多余液体的患者，可按处方给予利尿剂
- 给予其他处方药物，如口服或静脉输注电解质溶液以纠正电解质失衡，或给予维生素以纠正营养成分不足
- 了解所用药物的排泄途径，对于经肾排泄或在透析期间可清除的药物，在给药时需要调整药物剂量
- 急性酸中毒应静脉输注碳酸氢钠；慢性酸中毒可口服补充碳酸氢钠。记住，碳酸氢钠中的钠含量高，大剂量给药可导致高钠血症，并可能因此引起心力衰竭和肺水肿

智能图表

肾衰竭的记录

如患者有肾衰竭，应确保记录以下内容：

- 与水、电解质或酸碱失衡相关的评估结果
- 生命体征，必要时包括呼吸音和中心静脉压
- 每日体重
- 实验室检查结果
- 出入量
- 静脉输注或口服给予的电解质替代治疗
- 透析或对静脉插管处的护理
- 医嘱
- 患者和家属的宣教以及患者的理解程度

- 必要时，限制患者的电解质的摄入，尤其是钾和磷的摄入，以防止其失衡。监测并记录患者的反应（见"肾衰竭的记录"）
- 当出现电解质或酸碱失衡或药物治疗无效时，当肾不能排出液体时，要开始准备进行透析
- 维持患者的营养状态，提供高热量、低蛋白、低钠、低钾饮食，按需要提供营养咨询
- 如在患者的胳膊上进行透析的分流术或造瘘时，不要使用该侧上臂测量血压、采血或插入静脉导管
- 为患者和家属提供情感支持，可酌情请专科医生参与
- 对患者和家属进行关于肾衰竭及其治疗的宣教

 学习要点

肾衰竭小结

肾衰竭的基础知识

- 存在正常肾功能的破坏
- 影响肾功能单位，即形成尿液的肾单位
- 经尿液排出水、电解质、代谢废物和酸碱产物的能力丧失，引起失衡
- 可能引起高血压、贫血、尿毒症和肾性骨营养不良
- 可能是急性的或慢性的
- 若不及时治疗，可能会致命

急性肾衰竭

- 突然发生
- 通常可逆
- 可以由肾前性、肾性或肾后梗阻引起
- 可以分为三个阶段：少尿或无尿期、多尿期和恢复期

慢性肾衰竭

- 缓慢发生
- 不可逆
- 可以由慢性肾小球疾病、慢性感染、先天异常、血管疾病、长时间用肾毒性药物和内分泌疾病所致
- 分为四个阶段：肾储备功能下降、肾功能不全、肾衰竭

和终末期肾病

由肾衰竭引起的失衡

血容量增多
- 当尿量减少和液体在体内潴留或液体摄入量多于尿量时发生
- 可引起高血压、外周水肿、心力衰竭或肺水肿

血容量不足
- 通常发生在急性肾衰竭的多尿期
- 可以导致低血压或循环衰竭

高钾血症
- 当肾的排钾能力受损时出现
- 当肾衰竭合并代谢性酸中毒时，可引起钾离子从细胞内移出至细胞外液
- 坏死或受损的细胞释放钾离子，导致高钾血症加重
- 也可因一些其他因素所致，如感染、消化道出血、创伤和外科手术

高磷血症
- 当肾的排磷能力减弱时发生

低钙血症
- 当磷浓度升高时发生（钙和磷呈负相关）
- 也可以由于肾活化维生素 D 的能力降低，使消化道对钙吸收减少而发生

低钠血症
- 当急性肾衰竭时，由于肾小球滤过率降低和肾小管受损，引起钠水潴留时发生
- 可因代谢性酸中毒期间细胞内外的钠钾交换引起

高钠血症
- 慢性肾衰竭时，由于肾衰竭进展、钠离子排出减少所致

高镁血症
- 可因肾小球滤过率下降和肾小管受损所致
- 一般不常出现，除非患者额外补充了镁剂，如缓泻剂、抑酸剂、静脉输液或静脉输注营养溶液

代谢性酸中毒
- 是肾衰竭最常见的酸碱失衡
- 当肾分泌氢离子（酸）的能力丧失时发生
- 也可发生在肾保留碳酸氢盐（碱）的能力丧失时

代谢性碱中毒
- 很少见，发生于为纠正代谢性酸中毒而摄入过多碳酸氢盐时

治疗

- 纠正特异性的症状
- 治疗基础疾病，重点是高血压和糖尿病
- 低蛋白、低钠、低钾、高热量饮食
- 维持水、电解质的平衡
- 促红细胞生成素能促进骨髓中红细胞的生成
- 给予血液透析或腹膜透析治疗
- 肾移植
- 尽快治疗急性肾衰竭，防止慢性肾衰竭恶化
- 教育病人遵医嘱服药，并询问医护人员每种药物的作用（如果不知道的话）

小测验

1. 肾衰竭通常会导致以下哪种电解质失衡？
   A. 高钙血症
   B. 高钾血症
   C. 低磷酸盐血症
   D. 低镁血症
   答案：B；肾脏排钾能力受损会导致高钾血症。肾衰竭时出现的代谢性酸中毒也会导致钾从细胞内转移到细胞外液中。

2. 以下哪种饮食是肾功能衰竭患者的最佳饮食？
   A. 高热量、低蛋白、低钠、低钾饮食
   B. 高热量、高蛋白、高钠、高钾饮食
   C. 低热量、高蛋白、低钠、低钾饮食
   D. 高热量、低蛋白、低钠、高钾饮食
   答案：A；高热量、低蛋白、低钠和低钾饮食是满足肾衰竭患者代谢和营养需求的最佳饮食。

3.　肾衰竭患者的典型化验结果包括

　　A.　GFR 升高

　　B.　血清 BUN 降低

　　C.　肌酐升高

　　D.　血细胞比容升高

　　答案：C；血肌酐升高、血清尿素氮升高和肾小球滤过率降低是肾衰竭的实验室检查结果。

评分

☆☆☆　如果你三道题都回答正确，非常好！你对肾方面的问题了解得很透彻！

☆☆　　如果你回答对了两道题，继续！你对肾衰竭有了很好的理解！

☆　　　如果你回答正确的问题少于两道，不要闷闷不乐，没关系，下一章会更好！

（曾财花）

参考文献

Arora, P. (2021). Chronic kidney disease. *Medscape*. https://emedicine.medscape.com/article/238798-overview

Centers for Disease Control and Prevention (2022). *Chronic Kidney Disease Initiative*. https://www.cdc.gov/kidneydisease/basics.html

Willis, L. (2018). Renal and urinary tract disorders. In L. Willis (Ed.), *Lippincott certification review: Medical-surgical nursing* (6th ed., pp. 246–263). Wolters Kluwer.

第十八章 烧 伤

划重点

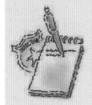

在本章中，你将学习：
◆ 严重烧伤时的生理改变
◆ 严重烧伤所致的水、电解质和酸碱平衡失调
◆ 烧伤的症状和体征
◆ 烧伤的治疗
◆ 烧伤的护理

了解烧伤

重度烧伤是一种严重的损伤，需要经历复杂的治疗过程和长期的修复期。全身皮肤的表皮层、真皮层或皮下组织都会遭受损害，这对于许多患者而言是危及生命的。即使侥幸没有危及生命，但是无论是对患者的身体还是精神都会造成永久性的伤害。

对机体的影响

如同皮肤受到的任何伤害一样，烧伤破坏了皮肤阻止机体不被微生物感染、维持体液平衡和调节体温的功能。烧伤是导致机体水、电解质失衡的主要原因。大多数的失衡从烧伤开始即出现。

重度的热烧伤能完全摧毁细胞。即使是较小的伤害，也能使细胞的正常活动中断。如果仅为轻微的损害，细胞可以自我修复。烧伤患者的预后取决于烧伤面积大小和严重程度。

烧伤的严重程度取决病因、烧伤程度和范围以及烧伤的部位。烧伤的预后也受现有的医疗条件和患者的健康状况影响。

烧伤的类型

烧伤可分热损伤、机械或电损伤以及化学物质、放射线及摩擦造成的烧伤等几种形式。

（一）热烧伤

热烧伤是最常见的烧伤类型，是因接触干热（火焰）或湿热（蒸汽、热液体）所致。通常原因是住宅意外火灾、机动车事故、儿童意外伤害、不慎接触储存的汽油、取暖器，以及电器故障和纵火。其他原因还包括鞭炮误伤、接触滚烫的液体和厨房意外事件。

由于冻疮对机体的影响与热烧伤相似，也归入此类。

（二）电烧伤

电烧伤常见于接触不完整电线、高电压电线或浸入带电的水中；也可见于被闪电击中。如果电烧伤患者衣服被点燃，同样会造成热烧伤。

（三）摩擦灼伤

摩擦烧伤呈上升趋势，尤其是幼儿年龄组，原因是幼儿的手和前臂被卡在运行的跑步机下。

（四）隐匿的伤害

当护理电烧伤患者时，要谨记，患者可能存在比我们眼睛所见的更多的体内损伤。应检查患者电烧伤入口和出口处的伤口。评估电烧伤患者的组织损伤很困难，因为沿着传导通路的内在损害通常比表面显示的更严重。

（五）化学和放射线烧伤

化学烧伤主要是由于直接接触、食入、吸入或注射酸、碱以及糜烂剂所致。这些化学制剂会破坏组织蛋白质，导致其坏死。损伤的类型和程度取决于特殊化学制剂的特性。其中，碱烧伤往往更为严重，因为它会通过液化坏死更深地渗入组织。

典型的放射线烧伤是指晒伤（紫外线辐射）或癌症的放疗所致烧伤，以及在进行诊断性检查过程中受到过量辐射引起的烧伤。

烧伤分度

烧伤的深度决定了对其细胞功能的影响程度。因此，烧伤分度有助于确定烧伤的程度并采用不同的治疗方法。

（一）Ⅰ度

表层烧伤（如：日光灼伤）累及表皮。通常表现为皮肤呈粉红色或红色，干燥和疼痛。Ⅰ度烧伤不出现水疱，但是，可能表现为水肿。Ⅰ度烧伤不能归入重度烧伤，其原因是：表皮完整，能阻止水分经皮肤丢失，不会影响水、电解质平衡。表皮的再生和愈合一般很快，不留瘢痕。

（二）Ⅱ度

浅Ⅱ度和深Ⅱ度烧伤累及表皮和真皮层。因短暂接触火焰、热的液体或固体、稀释的化学制剂或强放射线所致。浅Ⅱ度烧伤的特征是皮肤疼痛、发红、潮湿、按压后发白，通常烧伤后 24 小时内在表皮和真皮之间形成水疱。深Ⅱ度烧伤会延伸到真皮深层，损害毛囊和腺体组织。除非施加压力，否则不会有疼痛感，不会褪色，呈现湿润或蜡状，颜色可能从鲜红色到白色不等。

（三）Ⅲ度

Ⅲ度烧伤累及表皮、真皮和皮下组织。皮肤呈现干的和皮革样改变，不痛（因神经末梢损毁），适当按压皮肤不变白。烧伤部位的颜色变化从白色到黑色或烧焦样。坏死的真皮层（称为烧伤焦痂）通常仍然完好无损。

深度烧伤需要植皮手术，引起水、电解质失衡的风险最大。

（四）Ⅳ度

深度皮肤全层烧伤（Ⅳ度）常超越真皮层到达肌肉层，甚至可累及肌腱或骨骼。有时被称为Ⅳ度烧伤。

Ⅳ度烧伤的皮肤是烧焦且坚硬的，烧伤区域不发白。需要进行手术治疗，且预后较差。

烧伤的严重程度

烧伤的严重程度可以通过烧伤的机制、范围、深度和位置评估。烧伤分为轻、中、重度。评估方法，例如，九分法（用于成人）或 Lund-Browder 分类法（用于成人或儿童），可用于估算烧伤占体表面积的百分比（见"烧伤范围的估算"）。根据 Rice 和 Orgill（2021）的报道，也可以使用"手掌法"：小面积或斑块状的烧伤可以使用患者手掌面积来估算。在儿童和成人中，患者的手掌（不包括手指）约占体表总面积的 0.5%；整个手掌表面（包括手指）约占 1%。

（一）重度烧伤

需要在专门的烧伤护理机构进行治疗的重度烧伤包括：
- 成人超过 25% 体表面积或儿童超过 20% 体表面积的Ⅱ度烧伤
- 超过 10% 体表面积的Ⅲ度烧伤
- 手、脸、眼睛、耳朵、足或外生殖器烧伤

- 吸入性烧伤
- 电烧伤，包括触电
- 烧伤合并骨折或其他严重创伤
- 烧伤患者如果有基础病可能会使烧伤的治疗、预后康复更加复杂，甚至影响死亡率

（二）中度烧伤

需要在烧伤护理机构或医院进行治疗的中度烧伤包括：

- 烧伤面积在 2% ～ 10% 的Ⅲ度烧伤，不论身材大小
- 成人烧伤面积在 15% ～ 25% 和儿童在 10% ～ 20% 的Ⅱ度烧伤

（三）轻度烧伤

轻度烧伤只需在门诊治疗，包括：

- 不管身材大小，不足 2% 体表面积的Ⅲ度烧伤
- 成人烧伤面积少于 15% 和儿童烧伤面积少于 10% 的Ⅱ度烧伤（尽管大多数儿童都会被转院至烧伤中心）

烧伤的分期

烧伤分期指的是烧伤后的生理变化过程，包括体液渗出期、体液再分布期和康复期。烧伤会影响机体的许多系统功能，并且可引起一系列严重的水、电解质失衡，这些变化随烧伤的不同阶段而不同。

（一）体液渗出期

在烧伤后迅速发生体液渗出，并持续 24 ～ 48 小时。在此阶段，体液自血管内转移到组织间隙，该过程称为第三间隙转移。这种体液的转移会导致水肿。严重的水肿可能影响循环并引起脉搏减弱。

（二）通透性和血浆再分布

由于烧伤损害了毛细血管，导致血管通透性改变。血浆（血中的液体和蛋白质部分）从血管内移出进入组织间隙。由于用来稀释血液的液体较少，血液变得浓缩，患者的血红蛋白浓度和血细胞比容升高。

由于第三间隙转移（液体离开血管），导致血容量减少。血容量过低可引起心排血量减少、心动过速和低血压。患者可以发生休克或心律失常。

由于烧伤对皮肤表面的损害，使皮肤阻止水分丢失的能力也降

烧伤范围的估算

由于体表面积（body surface area, BSA）随年龄而变化，常用以下两种不同方法分别估算成年和小儿患者的烧伤面积。

九分法

九分法可快速估算成年人的烧伤面积。该方法用9的倍数量化体表面积，因此而命名。下面的图表将烧伤患者的烧伤部位逐一对应。然后，将身体各个烧伤部位的百分比相加，总和即为烧伤范围的粗略估算——可依此来计算补液量。如果烧伤面积没有完全覆盖身体某个部位，则烧伤面积可用患者手掌来估算，其手掌面积相当于身体总体表面积的1%。

Lund-Browder 分类法

由于婴幼儿和儿童的体形与体表面积的关系与成年人不同，不适合九分法。例如，婴儿的头部大约占体表面积的17%，而成年人只占7%。因此，常用 Lund-Browder 分类法来替代以估算婴儿和儿童的烧伤范围。

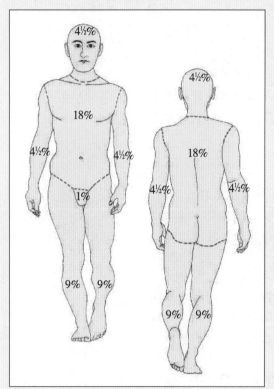

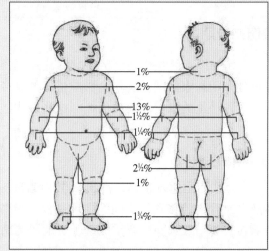

引自：American Nurse Today（2015）. The ABCDEs of emergency burn care. American Nurse Today, 10（10）. https：//www.americannurse today.com/abcdes-emergency-burn-care/

低。因此，患者每天会丢失 8L 或每小时丢失 400ml 的体液。

（三）肾的代偿

肾低灌注导致尿量减少。针对烧伤的反应，机体会产生和释放应激激素（醛固酮和抗利尿激素），促进肾保留钠和水。

（四）呼吸困难

根据烧伤的类型不同，患者可出现呼吸困难和呼吸道水肿。检查患者有没有头颈部烧伤，鼻毛烧焦，嘴或鼻内有没有烟灰，是否咳嗽、声音改变、黏膜烧伤和喘鸣。听诊可闻及肺部湿啰音或喘鸣音。患者可能呼吸急促或有喘息。患者颈部的环状烧伤以及颈、胸部水肿均可限制呼吸，导致呼吸短促。

（五）组织功能紊乱

受伤的组织释放酸性物质，可引起血 pH 值下降，随后发生代谢性酸中毒。Ⅲ度烧伤损害肌肉组织，释放肌红蛋白，可能导致肾损害和急性肾小管坏死。肌红蛋白会使尿的颜色变深。

（六）胃肠道变化

低血容量导致消化系统血液灌注减低，造成麻痹性肠梗阻，表现为肠蠕动和肠鸣音减少或消失。

应激性溃疡，即 Curling 溃疡，常见于胃窦或十二指肠，是由于烧伤伴创伤产生强烈的生理应激反应所致。这些溃疡大约在损伤后的 72 小时经内镜检查可发现。

Curling 溃疡常发生在体液渗出期，由于胃灌注减少，十二指肠肠液反流，大量的胃蛋白酶释放。局部缺血、胃蛋白酶和胃酸共同导致溃疡形成。

Curling 溃疡的体征包括：呕吐物呈血性或咖啡色，以及大便潜血阳性。常用组胺拮抗剂和抑酸剂抑制胃酸分泌和治疗溃疡。患者的急性损伤恢复后，溃疡往往会痊愈。

烧伤后机体的代谢需要量增加，通常与烧伤的面积呈正相关。由于组织破坏、蛋白质流失和机体的应激反应，机体出现负氮平衡。

（七）失衡

在体液渗出期，由于高代谢的需求以及在紧急情况下首先需要补液而不是营养支持，故可发生多种电解质失衡：

- 大量细胞损伤、代谢性酸中毒或肾衰竭可引起高钾血症。烧伤后的最初几天，钾会释放至细胞外液，导致高钾血症
- 体液丢失和体液自血管内转移到组织间液可引起低血容量。

丢失的体液同血管内液体一样含有蛋白质和电解质

- 细胞内钠和水丢失的增加导致低钠血症。在体液渗出期，大量的钠会聚集在水肿液内。硝酸银溶液敷料也可引起电解质失衡
- 高钠血症是由于在补液治疗期间使用大量的高浓度钠所致
- 由于钙会游离到受损部位并在此沉积，可引起低钙血症。低钙血症常发生在烧伤后 12～24 小时。低钙血症也可源于饮食中钙摄入量不足或治疗期间补充不足
- 代谢性酸中毒可因烧伤组织释放酸性物质所致；也可因低血容量导致组织灌注不足所致
- 呼吸性酸中毒起因于吸入性烧伤所致的通气不足

急性期

急性期开始于烧伤后 36～48 小时（或更长时间）。在此阶段，体液重新回到血管内。烧伤部位水肿减轻，肾血流量增加，因此，尿量增加。钠离子经增加的尿液丢失，钾离子回到细胞内或经尿液丢失。

（八）体液转移

烧伤初期出现的水、电解质失衡在急性期会出现变化，出现以下失衡：

- 钾自细胞外重新回到细胞内，导致低钾血症。后者往往发生在严重烧伤后 4～5 天
- 体液转移到血管内会导致血容量过多。静脉输注的液体过多可加重此状况
- 钠在多尿期丢失，可引起低钠血症
- 当钠丢失导致碳酸氢盐消耗时，可引起代谢性酸中毒

恢复期

恢复期从急性期消退后开始，在患者达到最高可能的功能水平时结束。此阶段的焦点是针对烧伤创面的修复或重建，以及患者在适应外表的改变和丧失的能力时的心理需求。尽管较多的体液转移已解决，但是由于饮食摄入量不足，水、电解质失衡可能持续一段时间。重度烧伤可明显破坏红细胞，此时常发生贫血。

实验室检查结果

当护理烧伤患者时，会发现如下实验室检查结果：

- 血红蛋白和血细胞比容上升

- 血清钾浓度上升
- 血清钠浓度下降
- 血清钙浓度下降
- 血尿素氮和肌酐浓度升高，提示肾衰竭
- pH 值和碳酸氢盐浓度降低，提示代谢性酸中毒
- 碳氧血红蛋白浓度增加，提示吸入浓烟
- 心电图（ECG）改变反映电解质失衡或心肌损伤
- 肌红蛋白尿

（一）警惕水肿

由于补液和体液转移至血管内，应观察有无肺水肿的症状和体征。因体液转移可致血液稀释，应观察有无血红蛋白浓度和血细胞比容下降。

（二）感染

皮肤损伤不仅可引起体温变化和寒战，而且也可引起感染。根据烧伤的类型和年龄不同，会出现大水疱、烧焦和瘢痕形成。如果伤口感染，可观察到有恶臭味的脓性分泌物。

治疗

治疗烧伤患者应谨记 ABC 原则——气道（airway）、呼吸（breathing）和循环（circulation）。对于有严重面部烧伤或可疑吸入性损伤患者，治疗的重点是防止缺氧，包括气管内（ET）插管，给予高浓度氧疗和正压通气。要意识到，由于机体在烧伤后的免疫反应以及液体经肺泡毛细血管膜漏出，会发生急性呼吸窘迫综合征。

（一）补液

液体复苏对于烧伤治疗是极其重要的部分。常使用几个公式作为烧伤最初补液治疗的指导。Parkland 公式是其中一个使用最普遍的公式（见补液量计算公式）。

最初的治疗包括：经大的静脉通路输注乳酸林格液进行扩容，该溶液为等渗液，并且可补充水、钠和其他电解质，以有助于纠正代谢性酸中毒，因为乳酸盐溶液会迅速代谢为碳酸氢盐。

（二）胶体液

胶体液是高渗溶液，可用于增加血容量。胶体液可将组织间液的水吸引回血管内。但是，对烧伤后马上应用胶体液是有争议的，

补液量计算公式

常用 Parkland 公式计算烧伤患者的补液量。总是以患者的反应性，特别是尿量为基础进行补液。成人尿量 30～50ml/h，标志着肾灌注充足；对于儿童来说，尿量每小时 1～2ml/kg 是合适的。

公式

24 小时内给予每公斤体重每体表面积 4ml 的乳酸林格溶液。

例如，体重 68kg、27% 体表面积烧伤的患者，24 小时至少补充 4ml×68kg ×27=7344ml 的液体。在烧伤后第一个 8 小时给总量的一半，其余的在余下 16 小时给完。

因其可增加组织间液的胶体渗透压，从而加重烧伤部位的水肿。胶体液有血浆、白蛋白和右旋糖酐。

5% 葡萄糖溶液可用来补充正常的不显性失水以及皮肤屏障损害后所致的失水。必需留置中心静脉导管和外周静脉通路。烧伤后48～72 小时可静脉补钾。

留置尿管以准确监测尿量。静脉注射吗啡 2～4mg，以减轻疼痛和焦虑。需留置鼻胃管以预防因麻痹性肠梗阻造成胃扩张，并应用组胺拮抗剂和抑酸剂预防 Curling 溃疡。

对于任何严重程度超过表皮厚度的烧伤患者，都应进行破伤风类毒素的强化注射。如果患者尚未完成初级免疫接种，则应注射破伤风免疫球蛋白。不建议预防性使用抗生素，因为过度使用抗生素会产生耐药菌。

（三）创面治疗

烧伤创面的治疗包括：

- 进行初始的清创：用温和的肥皂水清洗创面周围皮肤
- 对松弛组织和大水疱快速清创：因为水疱内的液体含有血管痉挛因子，可导致组织缺血更加严重
- 用抗菌制剂如磺胺嘧啶银覆盖伤口，并用纱布敷料覆盖
- 去除焦痂（焦痂切除术）：如果患者有合并血管、循环或呼吸系统损伤的风险，例如，患者存在肢体末梢、胸腔或腹部的环形烧伤，就需要进行植皮。如果病人要转到烧伤中心，请遵从转院前病人的治疗标准。大多数烧伤中心要求烧伤部位不使用抗菌剂，但要求在伤口上使用干敷料

护理措施

对于烧伤患者，适当的治疗和护理可以改善患者的预后。在抢救阶段，立即进行强有力的烧伤治疗能增加患者的生存机会。在烧伤后期，尽早提供支持措施和严格掌握无菌技术可将感染的风险降到最低（见"卫生保健系统之外如何处置烧伤——烧伤的紧急护理"）。

以下是烧伤的一般护理指南：

- 保持头和脊柱位置正确，直至排除头和脊髓损伤

休克情况

- 必要时，为电休克患者提供紧急治疗。如果电休克造成心室颤动且随后出现心跳和呼吸停止，马上开始心肺复苏术。尽力询问并评估造成损伤的电压数值
- 确保患者气道通畅并建立有效的呼吸、循环。必要时协助插入气管插管。如果患者不能插入气管插管，就进行气管切开置管。按医嘱给予 100% 的氧气吸入，调节流量以保证充足的气体交换。按医嘱抽取血液标本，进行动脉血气（ABG）分析
- 每 15 分钟评估一次生命体征。评估呼吸音，观察有无缺氧和肺水肿的体征
- 采取措施止血，脱去还闷燃着的衣服。如果衣服粘在患者的皮肤上，将其浸入盐水中。移去戒指和其他限制性的物品
- 评估患者烧伤皮肤的部位、深度和范围

烧伤的紧急护理

如接诊一个刚刚烧伤的患者，应按以下程序操作：

- 熄灭患者衣服上残存的火焰
- 如患者正和电源连接，别碰。可能的话，拨开或切断电源
- 评估气道、呼吸、循环，必要时开始心肺复苏
- 评估患者的烧伤的范围以及有无其他损害
- 脱掉患者的衣服，但不要用力拉扯与皮肤粘连的衣服
- 用大量的清水冲洗化学烧伤部位
- 去掉患者身上任何可保留热量的首饰和金属物，并限制患者活动
- 给患者盖上毛毯
- 请求急诊医生援助

- 协助插入中心静脉导管和建立额外的动、静脉通路
- 按医嘱根据Parkland公式或另外的液体复苏公式进行计算后，马上开始静脉输液治疗，以防止低血容量性休克和维持心排血量
- 按医嘱留置导尿管，每 15 ～ 30 分钟监测一次出入量
- 规律翻身，施行体位引流，保持肺部清洁
- 观察患者组织灌注减少的体征，如患者意识模糊加重和躁动。评估其外周脉搏是否有力
- 评估患者的心脏和血流动力学变化，如患者出现血流动力学改变，则可能提示体液失衡，如血容量过多或过低
- 观察第三间隙的转移情况（全身性浮肿、腹水、肺或脑水肿），并记录
- 监测血钾浓度，观察有无高钾血症的症状和体征，如心脏传导阻滞、无力、腹泻以及心率减慢和不规则
- 监测血钠浓度，观察有无低钠血症的症状和体征，如意识模糊、抽搐、癫痫发作、腹痛、恶心和呕吐
- 观察有无代谢性酸中毒的症状和体征，如头疼、定向力障碍、困倦、恶心、呕吐和呼吸浅快
- 监测血氧饱和度和动脉血气结果
- 监测其他实验室检查结果
- 监测心电图，观察有无心律失常
- 根据每日对液体、电解质、酸碱和营养状况的评估，估算所需静脉输注的液体量
- 用无菌的毯子覆盖患者以保温，每次只露出身体的一小部分
- 按医嘱插入胃管，缓解胃胀。避免操作过程中胃内容物误吸
- 向患者、家属或朋友询问其烧伤前的体重
- 如听诊有肠鸣音存在，给予高钾、高蛋白质、高维生素、高脂肪、高氮和高热卡饮食，以维持患者烧伤前的体重。如果必要，给予肠内营养直至能经口进食。如不耐受口服或肠道喂养，遵医嘱给予静脉营养支持
- 每天在同一时间，在患者穿着相同数量的衣服时称重
- 在执行医嘱前向患者解释所有的操作，言语平和、清晰，有助于减轻患者焦虑。如果可能的话，鼓励患者尽可能自我护理（见"烧伤患者的宣教"）
- 严格执行无菌操作技术，包括常规洗手和穿隔离防护衣
- 观察患者有无感染的迹象，如发热、心动过速和伤口化脓。烧伤患者的皮肤屏障破坏和营养的丢失会增加感染的风险
- 处理伤口前 30 分钟使用止痛药

教学要点

烧伤患者的宣教

当对烧伤患者进行宣教时，应确保包括以下内容并评估患者的理解程度：

- 烧伤的基础知识和预防
- 患者的特殊治疗措施和伤口的管理
- 应向医生报告的症状和体征
- 长期护理方案，例如，如何在家护理和康复

- 首次应用抗生素前要对伤口进行细菌培养
- 用干燥、无菌的敷料覆盖烧伤创面。不要用大量湿盐水敷料覆盖伤口，因为这样做会大幅度降低体温。局部可以适当使用药膏和抗生素。硝酸银和磺胺米隆醋酸（氨苄磺胺）可导致电解质失衡和代谢改变
- 采用理疗维持关节功能，可使用支持设备和夹板
- 患者病情显著变化和相关的实验室检查结果要向医生报告
- 适时对患者表示关切，特别是对身体形象的变化。如果合适，安排患者与伤情相似的患者会面或将患者委托给烧伤支持组织。可能的话，向患者宣教如何改善机体的功能。必要时，建议进行心理健康咨询（见"烧伤的护理记录"）
- 让患者和陪护人员做好出院准备
- 记录所有的治疗措施、宣教内容和患者的反应（见"烧伤的护理记录"）

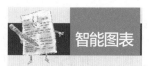

烧伤的护理记录

对于烧伤患者，应确保记录如下内容：

- 评估结果
- 烧伤的深度、范围和严重程度
- 水肿的程度
- 相关的实验室检查结果
- 静脉治疗的药物
- 尿量
- 其他创伤的护理措施，如伤口护理
- 为患者和陪护人员提供有效的帮助
- 对患者和陪护人员的宣教以及患者的反应

 学习要点

烧伤小结

烧伤的基础知识

- 在损伤初期往往会出现明显的水、电解质改变
- 类型：热、机械、电、化学、辐射和摩擦

烧伤的分度

- Ⅰ度：部分表皮烧伤，累及表皮浅层；不会影响水和电解质平衡
- Ⅱ度：部分深层皮层烧伤，累及表皮和真皮；根据机体烧伤面积不同可引起水、电解质失衡
- Ⅲ度：烧伤累及表皮、真皮和皮下组织；引起水、电解质失衡的风险最大

新冠肺炎患者的特殊考虑因素：对住院患者的建议

- 尽可能减少接触
- 达到较高的卫生标准
- 尽可能隔离可能受传染的病人
- 遵循高效和更短的护理计划

烧伤的严重程度

- 需要使用评估公式，如九分法或 Lund-Browder 分类法，评估烧伤面积占体表面积的百分比
- 可分为重度、中度、轻度

烧伤分期

体液渗出期

- 发生在烧伤后最初的 24 ～ 48 小时；也称为烧伤休克期
- 原因是体液自血管内转移至组织间液（第三间隙转移），引起水肿
- 产生应激激素，促进肾保留钠和水，导致肾灌注减少和尿量减少
- 可出现以下水、电解质失衡：
  - 高钾血症——源于大量细胞损伤、代谢性酸中毒或肾衰竭；在受伤的最初几天，钾释放到细胞外液
  - 低血容量——源于体液丢失和第三间隙转移
  - 低钠血症—— 由于细胞丢失钠和水；大量的钠聚集在水肿液内
  - 高钠血症——源于液体治疗时应用过量的高渗钠溶液
  - 低钙血症—— 由于钙离子游离到破损的组织并在烧伤部位聚集，也可因饮食中钙摄入量不足或在治疗期间补充不足所致
  - 代谢性酸中毒——源于烧伤组织酸性物质的蓄积，也可因低血容量造成的灌注不足所致

急性期

- 发生在最初烧伤后的 36 ～ 48 小时（或更长时间）
- 此时体液重新回到血管内
- 引起如下水、电解质失衡：
  - 低钾血症——钾自细胞外回到细胞内；通常发生在重度烧伤后的 4 ～ 5 天
  - 血容量过多——源于体液转移到血管内；也可能由于静脉输入过量的液体所致
  - 低钠血症—— 由于利尿丢失钠
  - 代谢性酸中毒——钠丢失会导致碳酸氢盐的消耗

恢复期

- 在前两期之后出现
- 饮食摄入不足可导致进一步的水、电解质失衡

治疗

- 取决于烧伤的严重程度
- 严重烧伤患者应遵循气道、呼吸和循环 ABC 原则
- 体液复苏进行水化治疗
- 需要留置导尿管，监测尿量
- 可能需要采取镇痛措施
- 需要进行伤口护理

小测验

1. 在重度烧伤的急性期，护士需要评估体液是否有下列哪种转移
   A. 从血管内转移到第三间隙
   B. 从第三间隙转移到血管内
   C. 从细胞内转移到第三间隙
   D. 从血管内进入到细胞内
   答案：B；在急性期，体液从第三间隙转移至血管内。

2. 在下列哪个烧伤阶段，护士预计病人会出现代谢性酸中毒？
   A. 体液渗出期
   B. 急性期
   C. 修复期
   答案：B；代谢性酸中毒通常发生在急性期，因为钠的流失会导致碳酸氢盐耗竭。

3. 一名男性患者体重为70kg，烧伤面积超过患者体表总面积的50%，根据 Parkland 公式，护士在患者烧伤后最初 24 小时内应给患者注射多少乳酸林格液？
   A. 10 000ml
   B. 7000ml
   C. 14 000ml
   D. 12 000ml
   答案：C；Parkland 公式为：4ml× 烧伤的体表总面积百分比 × 体重（kg）。因此本题患者在最初的 24 小时内，应注射 4ml × 50% × 70kg = 14 000ml 或 14L 乳酸林格溶液。

4. 在烧伤患者的体液渗出期，护士能观察到哪种电解质失衡的迹

象？

A. 低钾血症

B. 高钾血症

C. 高钠血症

D. 低血容量

答案：B；在体液渗出期，患者由于大量细胞损伤、代谢性酸中毒或肾衰竭，钾会在最初几天释放到细胞外液中，从而出现高钾血症。

得分

☆☆☆　如果你四个问题都回答正确，完美！你已经学会如何处置烧伤了！

☆☆　如果你回答对了三个问题，干得好！关于烧伤你已经学的不错了！

☆　如果你回答正确的问题少于三道，不要感到脸红。还有更多的章节需要你加倍努力！

（刘锦芬　钟兆红）

参考文献

Ahuja, R. B., Gibran, N., Greenhalgh, D., Jeng, J., Mackie, D., Moghazy, A., . . . van Zuijlen, P. (2016). ISBI practice guidelines for burn care. *Burns, 42*(5), 953–1021.

American Burn Association. (2015). *National burn data standard: Data dictionary.* http://ameriburn.org/wp-content/uploads/2017/04/nbds_final_061615.pdf

American Burn Association. (2017). *Burn nurse competencies.* http://ameriburn.org/wp-content/uploads/2017/05/bnci-competency-document-february-2017-final.pdf

American Nurse Today. (2015). The ABCDEs of emergency burn care. *American Nurse Today, 10*(10). Retrieved from https://www.americannursetoday.com/abcdes-emergency-burn-care/

Committee on Trauma. (2014). Resources for optimal care of the injured patient. American College of Surgeons. https://www.facs.org/media/yu0laoqz/resources-for-optimal-care.pdf

Daniels, M., Fuchs, P. C., Lefering, R., Grigutsch, D., Seyan, J., Limper, U., The German Burn Registry, & Schiefer, J. L. (2021). Is the Parkland formula still the best method for determining the fluid resuscitation volume in adults for the first 24 hours after injury? A retrospective analysis of burn patients in Germany. *Burns: Journal of the International Society for Burn Injuries, 47*(4), 914–921.

Greenhalgh, D. G. (2019). Management of burns. *The New England Journal of Medicine, 380*(24), 2349–2359. https://doi.org/10.1056/NEJMra1807442

Ignatavicius, D., Workman, L., & Rebar, C. (2017). *Medical-surgical nursing: Concepts for interprofessional collaborative care* (9th ed.). Elsevier.

Joffe, M. (2017). *Moderate and severe thermal burns in children: Emergency management.* http://www.uptodate.com

Kahn, S. A., Schoemann, M., & Lentz, C. W. (2010). Burn resuscitation index: A simple method for calculating fluid resuscitation in the burn patient. *Journal of Burn Care & Research, 31*(4), 616–623.

Lanham, J. S., Nelson, N. K., Hendren, B., & Jordan, T. S. (2020). Outpatient burn care: prevention and treatment. *American Family Physician, 101*(8), 463–470.

Rice, P., & Orgill, D. (2017). *Classification of burn injury.* Retrieved from http://www .uptodate.com

Rice, P., & Orgill, D. (2021). Assessment and classification of burn injury. UpToDate. Retrieved October 14, 2022, from https://www.uptodate.com/contents/ assessment-and-classification-of-burn-injury

Schaefer, T. J., & Szymanski, K. D. (2021). Burn evaluation and management. In StatPearls. StatPearls Publishing.

Soltany, A., Hasan, A. R., & Mohanna, F. (2020). Burn management during the COVID-19 pandemic: Recommendations and considerations. *Avicenna Journal of Medicine, 10*(4), 163–173. https://doi.org/10.4103/ajm.ajm_153_20

Stiles, K. (2018). Emergency management of burns: Part 1. *Emergency Nurse, 26*(1), 36–42. https://doi.org/10.7748/en.2018.e1815

Strauss, S., & Gillespie, G. (2018). Initial assessment and management of burn patients. *American Nurse Today, 13*(6), 15–19.

第四篇　失衡的治疗

第十九章　静脉输液替代治疗

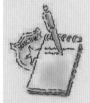

划重点

在本章中，你将学习：
◆ 静脉输注液体的类型和使用方法
◆ 静脉输液的方法
◆ 与静脉输液疗法相关的并发症
◆ 对接受静脉输液患者的恰当护理

了解静脉输液疗法

为了维持健康，必须保持细胞内和细胞外体液和电解质水平相对稳定。无论患者是因为生病还是因为不能正常摄入液体或液体丢失过多，都必须给予静脉输液替代治疗。虽然静脉补充液体是一种常见的干预措施，但并非没有风险，应将其视为一种药物并需要根据开具处方使用。

优点

静脉输液疗法能为患者提供维持生命的水、电解质和药物，起效快并可预见治疗效果。因此，在紧急情况下给予患者液体、血制品、电解质和药物时，首选静脉通路。

当患者消化吸收不良时，也能选择静脉输液补充液体。静脉输液疗法能够准确掌握镇痛药物或其他药物的剂量，与输液相关的潜在危险包括药物和溶液不相容、各种药物的不良反应、局部感染、败血症以及其他并发症。

静脉输液的类型

静脉输液替代治疗的溶质广义上可分成晶体（可以是等渗、高渗或低渗性）和胶体（总是高渗性）两大类。

晶体溶液

晶体溶液的溶质是小分子，易于从血液转移至细胞内和组织中。等渗性晶体液内含有与细胞外液相同浓度的具有渗透活性的微粒，因此，水分不能在细胞内外之间移动。与其他液体替代方案相比，晶体溶液更容易获得，且价格要低得多。

（一）浓度差

低渗性晶体液的浓度低于细胞外液的浓度，因此水分可以从血液转移至细胞内，引起细胞水肿。相反，高渗性晶体液的浓度大于细胞外液的浓度，因此水会从细胞内吸引入血，引起细胞皱缩（见"液体张力的比较"）。

（二）等渗性溶液

等渗性溶液的渗透压（浓度）在 240 ～ 340mOsm/kg 之间。常用的是 5% 的葡萄糖溶液，其渗透压为 252mOsm/kg。葡萄糖可迅速代谢，继而产生大量的水分，因此，其性质类似于低渗性溶液。如果大量输注会引起血糖升高。

生理盐水是另一种等渗性溶液，仅含有钠和氯。其他等渗性溶液与细胞外液成分更相似，如林格液中含有钠、钾、钙和氯等电解质。

（三）低渗性溶液

低渗性溶液的渗透压＜ 240mOsm/kg，常用的低渗溶液有半张盐溶液。

细胞肿胀

由于水能从细胞外进入细胞内，引起细胞水肿，因此给予低渗性溶液时应格外小心。防止血管内液体排空，引起循环衰竭；也可以因体液进入脑细胞而导致颅内压（intracranial pressure，ICP）增高。

不应该给有 ICP 增高风险的患者使用低渗性溶液——例如，休克、头部创伤或脑外科手术患者。ICP 增高的表现包括：意识水平的改变，运动或感觉缺失，瞳孔大小、形状和对光反射改变。也不应给有体液异常转移至组织间液或体腔的患者低渗性溶液，如因肝脏疾病、烧伤或创伤引起的积液的患者。

（四）高渗性溶液

高渗性溶液是指渗透压＞ 340mOsm/kg 的溶液，包括：

- 含有 5% 葡萄糖的半张盐溶液
- 3% 的氯化钠溶液
- 含有 10% 葡萄糖的生理盐水

液体张力的比较

下图描绘了不同类型的静脉输液对水分运动和细胞大小的影响。

等渗性

等渗性溶液如生理盐水的溶质浓度、张力与细胞内液的相等。因此，细胞内、外的渗透压也相等，所以不会引起水的运动，也不会导致细胞皱缩或水肿。

高渗性

高渗性溶液的张力大于细胞内液的张力，所以细胞内、外的渗透压不相等。脱水或快速输注高渗性溶液时，如3%的盐溶液或50%的葡萄糖溶液时，会将细胞内的水吸引至浓度较高的细胞外液中。

低渗性

低渗性溶液如半张盐溶液的张力小于细胞内液的张力，所以渗透压会促使水分从细胞外进入到细胞内。严重的电解质丢失或不恰当静脉输注液体会使体液变为低渗性体液。

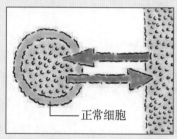
正常细胞

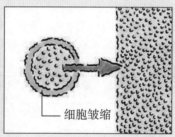
细胞皱缩

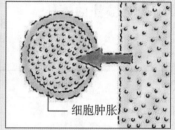
细胞肿胀

细胞皱缩

高渗性溶液可将水从细胞内吸出，导致细胞皱缩，细胞外液增多。心脏或肾脏疾病的患者不能耐受体液过多，需要密切监测液体过剩和肺水肿情况。

由于高渗性溶液会引起细胞内液体移出，患者有细胞脱水的风险（如糖尿病酮症酸中毒患者不应输入此种液体）（见"关于静脉输注的液体"）。

胶体溶液

胶体溶液的使用量大于晶体液的使用量是有争议的。然而，如果使用晶体液不能增加患者的血容量，医生就会选择胶体溶液或血浆代用品。可以使用的胶体液包括：

- 白蛋白（5% 白蛋白的渗透压与血浆渗透压相等，且 25% 白蛋白会在给药的 15 分钟内将大约 4 倍的水分从组织间液转移至血循环中）

- 血浆蛋白质成分
- 右旋糖酐
- 羟乙基淀粉

输血

胶体液可将水分吸回血液中。如果毛细血管内皮功能正常，胶体的作用会持续几天。在胶体液输入期间，需密切监测患者的血压增高情况，以及呼吸困难和脉搏增快等血容量增多的表现。

如果治疗失衡时，晶体液和胶体液都无效，那么就可能需要输血或进行其他治疗。

关于静脉输注的液体

下表列出了常用的静脉输注的液体种类及其适应证和特殊注意事项。

溶液	适应证	特殊注意事项
等渗性		
5% 葡萄糖溶液	<ul><li>液体丢失和脱水</li><li>高钠血症</li></ul>	<ul><li>最初是等渗性溶液；当葡萄糖代谢后变为低渗性溶液</li><li>不能用于复苏，可导致高血糖</li><li>给有心脏或肾脏疾病患者输注应非常谨慎，可能会引起体液过多</li><li>长期应用，不能提供每日所需的热量，最终有可能导致蛋白质分解</li></ul>
0.9% 氯化钠溶液（生理盐水）	<ul><li>休克</li><li>低钠血症</li><li>输血</li><li>复苏</li><li>体液失衡</li><li>代谢性碱中毒</li><li>高钙血症</li><li>糖尿病酮症酸中毒（DKA）患者的液体替代治疗</li></ul>	<ul><li>由于细胞外液替代治疗可引起体液负荷过多，不能用于心力衰竭、水肿或高钠血症患者</li></ul>

续表

溶液	适应证	特殊注意事项
低渗性		
0.45% 氯化钠溶液（半张盐溶液）	• 水化治疗 • DKA 患者在使用生理盐水后和葡萄糖注射液前 • 高渗性脱水 • 钠和氯缺乏 • 由于胃管抽吸或呕吐引起消化液丢失	• 因其可导致心力衰竭或颅内压升高，所以应谨慎使用 • 有肝疾病、创伤或烧伤患者禁用
高渗性		
半张盐水中含 5% 葡萄糖	• 起初使用生理盐水和半张盐溶液——防止高血糖和脑水肿（在血浆渗透压迅速下降时发生）之后的 DKA	• DKA 患者，仅在血糖下降至 < 13.8mmol/L 时使用
含 5% 葡萄糖的生理盐水	• 低渗性脱水 • 如果不能使用血浆代用品，可用于循环衰竭和休克的临时治疗 • 抗利尿激素分泌失调综合征（或使用 3% 氯化钠溶液） • Addison 病危象	• 因为有导致心力衰竭和肺水肿的风险，有心脏或肾疾病的患者禁忌
3% 氯化钠溶液	• 严重的稀释性低钠血症 • 严重的钠缺乏	• 为防止肺水肿，要谨慎给予 • 密切观察输液部位的渗液和组织损伤的表现
含 10% 葡萄糖的生理盐水	• 需要葡萄糖提供营养时使用	• 监测血清葡萄糖浓度 • 密切观察输液部位的渗液和组织损伤的表现

输注方式

根据治疗目的和持续时间，患者的诊断结果、年龄、病史，以及患者的静脉条件，选择静脉输液方式。可以通过周围静脉或中心静脉输注液体。根据治疗和所需输液的部位选择是导管输注还是外周静脉输注。下面我们就来介绍一下怎么选择周围静脉或中心静脉，以及各自所需的输液设备。

外周静脉

外周静脉输液用于短时间或间断性的输液治疗，可选择手臂或手的静脉进行。常见的输液位置包括手背静脉、头静脉和贵要静脉。对于成人患者，有患血栓性静脉炎的风险，故腿部或足部静脉不常使用。对于新生儿或儿科患者，还可选择其他输液位置，包括头、颈和四肢低端位置的静脉。

（一）选择正确的输液位置

选择适合的输液位置，满足患者补液的需要，同时应尽可能保证患者舒适。需要时，在患者的手部或前臂留置静脉导管，方便患者活动肢体。如果可能，选择患者的非惯用手置管。对于有创伤和心搏骤停患者，要选择肘前区大静脉，以便快速补液。由于导管会因运动而发生扭转或引起其他不适，对于活动的患者，要避免使用肘前区位置。避免选择关节联合处的静脉，因为在这些位置植入静脉导管会引起不适和活动不便，并且容易移位。

应避免选择患儿的足部静脉，还应避免合并外伤、感觉丧失或有动静脉瘘的手臂静脉。记住，不要在乳房切除伴腋窝淋巴结清除术的一侧或患有卒中而使手臂活动受影响的一侧静脉插入导管。

如果患者无法正常交流，则应在开始静脉注射前对患者从头到脚进行评估，因为患者可能已建立中心通路，如植入端口或中心静脉导管，可以替代静脉注射通路。

（二）选择导管

周围静脉插入的导管，有以下三种类型可供选择：

- 不锈钢针头：容易插入，但渗液较常见。此类导管小，且没有弹性，仅在其他导管放置失败时使用。此类导管也可用于成人短时间输液，尤其是经静脉推注药物时使用（短时间用注射器推药）
- 留置导管：比钢针容易插入，并且渗液较少。此类导管一旦插入，对患者来说体感更加舒适
- 塑料导管：通过空心针头插入的塑料导管较长，常用于中心静脉输液。因此类导管需要在静脉中穿行较长的距离，所以使用起来更加困难

（三）针头大小

选择合适直径（或规格）的针头或导管，对于确保液体通畅和患者舒适非常重要。型号越高，针头的直径越小。

如果想在短时间内输注大量液体或黏稠度较高的液体（如血液），

就要选择型号较低（如 14G、16G 或 18G）、长度较短的导管，这样可减少液体流动的阻力。常规静脉输液，选择型号较高的导管，如 20G 或 22G。法国的导管对于针头型号的规定例外：型号越高，直径越大。

中心静脉导管

中心静脉治疗是指通过中心静脉（常用的是锁骨下静脉或颈内静脉，很少选择股静脉）置入导管，输注液体。中心静脉置入导管的适应证是：没有合适的外周静脉可供选择，为采集血样本提供通路，或者需要输注高渗性溶液（在大静脉中迅速稀释）、补充高热量营养、注射某些药物（如果药物通过外周静脉输注，一旦渗出会造成组织损伤）。

中心静脉导管的选择

用于短期或长期中心静脉治疗的导管主要有以下三种类型：

- 传统的中心静脉导管：是一种多腔导管，用于短期治疗。虽然导管的大小可能不同，但此类导管可在一个插入部位提供多个静脉输液通路
- 经外周置入中心静脉导管（peripherally inserted central catheter，PICC）：目前在卫生保健机构和家庭护理中常用。执业护士能经肘前区静脉、头静脉或基底静脉插入此类导管。与传统的中心静脉导管相比，此类静脉导管很少会出现不良反应，能放置数周至数月，是中长期静脉输液的理想选择
- 为了满足长期治疗的需要，可在患者皮下组织行手术置入袖珍装置或隧道式导管，如 Hickman、Broviac 或 Groshong。这些导管中有些是多腔的，适用于卫生保健机构和家庭护理

输液管系统

输液装置需要输液管系统才能以适合的速率输注药物。静脉输液管系统的主要原理是微滴输液套管，其设计是 60 滴相当于 1ml，微滴输液套管能满足每小时输液速度不足 100ml 时的需要，例如，用于维持静脉通路开放。

另一方面，生产厂家将大滴输液套管设计为 10～15 滴相当于 1ml，在每小时输液速度＞100ml 时选择，例如，治疗休克患者时。

输液泵

电子输液泵能够精确地控制输液速度。因为每类机器都需要特

殊型号的管道，在使用之前应仔细阅读说明书。

大部分管道内部都含有防止液体在输液管内自由流动的保护装置和防止一种药物与另一种附加药物混合的单向防回流阀。管道中的过滤器能够滤除微小颗粒、细菌和气泡。其他特殊类型的管道适用于个别药物的给药或给予多种附加药物。

静脉输液治疗的并发症

护理静脉输液治疗的患者时，需要密切监测，同时也要了解可能出现的并发症，以及并发症出现时应该如何应对，如何处理液体外渗。

渗液、感染、静脉炎和血栓性静脉炎是静脉输液治疗最常见的并发症，其他并发症还包括液体外渗、导管破损、过敏反应、空气栓塞、输液速度过快所致的休克和体液负荷过多等。

（一）渗液

输液期间，液体可能会从静脉漏出到周围组织。渗液可能会在输液装置从静脉脱出时发生，可出现输液部位发冷、疼痛、水肿、漏液和血液不回流等表现。在输液位置上方使用止血带时，仍然会观察到液体缓慢流动。当发生渗液时，应停止输液，拔除静脉输液管，抬高患肢，给予热敷处理。

选择小号输液管

为了防止渗液，可使用最小号的输液管进行输液。输液时，应避免在关节区域输液，并应将输液管固定好。

（二）感染

静脉输液要刺穿皮肤，会使机体的屏障受到破坏，其因而有可能发生感染。感染时会有输液处压痛、红斑、发热或发硬，而感染的全身性症状和体征包括发热、寒战和白细胞数量增加。

感染的护理措施

对静脉输液部位的护理措施包括监测生命体征，并及时向医生报告。按要求用棉签在输液处取样本进行培养，并拔除输液管。为了防止感染，要始终保持无菌操作，及时换药，并经常检查输液位置。

（三）静脉炎和血栓性静脉炎

静脉炎是指静脉的炎症；血栓性静脉炎是静脉内形成的血凝块的刺激静脉的结果，通常血栓性静脉炎比静脉炎要疼。静脉穿刺技术差，输注溶液的 pH 值或渗透性改变都可以引起这些并发症。发生

记忆小妙招

要记住四种静脉输液最常见的并发症，记住"PITI"这个词：

P：静脉炎（Phlebitis）

I：渗液（Infiltration）

T：血栓性静脉炎（Thrombophlebitis）

I：感染（Infection）

静脉炎时可有输液部位疼痛、发红、水肿、硬化，沿着静脉走行出现红色条纹，发热或液体流动缓慢等表现。

静脉炎的处理

当出现静脉炎或血栓性静脉炎时，应拔除输液管，监测患者的生命体征，向医生汇报，以及在输液处进行热敷。为了防止并发症的发生，应选择口径较大的静脉进行输液，并在输入药物或高渗透性的溶液时，每72小时更换一次输液管。

（四）液体外渗

与渗液相似，液体外渗是液体从静脉漏出进入到周围组织。输注的药物从静脉漏出，会出现水疱，最后发展为坏死。起初，患者输液部位表现为不适、烧灼或疼痛感，也可以观察到皮肤紧绷、发烫，且血液回流缓慢。迟发的反应包括输液部位在3～5天内出现炎症，在2周内出现溃疡和坏死。

预防外渗

当应用可能引起外渗的药物时，应了解应对措施。当给予腐蚀性药物，如化疗时，应不断检查血液回流情况，如发现血液回流消失，立即停止输液。护理措施包括停止输液，向医生汇报，按医嘱在渗液处使用解毒剂，早期给予冰敷，后期给予热敷，抬高患肢。还要对肢体的循环和神经功能进行评估。

（五）导管破损

当发生导管破损时，导管碎片与导管脱离，并游离于静脉中。此时会有破损处疼痛、血压下降、发绀、意识水平下降、乏力、脉搏加快等表现。导管破损这种严重并发症极少出现，一旦发生，要在疼痛部位上方使用止血带，立即通知医生，并密切监测患者，必要时给予支持治疗。为避免出现上述情况，一旦针头脱出，不要再经塑料管插入针头。

（六）过敏反应

患者对液体、药物、静脉导管或输液导管中的橡胶都有可能过敏，会有沿手臂出现红色条纹、皮疹、瘙痒，流涕和流泪，呼吸短促以及哮喘的症状。然而，反应的具体原因可能并不清楚。

对过敏反应的处理

如不及时治疗，过敏反应会迅速加重。对过敏反应的护理措施包括立即停止静脉输液，向医生汇报，监测患者，并给予吸氧和药物治疗。

（七）气体栓塞

当空气进入静脉而发生气体栓塞时，会引起患者血压下降、脉率增加、呼吸困难、ICP 增高和意识丧失。

当出现气体栓塞时

如果患者出现气体栓塞，立即向医生汇报，并夹闭输液管，让患者左侧卧位，放低头部，使空气进入右心房，因为空气在右心房能更加安全地扩散，避免进入肺动脉。对患者进行监测，并给予吸氧。为了避免此类严重并发症的发生，要做好充分的准备工作，旋紧所有的安全连接，并在静脉输液泵上使用气体检测装置。

（八）输液速度过快所致的休克

当静脉输液速度过快时会发生输液速度过快所致的休克。患者几乎立即会出现面部充血、脉搏不规律、严重的头疼和血压下降，也可能发生意识丧失和心搏骤停。

如果发生输液过快性休克，应立即夹闭输液管，并向医生汇报，给予吸氧，监测生命体征，并按医嘱给予药物治疗。记住，输液时使用速度控制装置可防止此类并发症的发生。

（九）液体负荷过多

液体负荷过多可以逐渐或突然发生，取决于患者的循环系统可容纳多少液体。负荷过多会有颈静脉怒张、眼皮浮肿、皮肤水肿、体重增加、血压增高、呼吸加快、呼吸短促、咳嗽以及肺部听诊可闻及湿啰音等表现。

减慢输液速度

如果患者出现容量负荷过多的表现，应减慢静脉输液速度，并立即向医生汇报，监测患者生命体征。为患者保暖，抬高床头，按医嘱给予吸氧和药物治疗（如利尿剂）。

护理措施

静脉输液患者的护理包括以下措施：

- 检查静脉输液导管的完整性和准确性。输液管最好在使用24小时后丢弃。应对所输入的溶液的量和类型、所有加入的药物和其浓度以及输液期间的输液速度完全了解。如果了解不够或不清楚，应在输液前要弄清楚
- 监测患者每日的体重以记录患者液体的潴留或丢失。体重增加或减少 2% 是有意义的，体重变化 1kg，相应潴留或丢失的

管理有急性肾损伤的新冠患者的液体状态

- 尽可能让所有患者都能达到并维持最佳体液状态（等血容量）
- 如果出现低血容量，且口服补充或静脉输液无法满足液体需求时，要进行静脉输液以达到等血容量
- 每天检查静脉输液管理情况
- 根据检验结果和水合状态选择液体
- 如果出现体液超负荷，考虑使用袢利尿剂治疗 AKI

液体为 1L

- 按计划记录液体出入量。脱水时，肾通过减少尿液的生成来保持体液平衡，尿量少于 30ml/h 就提示有代谢废物潴留；如果患者的尿量＜ 30ml/h，要向医生汇报
- 在输注含有药物的液体时，要一直密切监测患者，因为输液速度过快和药物进入循环都可能很危险
- 在输液时注意患者的体重、年龄和病史，以防容量负荷过多。对儿科患者要使用容量控制设备以限制患儿每小时接受输液的量和防止意外发生容量负荷过多
- 注意输注溶液的 pH 值。溶液的 pH 值可导致药物的效果及其稳定性发生变化。如果有疑问，及时查阅说明书或向医生咨询
- 根据医疗机构的政策定期更换输液位置、敷料或输液管。输注的液体最长的使用时间为 24 小时（见"静脉输液的记录"）
- 当更换输液管时，不要移开或去除静脉输液装置。如果在断开输液管时遇到麻烦，用一把止血钳夹住输液管中心，然后旋紧输液管。但不要扣死止血钳的锁牙，因其会使输液管中心断裂
- 如果出现针刺伤时要报告。暴露于患者的血液会增加经血液播散性病毒感染的风险，如人免疫缺陷病毒（HIV）、乙肝病毒、丙肝病毒和巨细胞病毒。在 300 个发生针刺伤的人中，就会有 1 个出现 HIV 血清阳性

捕捉线索

- 仔细倾听患者的倾诉，一些细微的话语，如"我感觉不舒服"，

教学要点

静脉输液治疗的宣教

当对静脉输液治疗患者进行宣教时，要确保包含以下内容，并评估患者的理解程度：

- 预计输液治疗前、治疗后和输液期间出现的情况
- 并发症的症状和体征，及时向医生汇报
- 对活动和饮食的限制
- 在家对静脉输液治疗的护理

智能图表

静脉输液的记录

如果患者正在接受静脉输液，应确保记录以下内容：

- 日期、时间和插入静脉导管的类型
- 插入的位置和表现
- 输注溶液的类型和量
- 患者对溶液的耐受性和对治疗的反应
- 患者的宣教以及理解程度
- 护士签名

可能是开始出现过敏反应的线索。

● 患者在家进行输液治疗时，必须有家人或朋友陪伴，且有能力管理静脉输液、有较好的阅读能力，具备准备、操作、储存以及安置设备的能力。家中应具备适合的输液环境，有电话和运输工具，在家进行输液护理也要像在医院一样，遵循无菌操作原则（见"静脉输液治疗的宣教"）

 学习要点

静脉输液替代治疗小结

静脉注射液的类型

● 分为晶体溶液和胶体溶液

晶体液

● 易于从血液中进入细胞和组织的小分子溶液
● 可以是等渗性、低渗性和高渗性的

等渗性溶液

● 含有与细胞外液相同浓度的活性微粒，所以液体不能在细胞内、外移动
● 渗透压：240 ～ 340mOsm/kg
● 例如，D_5W、生理盐水和含 5% 葡萄糖的生理盐水

低渗性溶液

● 浓度低于细胞外液浓度，水能从血液进入到细胞内，导致细胞肿胀
● 渗透压 < 240mOsm/kg
● 如半张盐溶液
● 由于血管内液体不足可导致循环衰竭，水进入脑细胞可引起 ICP 升高
● 对于有 ICP 升高风险的患者，如休克、头部创伤和神经外科手术患者，应禁用
● 对于液体异常流入间隙或体腔的患者，如肝疾病、烧伤和创伤患者，应禁用

高渗性溶液

● 浓度高于细胞外液浓度，允许水从细胞内进入血液，导

致细胞皱缩

- 渗透压＞340mOsm/kg
- 例如，含有5%葡萄糖的半张盐溶液，3%的氯化钠溶液和含10%葡萄糖的生理盐水
- 心脏或肾脏疾病患者可能不能耐受
- 可能会引起容量负荷过多或肺水肿
- 存在细胞内脱水风险的患者禁用，如DKA者禁用

胶体溶液

- 与血浆扩容剂的性质相似
- 是高张溶液，能促进水从细胞内移入血液
- 例如，白蛋白、血浆蛋白质成分、右旋糖酐和羟乙基淀粉
- 需要密切监测血容量增多的症状和体征，如血压升高、呼吸困难和脉搏增快

输注方式

- 方法包括周围静脉和中心静脉治疗
- 根据治疗的时间和目的，患者的诊断、年龄，既往史和静脉条件，进行选择
- 根据治疗的类型和输液的部位选择导管和输液管

静脉输液治疗的并发症

- 渗液：当输液装置从静脉中脱出，液体从静脉漏出到周围组织
- 感染：可以发生在进针部位，需要监测进针部位有无流脓、压痛、红斑、发热或发硬的情况
- 静脉炎：静脉的炎症
- 血栓性静脉炎：血液凝固对静脉形成的刺激
- 液体外渗：液体漏出到周围组织，当药物从静脉中渗出，引起水疱甚至坏死
- 导管破损：导管碎片脱落进入静脉中（很罕见）
- 过敏反应：可以因液体、药物、导管或输液管的橡胶引起
- 气体栓塞：静脉中进入空气，引起血压下降、脉率增加、呼吸困难、ICP升高和意识水平下降
- 输液速度过快所致的休克：静脉输注溶液或药物速度过快，引起面部充血、脉搏不规则、血压下降，还可能出现意识水平丧失和心搏骤停

- 体液负荷过多：可以逐渐出现，也可突然发生，表现为静脉怒张、血压升高、眼皮浮肿、皮肤水肿、体重增加和呼吸症状

小测验

1. 高渗性溶液导致的水的移动方式是
   A. 从间隙流入细胞内
   B. 从细胞内流出到细胞外
   C. 从细胞外流出到细胞内
   D. 从细胞内流出到间隙

   答案：B；由于高渗性溶液的张力大于细胞内液，将水从细胞内吸出，导致细胞皱缩。

2. 患有下列哪一项疾病的患者不应使用高渗液体
   A. 肝病、烧伤或头部外伤
   B. 糖尿病酮症酸中毒
   C. 外伤导致的失血
   D. 透析患者

   答案：B；高渗液体会从细胞中吸走水分，因此有细胞脱水风险的患者（如患有 DKA 的患者）不应使用高渗液体。

3. 以下哪项是空气栓塞的症状
   A. 静脉注射部位肿胀
   B. 咽喉干燥
   C. 缓慢跳动的脉搏
   D. 低血压

   答案：D；空气栓塞的症状包括血压下降、心率加快、呼吸困难、ICP 增高和意识丧失。

4. 一名 66 岁的男性患者，发生了摩托车事故且未佩戴头盔。在完成评估时，该患者已静脉滴注 0.45% 的生理盐水 2.5 小时，且以 200ml/h 的速度输液。你应观察该患者以下哪一项的迹象
   A. 脓毒性休克
   B. ICP 降低
   C. 循环超负荷
   D. ICP 升高

   答案：D；由于患者近期头部受伤，灌注低渗晶体液有导致 ICP 升高的风险。

5. 当输注低张性溶液时，会导致细胞
   A. 皱缩
   B. 肿胀
   C. 释放氯离子
   D. 释放钾离子

   答案：B；低张性溶液会使液体从细胞外进入细胞内，导致细胞肿胀。

6. 患有以下哪一项疾病的患者不应使用低渗溶液
   A. 脑外伤、卒中或神经外科手术
   B. 心脏病或肾病
   C. 呼吸或消化系统疾病
   D. 肝病或肾病

   答案：A；因为低渗溶液会导致液体向脑细胞内转移，所以不应用于有脑内压升高风险的患者。

评分

☆☆☆　如果你六道题都回答正确了，太棒了！你已经充分掌握了本章内容。

☆☆　　如果你回答正确四或五道题，很好！你对这一章有很好的了解！

☆　　　如果你回答正确的题目少于四道，没什么大不了的，再多做一些有关静脉输液的练习！

（程道琴　钟兆红）

参考文献

Cathala, X., & Moorley, C. (2018). Selecting IV fluids to manage fluid loss in critically ill patients. *Nursing Times, 114*(12), 41–44.

COVID-19 Treatment Guidelines Panel. (n.d.). *Coronavirus Disease 2019 (COVID-19) Treatment Guidelines*. National Institutes of Health. Retrieved July 5, 2022, from https://www.covid19treatmentguidelines.nihgov/

Frazee, E., & Kashani, K. (2016). Fluid management for critically ill patients: A review of the current state of fluid therapy in the intensive care unit. *Kidney Diseases (Basel, Switzerland), 2*(2), 64–71.

Gross, W., Samarin, M., & Kimmons, L. A. (2017). Choice of fluids for resuscitation of the critically ill: What nurses need to know. *Critical Care Nursing Quarterly, 40*(4), 309–322.

Kreidieh, F. Y., Moukadem, H. A., & El Saghir, N. S. (2016). Overview, prevention and management of chemotherapy extravasation. *World Journal of Clinical Oncology, 7*(1), 87–97.

McCarthy, C. J., Behravesh, S., Naidu, S. G., & Oklu, R. (2017). Air embolism: Diagnosis, clinical management and outcomes. *Diagnostics (Basel, Switzerland)*, 7(1), E5. doi:10.3390/diagnostics7010005

McGuire, M. D., & Heung, M. (2016). Fluid as a drug: Balancing resuscitation and fluid overload in the intensive care setting. *Advances in Chronic Kidney Disease*, 23(3), 152–159.

Myburgh, J. A. (2015). Fluid resuscitation in acute medicine: What is the current situation? *Journal of Internal Medicine*, 277(1), 58–68.

Nicholson, J. (2018). Royal College of Nursing's Standards for Infusion Therapy: an overview. *British Journal of Nursing*, 27(2), S12-S14.

Park, J. Y., & Kim, H. L. (2015). A comprehensive review of clinical nurse specialist-led peripherally inserted central catheter placement in Korea: 4101 cases in a tertiary hospital. *Journal of Infusion Nursing*, 38(2), 122–128.

Perez, C. A., & Figueroa, S. A. (2017). Complication rates of 3% hypertonic saline infusion through peripheral intravenous access. *The Journal of Neuroscience Nursing*, 49(3), 191–195.

Pluschnig, U., Haslik, W., Bartsch, R., & Mader, R. M. (2016). Extravasation emergencies: State-of-the-art management and progress in clinical research. *Memo*, 9(4), 226–230.

Rewa, O., & Bagshaw, S. M. (2015). Principles of fluid management. *Critical Care Clinics*, 31(4), 785–801.

Selby, N. M., Forni, L. G., Laing, C. M., Horne, K. L., Evans, R. D., Lucas, B. J., & Fluck, R. J. (2020). Covid-19 and acute kidney injury in hospital: Summary of NICE guidelines. *BMJ (Clinical research ed.)*, 369, m1963. https://doi.org/10.1136/bmj.m1963

Shaw, S. J. (2017). Using the vessel health and preservation framework to enhance vein assessment and vascular access device selection. *Nursing Standard*, 31(46), 50–63.

Smith, L. (2017). Choosing between colloids and crystalloids for IV infusion. *Nursing Times [online]*, 113(12), 20–23.

Spencer, S., & Gilliam, P. (2017). The KISSSS method of peripheral IV catheter care. *Nursing*, 47(6), 64.

van der Jagt, M. (2016). Fluid management of the neurological patient: A concise review. *Critical Care (London, England)*, 20(1), 126. doi:10.1186/s13054-016-1309-2

Wise, R., Faurie, M., Malbrain, M. L. N. G., & Hodgson, E. (2017). Strategies for intra-venous fluid resuscitation in trauma patients. *World Journal of Surgery*, 41(5), 1170–1183.

Zhou, F. H., Liu, C., Mao, Z., & Ma, P. L. (2018). Normal saline for intravenous fluid therapy in critically ill patients. *Chinese Journal of Traumatology*, 21(1), 11–15.

第二十章　全胃肠外营养

划重点

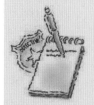

在本章中，你将学习：
◆ 明确哪类患者可行全胃肠外营养（total parenteral nutrition，TPN）
◆ TPN 成分的种类以及给予方式
◆ 与 TPN 相关的并发症
◆ 对接受 TPN 患者的恰当护理

了解 TPN

TPN 是经大的中心静脉，用输液泵输注高浓度、高渗性的营养溶液。对于因疾病或外伤有高热量和营养需求的患者，TPN 可提供重要的热量、维持氮平衡，并可补充必需的液体、维生素、电解质、矿物质和微量元素（见"了解常见的 TPN 添加剂"）。

TPN 也能促进组织和伤口愈合、维持正常的代谢功能，并可为肠道恢复创造机会，减少胆囊、胰腺和小肠的活动，提高患者对手术的反应。

TPN 的适应证

不能口服或肠道喂养营养的患者可能需要静脉输注营养补充剂或 TPN。通常，对不能经消化道吸收营养长达十天的患者可以给予这种治疗。更多的适应证包括但不限于：

- 疾病导致患者虚弱持续 2 周
- 体重较疾病前减轻 10% 或更多
- 血清白蛋白浓度 < 35g/L
- 因伤口感染、瘘管或脓肿导致营养丢失过多
- 肾或肝衰竭
- 消化道无功能持续 5 ～ 7 天（"见外周静脉营养的主要适应证"）

了解常见的 TPN 添加剂

全胃肠外营养（TPN）常见的组成成分包括葡萄糖、氨基酸和其他有特殊作用的添加剂。例如，葡萄糖为新陈代谢提供热量。下表列举了其他常见的添加剂及其各自的作用。

电解质

- 钙离子促进骨骼和牙齿的形成和生长，并有助于血液凝固
- 氯离子调节酸碱平衡和维持渗透压
- 镁离子有助于体内糖类和蛋白质的吸收
- 磷离子是细胞能量和钙平衡所必需的
- 钾离子是维持细胞兴奋性和心功能所必需的
- 钠离子有助于控制水的分布和维持体液平衡

维生素

- 叶酸是形成脱氧核糖核酸（DNA）和促进生长发育所必需的
- 复合维生素 B 有助于糖类和蛋白质的最终吸收
- 维生素 C 有助于伤口愈合
- 维生素 D 是骨骼代谢和维持血清钙浓度所必需的
- 维生素 K 有助于防止出血

其他添加剂

- 微量元素（如锌、铜、铬、硒和锰）有助于伤口愈合和红细胞的合成
- 氨基酸为组织修复和免疫功能提供必需的蛋白质
- 脂类有助于激素和前列腺素的合成，并补充必需脂肪酸

- 适用于肠道营养不足、无法提供营养或有禁忌证的重症监护病房的新冠患者

（一）TPN 的常见疾病

使用 TPN 的常见疾病或治疗包括：肠炎、溃疡性结肠炎、肠梗阻或肠切除术、放射性小肠炎、严重腹泻或呕吐、获得性免疫缺陷综合征（AIDS）、化疗和严重的胰腺炎以及所有妨碍患者营养吸收的情况。另外，经历较大手术、脓毒症、创伤或烧伤面积超过 40% 的患者都有高代谢率，应用 TPN 对这些患者有益。有先天性或获得性疾病的婴儿可能也需要 TPN 促进其生长和发育。

对于消化道功能正常或在 10 天之内消化道功能能够恢复的患

者，TPN 的作用有限。对于预后不佳或应用 TPN 的危害超过其益处的患者，不适合应用 TPN。

（二）TPN 的新趋势

目前营养支持的趋势是按照患者的特殊需要调整 TPN 的配方。因此，标准的 TPN 混合液已经不常见了。由护士、医生、药剂师、营养师组成的营养小组共同评估患者，给出 TPN 配方，并对患者进行监测。

营养液可能包含：

- 蛋白质（必需或非必需氨基酸），依患者的肾功能和肝功能的不同而改变
- 葡萄糖（浓度为 10% ～ 35%）
- 脂肪乳（浓度为 20% ～ 30%）
- 电解质
- 维生素
- 微量元素混合液

脂肪乳

脂肪乳是为患者提供必需的脂肪酸和热量的浓稠乳液。它有助于愈合伤口、生成红细胞（RBC）和合成前列腺素。

脂肪乳可单独输注，也可与氨基酸、葡萄糖溶液混合成 TPN 经外周或中心静脉导管输注，输注时间应超过 24 小时。

慎用脂肪乳

对于肝脏或肺部疾病、急性胰腺炎、贫血或凝血障碍的患者，使用脂肪乳时应非常谨慎，因为有脂肪栓塞的风险；对于脂肪代谢紊乱的患者，如病理性高脂血症或脂性肾病，应禁用脂肪乳。

要确保将出现的不良反应及时报告给医生，以便可根据需要改变患者的 TPN 方案（见"脂肪乳的不良反应"）。

外周静脉营养的主要适应证

外周静脉营养（peripheral parenteral nutrition,PPN）的适应证是：消化道功能障碍且需要短期营养治疗不超过 2 周的患者。它能提供部分或全面的营养支持。PPN 是经外周静脉输注各种脂肪乳制剂和氨基酸 - 葡萄糖溶液。如果患者不能口服或经肠道喂养，为确保充足的营养，补充含浓度 ≤ 10% 的葡萄糖和浓度 ≤ 5% 的蛋白质的 PPN 不应超过 10 天。

警示！

脂肪乳的不良反应

输注脂肪乳可能出现快速不良反应，也可出现迟发的并发症。

脂肪乳出现的早期或快速的不良反应

- 背部和胸部疼痛
- 发绀
- 大汗和充血
- 呼吸困难
- 头痛
- 高凝状态
- 易激惹
- 嗜睡和昏睡
- 恶心或呕吐
- 眼压轻度升高
- 血小板减少

与长时间输注脂肪乳相关的迟发并发症

- 血液系统疾病
- 脂肪肝综合征
- 肝大
- 黄疸
- 脾大

TPN 的输注方式

TPN 必须经中心静脉输注。TPN 的浓度是血液浓度的 6 倍，是高渗性溶液，因而不适合外周静脉输注。

TPN 可 24 小时持续输注，也可以在部分时间输注——如在患者晚上睡觉时输注。可在锁骨下或颈内静脉插入由聚氨酯或硅制成的无菌导管。聚氨酯导管在插入过程中不易弯曲，但是体温会使其变软。聚氨酯是生物相容的，因而组织不会对其产生反应，且不会比人造导管更早形成血栓。硅导管更柔韧、耐用，且能与许多药物和溶液相容，可能是持续数月或数年治疗使用的较好选择。

了解外周静脉输注

经外周静脉插入导管，是中心静脉导管插入的一种替代方式，适用于持续 3 个月或更长时间的营养支持治疗。导管可经贵要静脉或头静脉插入，导管尖端可达上腔静脉。

患者对外周导管很少有不适反应，特别是可自由活动的患者。活动可促进血液流动，降低静脉炎的风险。经外周插入中心静脉导管常用于在家和在健康护理中心进行中期治疗的患者。

症状和体征

TPN 能引起电解质失衡的症状和体征，包括痉挛性腹痛、嗜睡、谵妄、不适、肌无力、手足抽搐、惊厥和心律失常。患者的原发病或 TPN 的组成成分也会引起酸碱失衡。其他并发症有：

- 由于输注液体和电解质而导致心力衰竭和肺水肿，此时可表现为心动过速、嗜睡、谵妄、无力和呼吸困难
- 输注葡萄糖过快会引起高血糖，此时可能需要调整患者胰岛素的剂量
- 加入 TPN 中的药物产生的不良反应，如加入胰岛素可引起低血糖，表现为谵妄、不安、嗜睡、脸色苍白和心动过速
- 与导管相关的感染和导管梗阻

护理措施

持续评估和快速干预对于接受 TPN 的患者是非常关键的。当护理接受 TPN 的患者时，要采取以下措施：

- 仔细观察接受 TPN 的患者，注意检查早期并发症的体征，如感染、代谢问题、心力衰竭、肺水肿或过敏性反应。必要时调整 TPN 的成分（见"关于 TPN 的宣教"）
- 评估患者的营养状况，在每天早上同一时间、穿着相似的衣服、使用同一个体重秤在输液间隙称取患者体重。体重能提示患者营养状况和有无体液过剩。理想的体重增加应该是每周 0.5 ~ 1kg, 如果体重增加大于每天 0.5kg, 提示体液潴留
- 评估患者外周和肺水肿情况。水肿是体液过多的体征

（一）血糖的情况

- 起初每 6 小时监测一次血糖，然后每天监测一次。观察有无口渴和多尿的情况，可能提示患者存在高血糖。定期将血糖仪监测读数和实验室检查结果进行比较。血糖不应超过

教学要点

关于 TPN 的宣教

当对接受 TPN 的患者进行宣教时，应确保包含以下内容，并评估患者的理解程度：

- TPN 的基础知识及其特殊用法
- 不良反应和导管的并发症，以及何时报告
- TPN 导管的基础护理
- 设备的维护
- 体重、热卡量、出入量和葡萄糖浓度的监测

11.1mmol/L，这是患者能耐受的葡萄糖浓度

- 监测葡萄糖代谢紊乱、体液和电解质失衡以及营养问题的症状和体征。有些患者需在 TPN 中加入胰岛素，以保证持续输注

- 开始时，每日检查一次电解质浓度，然后每周检查 2 次。记住，当患者合并严重营养不良时，可能出现再次喂养综合征，包括钾离子、镁和磷的快速下降。为了避免影响心功能，最初应缓慢输注，并仔细监测患者的电解质浓度，直到稳定

- 每周检查 2 次蛋白质浓度。当开始治疗恢复水化时，白蛋白会出现下降

- 通过检测尿素氮（BUN）和肌酐水平来监测肾功能。如果升高，提示氨基酸摄入过多

- 收集 24 小时尿液，评估氮平衡

- 进行肝功能实验室检查，检查胆红素、甘油三酯和胆固醇水平

- 评估肝功能。如异常，提示不能耐受

- 总结患者的血生化结果和营养状况，出现异常结果通知医生，根据需要对患者的 TPN 的浓度和成分进行调整

- 缓慢输注 TPN 以避免出现不良反应——通常在最初的 24 小时内以 60 ～ 80ml/h 的速度输注，然后逐渐增加。持续监测患者的心功能和呼吸状况

- 使用可控制速度的输液泵

记忆小妙招

记忆如何避免为严重营养不良患者实施全胃肠外营养时出现再次喂养综合征的并发症，一定要记住"从低流量开始，缓慢输入"。

（二）TPN 技术

- 当输注含注射用脂肪乳（I.V.fat emulsion，IVFE）的 TPN 溶液时，使用 1.2μm 的过滤器。输注不含 IVFE 的 TPN 溶液时，使用 0.2μm 的过滤器

- 在输注前 1 小时，将 TPN 溶液从冰箱中取出，使之恢复到室温

- 在输注前应对 TPN 溶液进行检查。如果在溶液中加入多种维生素，则溶液应是清澈或浅黄色的。如果在准备悬挂 TPN 溶液时发现溶液中有颗粒物，溶液呈云雾状或含油层时，应将输液包退回药房

- 按操作流程冲洗中心静脉导管

- 如果是应用单腔中心静脉导管，不宜应用此导管输注血液、血制品或进行静脉推注；可以同时输注多种静脉注射液，也可以测量中心静脉压或抽血做实验室检查

- 开始输注 TPN 溶液时，不要在 TPN 溶液中加入药物

- 不要使用带开关如三通阀门的装置，除非有绝对需要，因为会增加感染的风险
- TPN 溶液要在 24 小时内输完，如果超过 24 小时应丢弃。如果输液结束时还未到下一次 TPN 输液的时间，可以先提供 10% 葡萄糖溶液，直到进行下一次 TPN 输液为止
- 对导管实施护理，至少每周更换三次敷料（如应用透明或半透明敷料，可每周更换一次）。如敷料潮湿、有污渍或不能封闭，应随时更换。严格执行无菌操作技术
- 监测患者有无炎症和感染的症状，并记录。TPN 给微生物的生长（在局部或全身）提供了很好的媒介
- 根据设备情况选择合适的静脉输注装置，严格使用无菌操作方法。根据溶液类型，每 24 ～ 72 小时更换一次静脉输注装置

（三）TPN 的管理

- 至少每 4 小时记录一次生命体征。体温升高是与导管相关脓毒症的早期症状
- 为患者提供情感支持，尤其是在因病情导致饮食受限时
- 经常进行口腔护理
- 当患者逐渐停用 TPN 时，记录患者饮食摄入量和总热量以及蛋白质摄入量。用百分比记录食物摄入量，如列表记录"患者吃了半个烤土豆"，而不是"患者的胃口很好"
- 当停用 TPN 时，应根据葡萄糖的当前摄入量，缓慢降低输注速度。缓慢降低输注速度能最大限度地降低高胰岛素血症或低血糖的风险。如果患者能口服或静脉输注充足的糖类，TPN 就可在 4 ～ 6 小时内完成输注，而不是在原来规定的 24 ～ 48 小时完成输注
- 及时将不良反应报告给医生
- 为患者实施家庭护理做准备
- 准确、详细记录所有的护理内容（见"TPN 的记录"）

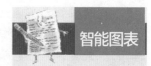

TPN 的记录

　　如果患者在接受全胃肠外营养，应确保记录以下内容：

- 不良反应和导管并发症
- 静脉注射部位炎症或感染的体征
- 护理措施（包括输注速度）和患者的反应
- 输液装置更换的时间和日期
- 特殊的饮食摄入
- 患者的宣教

学习要点

全肠外营养小结

全胃肠外营养

- 为因疾病或创伤有高热量和营养需求的患者提供高浓度、高渗透营养溶液
- 提供关键的热量，恢复氮平衡，以及补充必需的液体、维生素、电解质、矿物质和微量元素
- 促进组织和伤口愈合，维持正常的代谢功能，为患者肠道恢复创造机会，减少胆囊、胰腺和小肠的运动，并能提高患者应对外科手术反应的能力
- 适应证是不能经口服或肠道喂养满足需求的患者，包括炎性肠病、溃疡性结肠炎、肠梗阻或肠切除术、放射性小肠炎、严重腹泻或呕吐、AIDS、化疗和严重胰腺炎患者
- 对于消化道功能正常或可能在 10 天内恢复正常功能的营养良好患者，作用有限
- 必须经中心静脉输注

常用的 TPN 添加剂

电解质

- 钙离子：促进骨骼和牙齿的发育和生长，并有助于血液凝固
- 氯离子：调节酸碱平衡和维持渗透压
- 镁离子：有助于体内吸收糖类和蛋白质
- 磷：是细胞能量和钙平衡所必需的
- 钠离子：有助于控制水的分布和维持体液平衡

维生素

- 叶酸：有助于 DNA 合成和促进生长、发育
- 复合维生素 B：有助于糖类和蛋白质的最终吸收
- 维生素 C：有助于伤口愈合
- 维生素 D：是骨骼代谢和维持血清钙水平所必需的
- 维生素 K：有助于防止出血

其他添加剂

- 微量元素（锌、铜、铬、硒、锰）：有助于伤口愈合和

红细胞合成

- 氨基酸：为组织修复和免疫功能提供必需的蛋白质
- 脂质：激素和前列腺素的合成原料，防止必需脂肪酸缺乏

脂肪乳

- 为患者补充必需脂肪酸和热量的浓稠液体
- 有助于伤口愈合、红细胞生成和前列腺素合成
- 可作为 TPN 的组成部分
- 对于有肝或肺部疾病、急性胰腺炎、贫血或凝血障碍的患者，应该非常谨慎，这类患者有脂肪栓塞的风险
- 对病理性高脂血症和脂性肾病患者，应禁用

TPN 的并发症

- 电解质失衡
- 酸碱失衡
- 心力衰竭和肺水肿
- 高血糖
- 低血糖
- 再次喂养综合征（严重的营养不良），可引起钾、镁或磷水平快速下降

监测

- 评估营养状况，每日测量体重
- 评估有无水肿和体液过剩的体征
- 最初每 6 小时监测一次血糖水平，然后每周 2 次
- 最初每天监测一次电解质水平，然后每周 2 次
- 每周监测 2 次蛋白质水平
- 监测 BUN 和肌酐水平、肝功能和氮平衡

小测验

1. 实验室结果显示，刚开始接受 TPN 的严重营养不良的患者体内的钾、镁和磷急剧下降，这表明患者出现了以下哪种情况
   A. 休克
   B. 血容量增多
   C. 血容量减少
   D. 再次喂养综合征
   答案：D；这些指标是再次喂养综合征的体征。

2. 当你悬挂 TPN 溶液时，看见溶液包中出现油层时，你应该

    A. 摇动溶液使内容物散开

    B. 悬挂溶液，油层会立即散开

    C. 将溶液退回药房

    D. 挤压包装使溶液混合

答案：C；溶液应该是浅黄色、清亮的液体，出现油层提示溶液污染或配置不正确，应该退回药房。

3. 使用 TPN 治疗的病人至少应多久更换一次静脉输液管

    A. 每 7 天更换一次

    B. 每隔 1 天更换一次

    C. 每 24 ～ 72 小时更换一次

    D. 每 12 小时更换一次

答案：C；使用 TPN 治疗的患者静脉输液管应每 24 ～ 72 小时更换一次；但是有些医疗机构的要求可能规定需要更频繁地更换输液管。

4. 脂肪乳是一种能为患者提供必需脂肪酸和热量的浓稠乳剂，对促进下列哪一项很有帮助

    A. 红细胞生成

    B. 出血性疾病的凝血功能

    C. 减轻胰腺炎的炎症

    D. 降低贫血患者的血红蛋白浓度和血细胞比容

答案：A；脂肪乳有助于伤口愈合、红细胞生成和前列腺素合成。

评分

☆☆☆ 如果你四道题都回答正确，太酷了！你有了充足的精神食粮！

☆☆ 如果你回答对了三道题，你仍然很棒！你对 TPN 的了解已经在排行榜前十位！

☆ 如果你回答正确的题目少于三道，给你一些建议：再复习一下本章！

（程道琴 庄华敏）

参考文献

Bohl, C. J., & Parks, A. (2017). A mnemonic for pharmacists to ensure optimal monitoring and safety of total parenteral nutrition: I AM FULL. *The Annals of Pharmacotherapy, 51*(7), 603–613. doi:10.1177/1060028017697425

Crews, J., Rueda-de-Leon, E., Remus, D., Sayles, R., Mateus, J., & Shakeel, F. (2018). Total parenteral nutrition standardization and electronic ordering to reduce errors: A quality improvement initiative. *Pediatric Quality & Safety, 3*(4), e093.

doi:10.1097/pq9.0000000000000093

Fell, G. L., Nandivada, P., Gura, K. M., & Puder, M. (2015). Intravenous lipid emulsions in parenteral nutrition. *Advances in Nutrition (Bethesda, Md.)*, *6*(5), 600–610. doi:10.3945/an.115.009084

Hamdan, M., & Puckett, Y. (2022, May 8). Total parenteral nutrition. In: StatPearls [Internet]. StatPearls Publishing. https://www.ncbi.nlm.nih.gov/books/NBK559036/

Nakayama, D. K. (2017). The development of total parenteral nutrition. *The American Surgeon*, *83*(1), 36–38.

Nicholson, J. (2018). Royal College of Nursing's Standards for Infusion Therapy: an overview. *British Journal of Nursing*, *27*(2), S12-S14.

Otero-Millán, L., Lago Rivero, N., Blanco Rodicio, A., Garcia Beloso, N., Ldgido Soto, J. L., & Piñeiro-Corrales, G. (2021). Stability of lipid emulsion in total parenteral nutrition: An overview of the literature. *Clinical Nutrition ASPEN*, *45*, 19–25. https://doi-org./10/1016/j.cinesp.2021.06.027

Pulcini, C. D., Zettle, S., & Srinath, A. (2016). Refeeding syndrome. *Pediatrics in Review*, *37*(12), 516–523. doi:10.1542/pir.2015-0152

Radpay, R., Poor Zamany Nejat Kermany, M., & Radpay, B. (2016). Comparison between total parenteral nutrition vs. partial parenteral nutrition on serum lipids among chronic ventilator dependent patients; a multi center study. *Tanaffos*, *15*(1), 31–36.

Ridley, E. J. (2021). Parenteral nutrition in critical illness: Total, supplemental or never? *Current Opinion in Clinical Nutrition and Metabolic Care*, *24*(2), 176–182. https://doi-org.frontier.idm.oclc.org/10.1097/MCO.0000000000000719

Sugrue, D., Jarrell, A. S., Kruer, R., Davis, S., Johnson, D., Tsui, E., . . . Crow, J. (2018). Appropriateness of peripheral parenteral nutrition use in adult patients at an academic medical center. *Clinical Nutrition ESPEN*, *23*, 117–121. doi:10.1016/j.clnesp.2017.11.004

Thibault, R., Seguin, P., Tamion, F., Pichard, C., & Singer, P. (2020). Nutrition of the COVID-19 patient in the intensive care unit (ICU): A practical guidance. *Critical Care (London, England)*, *24*(1), 447. doi:10.1186/s13054-020-03159-z.

Wyer, N. (2017). Parenteral nutrition: Indications and safe management. *British Journal of Community Nursing*, *22*(Suppl. 7), S22–S28. doi:10.12968/bjcn.2017.22.Sup7.S22

Zeng, S., Xue, Y., Zhao, J., Liu, A., Zhang, Z., Sun, Y., & Xu, C. (2019). Total parenteral nutrition versus early enteral nutrition after cystectomy: A meta-analysis of postoperative outcomes. *International Urology and Nephrology*, *51*(1), 1–7. doi:10.1007/s11255-018-2031-6

1. 一名高尔夫球手在 37.7℃的高温下在室外打了一整天球，其体内会释放哪种激素来帮助患者保留水分
   A. 皮质醇
   B. 肾素
   C. 抗利尿激素
   D. 胰岛素

2. 一名新冠患者出现脱水症状，医生要求静脉滴注 0.9% 的生理盐水，请问它属于下列哪一种类型的溶液
   A. 等渗性溶液
   B. 低张性溶液
   C. 高渗性溶液
   D. 胶体溶液

3. 在主动运输过程中，溶质从浓度低的区域向浓度高的区域移动，就如同逆水行舟。主动运输需要消耗能量才能实现。在主动运输过程中，下列哪种分子提供能量
   A. 白蛋白
   B. 三磷酸腺苷
   C. 钠钾泵
   D. 氨基酸

4. 患者因糖尿病导致低钠血症，需要静脉补充液体。在钠离子浓度低的情况下，静脉输注下列哪种液体能补充大量的钠？
   A. 5% 葡萄糖水溶液
   B. 0.45% 生理盐水溶液
   C. 乳酸林格溶液
   D. 含 5% 葡萄糖的乳酸林格溶液

5. 检测阴离子间隙可以有效地区分酸碱失衡类型和原因，因为它反映了血清阴阳离子的平衡。以下哪种电解质属于阴离子？
   A. 钙离子
   B. 镁离子
   C. 钾离子
   D. 磷酸根离子

6. 一名患者电解质检测结果显示钾升高（7mmol/L）。前一天此项化验值正常，患者的远程监护仪也未显示任何异位。患者钾升

高的原因可能是什么？

    A. 血样已溶血

    B. 化验用的血样是从不进行静脉输液的手臂抽取的

    C. 抽血后立即送往实验室

    D. 患者在化验前吃了一根香蕉

7. 一名患者的血钙水平升高。下列哪一项对钙磷平衡起调节作用？

    A. 甲状旁腺

    B. 下丘脑

    C. 肾脏

    D. 甲状腺

8. 一名 19 岁的患者因急性焦虑发作来到急诊科。患者哭闹不止，呼吸急促。其动脉血气结果时可能会出现以下哪种情况？

    A. pH 值高，$PaCO_2$ 50mmHg，碳酸氢盐浓度正常

    B. pH 值高，$PaCO_2$ 30mmHg，碳酸氢盐浓度正常

    C. pH 值低，$PaCO_2$ 50mmHg，碳酸氢盐浓度低

    D. pH 值低，$PaCO_2$ 30mmHg，碳酸氢盐浓度高

9. 患者因重度糖尿病酮症酸中毒被转入重症监护室。动脉血气结果显示病人酸中毒。其阴离子间隙可能为

    A. 0 ～ 4mmol/L

    B. 4 ～ 8mmol/L

    C. 8 ～ 14mmol/L

    D. ＞ 14mmol/L

10. 下列哪种是检查患者血压的正确方法？

    A. 摆放患者手臂位置，使其肱动脉与心脏同一水平

    B. 正确捆绑血压袖带，请将其紧紧缠绕在患者手腕上

    C. 袖带气囊的长度应为上臂周长的 30%，宽度至少为上臂周长的 90%

    D. 将袖带囊的中心直接放在手臂外侧的桡动脉上方

11. 一名患者出现极度口渴、脱水、尿液高度稀释且尿量大的症状。医疗服务提供者担心其患有

    A. 糖尿病

    B. 抗利尿激素分泌异常综合征

    C. 尿崩症

    D. 肾衰竭

12. 以下哪项检查说明存在脱水现象？

    A. 血细胞比容降低

    B. 血清渗透压降低

    C. 血清钠含量降低（＜ 135mmol/L）

D. 尿液比重升高（＞1.030）

13. 一名吉兰–巴雷综合征患者出现了抗利尿激素分泌异常综合征，患低钠血症的风险高。下列哪一项提示低钠血症？

    A. 128mmol/L

    B. 135mmol/L

    C. 142mmol/L

    D. 150mmol/L

14. 一名68岁的患者每天服用布美他尼和地高辛治疗心力衰竭。患者的血钾浓度为2.9mmol/L。护士预计患者心电图（ECG）会出现哪些变化？

    A. 无P波

    B. 窄QRS波群

    C. ST段压低

    D. T波高尖

15. 患者正在服用以下药物赖诺普利、氢氯噻嗪、舍曲林和左甲状腺素。化验结果显示血钾升高（5.2mmol/L）。患者服用的药物中，哪种药物可能导致高钾血症？

    A. 赖诺普利

    B. 氢氯噻嗪

    C. 舍曲林

    D. 左甲状腺素

16. 充血性心力衰竭患者的细胞外区域会出现水肿。这是由于

    A. 等血容量性低钠血症

    B. 高血容量性低钠血症

    C. 低血容量性高钠血症

    D. 低血容量性低钠血症

17. 准备对患者进行静脉滴注20mmol钾，治疗低钾血症。给药的最快速度是多少？

    A. 5mmol/h

    B. 10mmol/h

    C. 15mmol/h

    D. 20mmol/h

18. 一名高醛固酮症患者出现了高钾血症。医生应开什么药让钾通过肠道排泄出去？

    A. 聚苯乙烯磺酸钠

    B. 呋塞米

    C. 氢氯噻嗪

    D. 格列本脲

19. 产科门诊接诊了一名 27 岁的孕妇。她的血压为 180/112mmHg，深腱反射亢进。医生怀疑其是子痫前期，要求护士采集尿样。下列什么尿检结果有助于确诊子痫前期？

   A. 潜血

   B. 亚硝酸盐

   C. 蛋白质

   D. 葡萄糖

20. 一名先兆子痫患者分娩后静脉注射硫酸镁。下列哪项症状表明患者接受了过量的硫酸镁？

   A. 肌肉无力

   B. 手足抽搐症

   C. 心动过速

   D. 反射亢进

21. 一名 39 岁的患者因 Graves 病和甲状腺肿大导致吞咽困难而进行了甲状腺全切除术。术后患者出现低血压、烦躁和口周麻痹，他的说话和呼吸没有受到影响。根据患者的症状和体征，其血清钙浓度可能是

   A. 远远超过 10.1mg/dl

   B. 10mg/dl

   C. 9mg/dl

   D. 8mg/dl

22. 一名 23 岁的癫痫患者因焦虑和精神错乱就诊。患者入院时的血钙 7.1mg/dl。以下哪种癫痫药物会导致低钙血症？

   A. 地西泮

   B. 苯巴比妥

   C. 加巴喷丁

   D. 卡马西平

23. 一名患者出现急性右上腹疼痛和发烧，患者有酗酒史。在急性胰腺炎的实验室检查中可能会发现以下哪项？

   A. 低钾血症

   B. 低钙血症

   C. 低镁血症

   D. 高钠血症

24. 在混合静脉输注钙剂时，护士发现有沉淀物形成。溶液中的含有下列哪一项会导致这种情况发生？

   A. 碳酸氢盐

   B. 葡萄糖

   C. 钠

  D. 水

25. 患者正在输注硫酸镁时出现呼吸抑制和反射减弱。护士联系医生确认下一步的治疗措施。以下哪项是最合适的下一步行动？
  A. 再次评估患者的反射
  B. 增加静脉注射和口服溶液的量
  C. 注入碳酸氢钙
  D. 继续按要求注入镁

26. 家庭诊所执业护士对一名有神经性厌食症病史的 19 岁女孩进行了评估。护士的初步评估患者营养不良。在与其交流时，她承认自己一直没有进食，并一直使用泻药来控制体重。根据这些结果，护士预测化验结果会显示
  A. 高钾血症
  B. 高钠血症
  C. 高镁血症
  D. 低磷血症

27. 一名慢性肾衰竭患者的磷水平升高。在查看患者的化验结果时，护士应该注意以下哪种电解质会降低？
  A. 钾
  B. 钠
  C. 钙
  D. 镁

28. 在胃中，胃黏膜以盐酸的形式分泌氯化物，为消化和酶活化提供必要的酸性介质。氯化物还有助于维持酸碱平衡，并帮助运输以下哪种物质？
  A. 二氧化碳
  B. 钾
  C. 蛋白质
  D. 磷

29. 一名出生时患有幽门狭窄的婴儿出现严重呕吐和发育不良的症状。您认为该婴儿会存在以下哪种情况？
  A. 低氯性碱中毒
  B. 高胆酸血症酸中毒
  C. 低氯性酸中毒
  D. 高氯性碱中毒

30. 老年人体内水占人体总重量的
  A. 10% ～ 20%
  B. 25% ～ 45%
  C. 30% ～ 50%

D. 45% ~ 75%

31. 医生给一名患者开了阿普唑仑和氨酚氢可酮。化验结果显示二氧化碳升高，pH 值低于正常。你认为患者会发生以下哪种情况？

A. 呼吸性酸中毒

B. 呼吸性碱中毒

C. 代谢性酸中毒

D. 代谢性碱中毒

32. 一名 19 岁的患者因急性焦虑症发作来到急诊科，目前呼吸急促并伴有胸痛。护士在查看其初步化验结果时，预计会出现以下哪种情况？

A. BNP 升高

B. 钾升高

C. 镁含量降低

D. 肌钙蛋白降低

33. 出现急性肾小管坏死的肾衰竭患者来到急诊室，意识模糊、头痛和虚弱。该患者发生了下列哪种酸碱失衡？

A. 呼吸性酸中毒

B. 呼吸性碱中毒

C. 代谢性酸中毒

D. 代谢性碱中毒

34. 护士正在向低磷血症的患者讲解食用富含磷的食物的重要性。以下哪种食物富含磷？

A. 番茄

B. 煮鸡蛋

C. 白米饭

D. 茄子

35. 一名被诊断为新冠病毒感染的 11 岁儿童在过去两天经常呕吐、腹泻和浑身无力。体温 38.7 ℃，脉搏微弱，血压为 84/42mmHg。皮肤张力差，尿量少，黏膜干燥。血检结果显示，氯离子浓度为 88mmol/L。造成该患儿低氯血症的最可能原因是

A. 尿量少

B. 发烧

C. 呕吐和腹泻

D. 黏膜干燥

36. 诊所接诊了一名 3 岁的女孩，她最近有尿频、体重减轻和反复尿路感染的病史。母亲说她一直昏昏欲睡，非常口渴，晚上还开始尿床。她的血糖测量值为 23.89mmol/L。该女孩可能存在下列哪种酸碱失衡？

A. 代谢性酸中毒

B. 代谢性碱中毒

C. 呼吸性酸中毒

D. 呼吸性碱中毒

37. 一名 29 岁的患者因甲状旁腺功能亢进切除了甲状旁腺。切除该器官会影响下列哪些电解质？

A. 钙和磷

B. 钾和磷

C. 钾和氯化物

D. 氯化物和钙

38. 如果患者已经出现代谢性酸中毒，护理工作包括立即采取紧急干预措施，对病情及其潜在原因进行长期治疗。在急诊室急救时，最重要的护理干预措施是什么？

A. 准备碳酸氢钠

B. 抽血化验，给病人吸氧

C. 按医嘱建立输液通道，并保持输液通道畅通

D. 在病人到达后 30 分钟内将其送往 CT 室

39. 一名患者来就诊，需要对其进食障碍和过度使用灌肠剂进行评估。护士意识到灌肠三次后很可能会出现电解质失衡。下列哪种失衡最有可能发生？

A. 低钙血症

B. 高钙血症

C. 高钠血症

D. 低钠血症

40. 电解质由以下哪些成分组成

A. 葡萄糖、碱和盐

B. 脂质、酸和碱

C. 碱、酸和盐

D. 盐、葡萄糖和脂质

41. 下列哪一项热量是通过直接接触传入和传出人体的过程，此种形式只占人体热量损失的不到 2%

A. 对流

B. 传导

C. 辐射

D. 蒸发

42. 热相关性疾病是可以预防的。应鼓励你的病人在炎热潮湿的天气里保持充足的水分，并注意劳逸结合。出汗时喝下列哪种液体最好？

    A. 电解质饮料

    B. 冰茶

    C. 啤酒

    D. 水

43. 下列哪种电解质失衡的体征和症状包括嗜睡、恶心和呕吐、肌肉痉挛和无力、肌肉抽搐和癫痫发作

    A. 低钾血症

    B. 高钾血症

    C. 低钠血症

    D. 低磷酸盐血症

44. 一名患者出现乏力、心律失常和反射亢进。超声心动图显示 T 波变平、U 波出现、ST 段压低和 PR 间期延长。根据患者的表现，你认为患者出现了哪种失衡

    A. 低钾血症

    B. 高钾血症

    C. 低钠血症

    D. 低磷酸盐血症

45. 一名 6 岁的孩子在海滩玩了一天后，颈部、肘部和腹股沟出现了皮疹。经检查，医生看到一簇红色丘疹或小水疱。以下哪种诊断最有可能?

    A. 沙蚤叮咬

    B. 热疹

    C. 疥疮

    D. 臭虫叮咬

46. 一名患者因呼吸急促、颈静脉扩张和体重增加前来就诊。患者有高血压和糖尿病病史。患者可能出现了

    A. 左心衰竭

    B. 心肌梗死

    C. 右心衰竭

    D. 肺动脉高压

47. 心力衰竭患者的组织灌注不足会使下列哪种化学物质积聚，进而导致代谢性酸中毒

    A. 二氧化碳

    B. 氧气

    C. 磷

    D. 乳酸

48. 一名患者因充血性心力衰竭在急诊室抢救，病情稳定后出院。虽然以下任何一种治疗方法都可能是合适的，但护士更希望患

者在出院时接受以下哪种一线治疗？

A. 噻嗪类利尿剂

B. 肌力药物

C. 血管紧张素受体 – 脑啡肽酶抑制剂

D. 超极化激活的环核苷酸门控通道抑制剂

49. 发烧会增加新陈代谢率，从而增加呼吸频率，并可能导致

A. 低血容量

B. 高血容量

C. 低钾血症

D. 高钾血症

50. 一名患者在输注红细胞悬液 15 分钟后出现输血反应。化验结果显示患者出现血红蛋白尿。患者最有可能出现下列哪种类型的反应？

A. 过敏

B. 发热

C. 溶血

D. 血管源性

51. 一名 67 岁的艾滋病晚期患者经常拉稀便。患者因感到恶心，拒绝口服补液。体温 38.9 ℃，血压为 82/50mmHg，脉搏 118 次 / 分。使用晶体液进行补液后，患者的血容量没有改善。医生为该患者开具了胶体溶液处方。以下哪一项属于胶体溶液？

A. 生理盐水

B. 白蛋白

C. 全血

D. 含 5% 葡萄糖的 0.45% 生理盐水

52. 一名 21 岁的患者因糖尿病酮症酸中毒入院。下列动脉血气分析中的哪个数值支持诊断？

A. 阴离子间隙：16mmol/L

B. $PaCO_2$：48mmHg

C. 碳酸氢盐：26mmol/L

D. pH：7.43

53. 一名 98 岁的患者因新冠病毒引起脱水从专业护理机构入院。患者已呕吐两天，无法进食或饮水。在评估过程中，护士注意到患者黏膜干燥和虚弱。以下哪项是老年低血容量患者常见的评估结果？

A. 血压升高

B. 意识混乱

C. 颈静脉怒张

D. 洪脉

54. 下列哪种细胞占胰岛细胞的 3% ～ 10%，并能分泌生长抑素。此激素会降低营养吸收率，抑制许多其他激素（包括生长激素、胰岛素、胰高血糖素和其他胃肠道激素）的分泌，并抑制胰腺的外分泌功能

A. β 细胞

B. α 细胞

C. δ 细胞

D. γ 或 PP 细胞

55. 酒精会抑制下列哪一项的功能，使胰腺中的蛋白形成蛋白栓，阻塞胰腺的小导管，从而增加患胰腺炎的风险

A. 胆囊

B. 十二指肠

C. 奥狄括约肌

D. 胆管

56. 急性肾衰竭的病因可分为三类，下列哪类疾病会阻碍尿液外流，导致尿液倒流回肾脏？

A. 肾前性

B. 肾内性

C. 肾外性

D. 肾后性

57. 护士正在护理一名 48 小时前严重烧伤的患者。患者已进入烧伤的第二阶段。预计会出现哪些生理变化？

A. 大量排尿

B. 血红蛋白浓度降低

C. 高血容量

D. 水肿

58. 一名患者因严重烧伤（烧伤面积超过体表面积的 25%）住院 72 小时，今天将接受内窥镜检查，以治疗麻痹性回肠炎和肠鸣音消失。你认为内窥镜检查很可能还会发现

A. Curling 溃疡

B. 跳跃性病灶

C. Schatzki 环

D. 食管裂孔疝

59. 接受全肠外营养（TPN）的病人需要输注红细胞悬液。在开始输血前，护士应该

A. 将血液直接注入 TPN 管路

B. 为输血另设一条静脉输液管

C. 停止 TPN，在 TPN 管路先输血，然后重新启动 TPN

D. 使用 Y 型连接器，与 TPN 同时输血

60. 一名患者因急性溃疡性结肠炎复发入院。患者的镁水平为 0.4mmol/L。护士预计患者会出现哪些体征和症状？

A. 癫痫发作

B. 深腱反射减弱

C. 心动过缓

D. 少尿

答案

1. C；人体保留水分的方法之一是释放更多的抗利尿激素，从而减少利尿。

2. A；正常生理盐水是等渗的，因为溶液中的钠浓度几乎与血液中的相等。

3. B；在主动运输过程中，利用三磷酸腺苷产生的能量可将溶质从浓度较低的区域移至浓度较高的区域。

4. C；乳酸林格溶液每升含 147mmol 钠；0.45% 生理盐水每升含 77mmol 钠；5% 葡萄糖水不含钠；含 5% 葡萄糖的乳酸林格溶液中含钠浓度为 130mmol/L。

5. D；磷酸根、碳酸氢根和氯离子都是阴离子（带负电荷）。钙、镁、钾和钠是阳离子（带正电荷）。

6. A；患者血钾浓度先前正常，且没有明显的升高原因，当前血钾为 7mmol/L，可能是不准确的结果。也许患者的血样因细胞受损而溶血，这种情况可能在抽血或运送到实验室的过程中发生。

7. A；甲状旁腺在电解质平衡，特别是钙和磷的平衡中发挥作用。甲状旁腺（通常有两对）位于甲状腺的后面。它们分泌的甲状旁腺激素可将钙从骨骼、肠道和肾脏吸收到血液中，并帮助将磷从血液转移到肾脏，通过尿液排出体外。

8. B；呼吸性碱中毒患者的 pH 值高，$PaCO_2$ 低，碳酸氢盐浓度正常。人体 $PaCO_2$ 正常范围是 35～45mmHg。

9. D；处于酸中毒状态（糖尿病酮症酸中毒）的患者体内有机酸含量通常高于正常值，从而导致阴离子间隙升高（＞14mmol/L）。

10. A；要准确测量血压，首先必须确保袖带尺寸正确。袖带气囊的长度应为上臂周长的 80%，宽度至少应为上臂周长的 40%。将手臂放置在肱动脉与心脏同一水平的位置。要正确放置血压袖带，应将其紧紧缠绕在上臂上。成人应将袖带下缘置于肘前窝上方约 2.5cm 处。对于儿童，应将袖带下缘靠近肘前窝。将袖带气囊中心直

接套在手臂内侧，肱动脉上方。

11. C；尿崩症患者的大脑无法分泌抗利尿激素（ADH）。如果大脑不能分泌足够的 ADH，就会导致尿量增加超过正常水平。尿崩症患者会排出大量稀释的尿液，每天多达 30L。患者还会口渴，大量饮水。

12. D；脱水的诊断性检测结果可能包括：血细胞比容升高、血清渗透压升高（＞300mOsm/kg）、血清钠含量升高（＞145mmol/L）和尿比重超过 1.030。

13. A；正常血清钠浓度是 135 ～ 145mmol/L。若低于 135mmol/L，提示低钠血症。

14. C；低钾血症会导致各种心电图的变化，包括平坦或倒置的 T 波、ST 段压低和特征性的 U 波。

15. A；赖诺普利可引起高钾血症。氢氯噻嗪可导致低钾血症。舍曲林可影响血钠水平。

16. B；在高血容量性低钠血症中，细胞外的水和钠都会增加，但水的增加更重要，因此血清钠含量被稀释，导致水肿。

17. B；通过静脉输液补充钾时，输液速度应为 10mmol/L。

18. A；聚苯乙烯磺酸钠（Kayexalate）是一种阳离子交换树脂，能使钾从血液转移到肠道中，然后随粪便排出体外。利尿剂不会作用于肠道，而是作用于肾脏。

19. C；尿液中的蛋白质有助于确诊先兆子痫。另外，高血压和深腱反射亢进也可以诊断。

20. A；高镁血症会导致肌无力。因此，如果病人在服用镁时出现肌无力，很可能是剂量过大。

21. D；低血压、烦躁和口周麻痹是低钙血症的症状和体征。血清总钙水平的正常范围是 2.25 ～ 2.75mmol/L（9 ～ 11mg/dl），选项中 8mg/dl 是低于正常范围的值。

22. B；苯巴比妥和苯妥英钠等抗惊厥药会干扰维生素 D 的代谢和钙的吸收，长期服用会导致低钙血症。

23. B；胰腺功能不全会导致钙吸收不良，随后钙从粪便中流失。所以急性胰腺炎可导致低钙血症。

24. A；切勿用含有碳酸氢盐的溶液稀释钙，因为会发生沉淀。务必在使用前，确认溶液中是否存在晶体。如果存在，请勿使用。

25. B；降低血清镁浓度的最佳方法是通过增加患者的液体摄入量来增加尿液中镁的排泄。

26. D；神经性厌食症患者通常营养不良，从而导致低磷血症。

27. C；磷和钙之间呈反比关系。当一种物质含量增加时，另一种物质就会减少。磷和钾、钠或镁之间不存在这种关系。

28. A；在胃中，胃黏膜会分泌氯化物（即盐酸），为消化和酶的活化提供必要的酸性介质。氯化物还有助于维持酸碱平衡，并帮助血红蛋白运输二氧化碳。

29. A；低氯性碱中毒不仅会影响成人，也会影响婴儿和儿童。高危人群包括因幽门梗阻而长期呕吐以及有引流瘘和回肠造瘘的患者，这些患者会从消化道流失氯化物。

30. D；婴儿期体内含水比例最高，占总重量的 75%。随着年龄的增长，由于体内脂肪量的增加，水重量开始下降。在老年人体内，水分含量占体重的 45% ～ 55%。

31. A；某些药物（包括麻醉剂、催眠药、阿片类药物和镇静剂）会抑制大脑的呼吸中枢，导致高碳酸血症。当病人通气不足时，二氧化碳会在血液中积聚，pH 值会下降，低于正常值，导致呼吸性酸中毒。

32. B；焦虑症若未得到及时有效的治疗，会导致植物神经系统紊乱，进而引起胃肠蠕动异常和呼吸急促等。胃肠道蠕动过快和呼吸急促时，食物中的钾离子会快速被吸收进入血液中，而此时肾脏来不及将多余的钾排出体外，就会造成暂时性的高钾血症。

33. C；代谢性酸中毒可能源于肾脏排酸能力下降，如肾功能不全或急性肾小管坏死导致的肾衰竭。

34. B；鸡蛋是一种富含磷的食物来源。对于低磷血症患者来说，煮鸡蛋是一个不错的选择。

35. C；呕吐和腹泻会导致血清氯离子浓度偏低，这与氯化物通过胃液和肠液流失有关。

36. A；患儿有 1 型糖尿病的体征和症状。由于代谢废物（如酮体）的积累，易出现代谢性酸中毒。

37. A；甲状旁腺调节体内钙和磷的释放和吸收。若切除此器官，应考虑影响钙和磷的代谢。

38. C；如果患者有代谢性酸中毒，应按照医嘱建立静脉输液通道并保持静脉通路通畅。医生将根据患者的情况安排进一步的检查、化验和用药。

39. D；自来水灌肠具有低渗性，可能会导致水中毒或低钠血症，危及生命。

40. C；碱、酸和盐在水溶液中会解离成离子。

41. B；传导是通过直接接触传递热量，只占人体热量损失的不到 2%。

42. D；应鼓励患者在炎热潮湿的天气里保持充足的水分并注意劳逸结合。切记出汗时最好喝水，而不是电解质饮料。

43. C；低钠血症（血清钠含量降低）的体征和症状包括嗜睡、

恶心和呕吐、肌肉痉挛和虚弱、肌肉抽搐和癫痫发作。

44. A；低钾血症（血清钾浓度降低）的体征和症状包括疲劳、麻痹、反射减弱、回肠痉挛、心律失常和心电图变化（T 波低平、U 波出现、ST 段压低和 PR 间期延长）。

45. B；热疹是炎热天气下出汗过多引起的皮肤过敏。它通常出现在颈部、上身或皮肤皱褶处，如腋窝、肘部、腹股沟或乳房皱褶处，看起来像一簇簇红色丘疹或小水疱。

46. C；当右心衰竭时，患者体征和症状会加重。血液积聚在右心室和右心房。倒流的血液会导致腔静脉及全身血循环压力增大和充血，出现颈静脉怒张和体重增加。

47. D；心力衰竭患者的组织灌注不良会导致乳酸积聚，进而导致代谢性酸中毒。

48. A；利尿剂是充血性心力衰竭治疗的基础，它能增加肾脏排出钠和水的能力。通过减少过多的液体负荷，利尿剂可降低总血量并缓解循环系统充血。

49. A；发烧会提高新陈代谢率，增加呼吸频率，导致血容量不足。

50. C；血红蛋白尿是输血时溶血反应的一种表现，并不代表其他类型的反应。

51. B；胶体溶液包括白蛋白、淀粉、葡聚糖和代血浆。

52. A；代谢性酸中毒会导致阴离子间隙 > 14mmol/L，pH < 7.35、碳酸氢根 < 22mmol/L，但 $PaCO_2$ 通常不会受到影响。

53. B；高血容量血症会给各年龄段的人带来很多问题，但老年人尤其容易出现意识模糊和精神状态改变。

54. C；δ 细胞占胰岛细胞 3% ~ 10%，能分泌生长抑素。这种激素会降低营养吸收率，抑制许多其他激素（包括生长激素、胰岛素、胰高血糖素和其他消化道激素）的分泌，并抑制胰腺外分泌功能。它还会对神经系统产生各种复杂的影响。

55. C；酒精会影响奥狄括约肌的运动，对胰腺产生直接的毒性和代谢的影响，并形成蛋白栓阻塞胰腺的小导管。

56. D；肾前性病因为肾血流量减少。肾内性病因为损害肾脏本身的疾病。肾后性原因为尿液外流受阻，从而导致尿液倒流入肾脏。

57. A；烧伤的第二阶段被称为"再吸收阶段"，从最初受伤后48 小时左右开始。在这一阶段，液体回流到血管区。烧伤部位的水肿减轻，流向肾脏的血流量增加，从而增加了利尿作用。

58. A；严重烧伤患者在烧伤后 72 小时左右会出现 Curling 溃疡，是由于消化系统出现严重应激反应而引起的。

59. B；血液成分不应与 TPN 同时输注，因此，应为输血另设一条静脉输液管。

60. A；镁含量低会引起患者许多问题。眩晕、精神错乱和癫痫发作都是低镁血症的体征和症状，可由中枢神经系统受到刺激引起。抽搐是低镁的神经肌肉表现，可伴有震颤、四肢抽搐和深腱反射亢进。

（黄云南　庄华敏　韩　洋　张　珂）

参考文献

Bahit, M. C., Kochar, A., & Granger, C. B. (2018). Post-myocardial infarction heart failure. *JACC. Heart Failure, 6*(3), 179–186. doi:10.1016/j.jchf.2017.09.015

Baxter. (2018). *Lactated Ringers*. https://www.drugs.com/pro/lactated-ringers.html

Blaine, J., Chonchol, M., & Levi M. (2015). Renal control of calcium, phosphate, and magnesium homeostasis. *Clinical Journal of American Society of Nephrology, 10*(7), 1257–1272. doi:10.2215/CJN.09750913

Brill, S. E., & Wedzicha, J. A. (2014). Oxygen therapy in acute exacerbations of chronic obstructive pulmonary disease. *International Journal of Chronic Obstructive Pulmonary Disease, 9*, 1241–1252. doi:10.2147/COPD.S41476

Brutsaert, E. F. (2017). *Diabetic ketoacidosis (DKA)*. https://www.merckmanuals.com/professional/endocrine-and-metabolic-disorders/diabetes-mellitus-and-disorders-of-carbohydrate-metabolism/diabetic-ketoacidosis-dka

D'Alessandro, C., Piccoli, G. B., & Cupisti, A. (2015). The "phosphorus pyramid": A visual tool for dietary phosphate management in dialysis and CKD patients. *BMC Nephrology, 16*, 9. doi:10.1186/1471-2369-16-9

Gragossian A., & Friede R. (2019). *Hypomagnesemia*. https://www.ncbi.nlm.nih.gov/books/NBK500003/

Herrine, S. K. (2018). *Systemic abnormalities in liver disease*. https://www.merckmanuals.com/professional/hepatic-and-biliary-disorders/approach-to-the-patient-with-liver-disease/systemic-abnormalities-in-liver-disease#v898159

Hospira. (2016). *Potassium chloride in sodium chloride*. https://dailymed.nlm.nih.gov/dailymed/fda/fdaDrugXsl.cfm?setid=78e70270-3864-423e-f89b-656822fa35df&type=display

Lewis, J. L. (2018a). *Hyperkalemia*. https://www.merckmanuals.com/professional/endocrine-and-metabolic-disorders/electrolyte-disorders/hyperkalemia

Lewis, J. L. (2018b). *Hypokalemia*. https://www.merckmanuals.com/professional/endocrine-and-metabolic-disorders/electrolyte-disorders/hypokalemia

Shepherd Center. (2018). *Understanding spinal cord injury: Levels of injury*. http://www.spinalinjury101.org/details/levels-of-injury

Sterns, R. H. (2018). *General principles of disorders of water balance (hyponatremia and hypernatremia) and sodium balance (hypovolemia and edema)*. https://www.uptodate.com/contents/general-principles-of-disorders-of-water-balance-hyponatremia-and-hypernatremia-and-sodium-balance-hypovolemia-and-edema

Weinstein, R. (2016). *Red blood cell transfusion: A pocket guide for the clinician*. American Society of Hematology. http://www.hematology.org/Clinicians/Guidelines-Quality/Quick-Reference

附　录

儿科患者常见的体液和电解质失衡

失衡	原因	症状和体征	治疗
低血容量（体液不足）	脱水、呕吐、腹泻、经口摄入量不足和体液丢失过多	口渴、少尿或无尿、黏膜干燥、体重减轻、眼窝深陷、眼泪减少、囟门下陷（婴儿）、心动过速和意识水平改变	口服水化（对中度脱水）、静脉输液（对严重脱水）或补充电解质
高钠血症（血清钠离子浓度＞145mmol/L）	水分丢失多于钠丢失尿崩症 [抗利尿激素（ADH）不足或对ADH的反应下降]、水摄入不足、腹泻、呕吐、发热、肾功能障碍和高血糖	皮肤弹性降低、心动过速、皮肤充血、剧烈口渴、黏膜干燥、声嘶、恶心、呕吐、血压降低、谵妄和癫痫发作	逐渐补充水（钠丢失过多）或ADH替代治疗，或给予血管升压素（对尿崩症患者）
低钠血症（血清钠离子浓度＜136mmol/L）	抗利尿激素分泌不当综合征（SIADH）、水肿（心力衰竭）、补充低渗性溶液治疗（腹泻）、囊性纤维化、营养不良、发热和过度出汗	脱水、头晕眼花、恶心、头痛、虚弱、腹部绞痛、晕厥、焦虑、呼吸困难和癫痫发作	补钠、限制水的摄入、给予利尿剂或液体替代疗法（由于腹泻导致液体不断丢失）
高钾血症（血清钾离子浓度＞4.7mmol/L）	急性酸中毒、溶血、横纹肌溶解、肾衰竭、使用大量库存血、静脉输注钾和Addison病	心律失常、乏力、感觉异常、心电图改变（T波高尖、ST段低平、PR间期和QRS波延长、P波消失）、恶心、呕吐、声嘶、剧烈口渴、皮肤充血、黏膜干燥	透析（肾衰竭时）、聚苯乙烯钠（降钾树脂）（经消化道排钾）、静脉输注葡萄糖酸钙（抗心律失常）、静脉输注胰岛素或高渗性葡萄糖溶液（使钾移入细胞内）、碳酸氢盐（针对酸中毒）或限制钾摄入
低钾血症（血清钾离子浓度＜3.4mmol/L）	呕吐、腹泻、胃液抽吸、使用利尿剂、急性碱中毒、肾疾病、饥饿和吸收不良	疲劳、肌无力、肌肉痉挛麻痹、反射减弱、低血压、心动过速或心动过缓、冷漠、困倦、不安、肠蠕动减弱、心电图改变（T波低平或倒置、出现U波和ST段压低）	口服或静脉补钾（静脉缓慢输注稀释的钾溶液），输液速度不应超过10mmol/h

（钟兆红　卢　芳　陈海燕）

老年患者常见的体液和电解质失衡

失衡	原因	症状和体征	治疗
高血容量 （体液容量过多）	肾衰竭、心力衰竭、肝硬化、口服或静脉摄入钠增多、精神错乱	水肿、体重增加、颈静脉怒张、湿啰音、呼吸短促、洪脉、血压升高、中心静脉压增高	利尿剂、限制液体（＜1L/d）、限制钠盐或血液透析（针对肾衰竭患者）
低血容量 （体液不足）	脱水、呕吐、腹泻、发热、多尿、慢性肾病、糖尿病、应用利尿剂、天热，且可继发于口服摄入减少的厌食者、恶心、口渴机制减退或水摄入不足（在家护理的患者常见）	黏膜干燥、少尿或尿液浓缩、无尿、直立性低血压、头晕眼花、虚弱、混乱或精神状态改变，可能有严重低血压，但血色素、血细胞比容、血尿素氮和血肌酐水平会升高	依据体缺乏的程度和患者的反应决定静脉补液的量；每小时尿量 30～50ml 常提示肾灌注充足
高钠血症 （血清钠离子浓度＞145mmol/L）	水缺乏、管饲高渗性溶液而未补充充足的水分、腹泻和低体重	黏膜干燥、不安、易激惹、无力、嗜睡、反射亢进、癫痫、昏迷	逐渐输注含电解质的低渗性溶液或等渗性溶液，监测钠离子浓度以指导治疗
低钠血症 （血清钠离子浓度＜135mmol/L）	利尿剂、消化道丢失液体过多、肾疾病、水摄入过多、静脉输注液体过多或静脉营养	恶心、呕吐、嗜睡、混乱、肌肉痉挛、腹泻、谵妄、虚弱、癫痫、昏迷	逐渐补充钠、限制水（1～1.5L/d）或停止使用利尿剂（按医嘱），监测钠离子浓度以指导治疗
高钾血症 （血清钾离子浓度＞5mmol/L）	肾衰竭、肾小管功能受损、使用保钾利尿剂（对肾功能不全患者）、静脉补钾过快、代谢性酸中毒和糖尿病酮症酸中毒	心律失常、乏力、感觉异常、心电图改变（T波高尖、ST段低平、PR间期和QRS波延长、QT间期缩短、P波消失）	透析（肾衰竭时）、聚苯乙烯磺酸钠（降钾树脂）（排钾）、静脉输注葡萄糖酸钙（抗心律失常）、静脉输注胰岛素或高渗性葡萄糖溶液（将钾移入细胞内）、碳酸氢盐（针对酸中毒）或限制钾的摄入
低钾血症 （血清钾离子浓度＜3.5mmol/L）	恶心、腹泻、鼻胃管吸引、使用利尿剂、地高辛中毒、钾摄入减少	疲劳、虚弱、精神错乱、肌肉痉挛、心电图改变（T波低平、出现U波、ST段压低、PR间期延长、室性心动过速或室颤）	口服或静脉补钾（静脉缓慢输注稀释的钾溶液），输液速度不应超过 10mmol/h

（叶春媛　钟兆红）

输注血液和成分输血

血液成分	适应证	相容性	护理内容
红细胞（RBC）浓缩液			
与全血中的红细胞一样，但80%的血浆被去除	• 恢复和维持携氧能力 • 纠正贫血 • 对外科手术和失血的补充 • 增加红细胞数量 • 交换输注红细胞	• A型接受A或O型血 • B型接受B或O型血 • AB型接受AB、A、B或O型血 • Rh型必须匹配	• 确认所用静脉输液器大小是否合适（成人患者用20～22G） • 要使用输血管输血，输注时间至少要4小时 • 仅和生理盐水一起输注 • 避免在用营养和药物治疗贫血时输注红细胞浓缩液
不含白细胞的红细胞浓缩液			
去除大约70%的白细胞的红细胞浓缩液	• 与红细胞浓缩液相似 • 为防止因白细胞抗体所致的发热反应 • 免疫受损患者的治疗 • 为有两种或以上非溶血性发热反应患者补充RBC	• 与红细胞浓缩液相似 • Rh型必须匹配	• 使用输血管输血 • 可能需要应用适用于不含白细胞的红细胞浓缩液所需的40μm过滤器 • 其他要求与输注红细胞浓缩液相同 • 细胞洗涤后24小时死亡
血小板			
来源于RBC或血浆的血小板沉淀物	• 治疗因循环中血小板减少或血小板功能异常导致的出血 • 当患者的血小板数量为 50×10^9/L 或更少量，提高术前血小板数量	• ABO同型相容：Rh阴性接受Rh阴性的血小板	• 使用血液过滤器或白细胞过滤器 • 如果患者有血小板输注反应史，按医嘱给予退热药和抗组胺药以减轻寒战、发热和过敏症状 • 血小板不能用于治疗自身免疫性血小板减少症或血小板减少性紫癜，除非患者有危及生命的出血

血液成分	适应证	相容性	护理内容
新鲜冰冻血浆（FFP）			
从红细胞分离出的不凝固且富含凝血因子 V、Ⅷ 和 Ⅸ 的血浆	● 治疗术后出血 ● 纠正某些凝血因子缺乏 ● 当某些因子功能不全时，可替代治疗 ● 对抗华法林	● 需要 ABO 同型相容 ● 不需要 Rh 型匹配	● 使用输血装置快速输注 ● 记住，大量输注 FFP 时可能需要纠正低血钙，因为 FFP 中的柠檬酸会与钙结合 ● 解冻后必须在 24 小时内输注
5% 白蛋白（缓冲盐水）；25% 白蛋白（盐含量很少）			
经血浆分馏后形成的含少量血浆蛋白质的制剂	● 因烧伤、创伤、手术和感染所致的低血容量休克的替代治疗 ● 治疗急性弥散性血管内凝血或消耗性凝血疾病 ● 治疗低蛋白血症（伴或不伴水肿）	● 不需要相容	● 使用厂家提供的输液器，根据患者情况和反应设置输注速度 ● 记住，白蛋白禁用于严重贫血患者 ● 由于心力衰竭可因循环负荷过重引起，在有心脏或肺部疾病时，要慎用
Ⅷ 因子浓缩液（抗血友病因子）			
从 FFP 中回收的冷却且不溶性成分	● 用于治疗 A 型血友病患者 ● 用于治疗血管性血友病患者	● 不需要相容	● 使用滤过针输液或使用厂家提供的输液设备 ● 根据临床效果确定剂量和治疗方法，并做适当的记录
冷沉淀物			
含有纤维蛋白原、Ⅷ c 因子、Ⅷ vWF 因子、ⅩⅢ 因子和纤维连接蛋白的不溶性血浆成分	● 用于治疗 Ⅷ 因子缺乏和纤维蛋白原功能紊乱 ● 治疗严重的 ⅩⅢ 因子缺乏 ● 治疗血友病 A ● 治疗 von Willebrand 病	● 需要 ABO 同型相容 ● 不需要 Rh 型匹配	● 使用滤过针输注或制造商提供的装置输注 ● 使用输血器输注 ● 必要时，使用输液装置时在每个冷沉淀物输注包中加入生理盐水，以使输注更容易 ● 记住，冷沉淀物应在融化 6 小时内输注 ● 输注前，检查实验室检查结果，以确认冷沉淀物可补充特殊的凝血因子缺乏 ● 当没有适合的 Ⅷ 因子浓缩液可用时，冷沉淀物是 A 型血友病或血管性血友病患者的唯一治疗

（黄云南　钟兆红）

参考文献

Blohm, E., Goldberg, A., Salerno, A., Jenny, C., Boyer, E., & Babu, K. (2018). Recognition and management of pediatric salt toxicity. *Pediatric Emergency Care, 34*(11), 820–824. doi:10.1097/PEC.0000000000001340

Daly, K., & Farrington, E. (2013). Hypokalemia and hyperkalemia in infants and children: Pathophysiology and treatment. *Journal of Pediatric Health Care, 27*(6), 486–498. doi:10.1016/j.pedhc.2013.08.003

Mason, K., & Carter, M. R. (2018). *Volume depletion in children.* https://bestpractice.bmj.com/topics/en-us/706

Zieg, J. (2017). Pathophysiology of hyponatremia in children. *Frontiers in Pediatrics, 5,* 213. doi:10.3389/fped.2017.00213

Lewis, J. L. (2018a). *Hyperkalemia.* https://www.merckmanuals.com/professional/endocrine-and-metabolic-disorders/electrolyte-disorders/hyperkalemia

Lewis, J. L. (2018b). *Hypokalemia.* https://www.merckmanuals.com/professional/endocrine-and-metabolic-disorders/electrolyte-disorders/hypokalemia

Sterns, R. H. (2018a). *General principles of disorders of water balance (hyponatremia and hypernatremia) and sodium balance (hypovolemia and edema).* https://www.uptodate.com/contents/general-principles-of-disorders-of-water-balance-hyponatremia-and-hypernatremia-and-sodium-balance-hypovolemia-and-edema

Sterns, R. H. (2018b). *Treatment of hypernatremia in adults.* https://www.uptodate.com/contents/treatment-of-hypernatremia-in-adults

Taghavi S., & Askari R. (2019). *Hypovolemic shock.* https://www.ncbi.nlm.nih.gov/books/NBK513297/

Blumberg, N., Heal, J. M., & Phillips, G. L. (2010). Platelet transfusions: Trigger, dose, benefits, and risks. *F1000 Medicine Reports, 2,* 5. doi:10.3410/M2-5

Hoots, W. K., & Shapiro, A. D. (2018). *Hemophilia A and B: Routine management including prophylaxis.* https://www.uptodate.com/contents/hemophilia-a-and-b-routine-management-including-prophylaxis

Pandey, S., & Vyas, G. N. (2012). Adverse effects of plasma transfusion. *Transfusion, 52*(Suppl. 1), 65S–79S. doi:10.1111/j.1537-2995.2012.03663.x

Silvergleid, A. J. (2017). *Clinical use of cryoprecipitate.* https://www.uptodate.com/contents/clinical-use-of-cryoprecipitate

Vincent, J. L., Russell, J. A., Jacob, M., Martin, G., Guidet, B., Wernerman, J., . . . Gattinoni, L. (2014). Albumin administration in the acutely ill: What is new and where next? *Critical Care, 18*(4), 231. doi:10.1186/cc13991

Weinstein, R. (2016). *Red blood cell transfusion: A pocket guide for the clinician.* American Society of Hematology. http://www.hematology.org/Clinicians/Guidelines-Quality/Quick-Reference

术语表

吸收

细胞或组织吸收物质。

酸

可呈递氢离子的物质。

酸碱平衡

机体的酸和碱维持在平衡状态。

酸中毒

体内酸聚积或碱缺失。

腺苷三磷酸（ATP）

细胞内存储能量的重要的含磷化合物；为实现机体的各种功能所必需的。

肾上腺皮质激素

肾上腺皮质激素可调节钠、钾和体液平衡。

碱中毒

体内碱聚积或酸缺失。

阴离子

带负电荷的离子，机体内大量的阴离子是蛋白质、氯离子、碳酸氢根离子和磷酸根离子。

阴离子间隙

血中可测量的阳离子（钠离子）减去阴离子（碳酸氢根离子 + 氯离子）之差。

抗利尿激素（ADH）

由下丘脑产生、垂体释放的一种激素，可增加肾小管对水和钠的重吸收，而使尿量减少。

无尿

24 小时内生成或排泄的尿量不足 100ml。

缓冲剂

与酸或碱化合，能使 pH 发生最小变化的物质。

钙化

当血磷水平长时间高时，磷酸钙会在软组织中沉积；可引起器官功能紊乱。

钙离子

与组织结构、骨骼功能、冲动传递、凝血过程、心脏和骨骼肌的正常功能相关的一种带正电荷的离子。

碳氧血红蛋白

一氧化碳和血红蛋白结合的分子，能阻碍氧和二氧化碳的正常转运；可引起窒息或死亡。

阳离子

带正电荷的离子，体内最丰富的阳离子包括钠离子、钾离子、钙离子、镁离子和氢离子。

阳离子交换树脂

通过钾离子与钠离子在消化道中进行交换，使血清钾离子降低的药物。

氯离子

细胞外液中最丰富的阴离子；维持血浆渗透压和体液、电解质和酸碱平衡。

Chvostek 征

面部肌肉的异常痉挛，提示低钙血症或手足抽搐；检查方法是轻拍面部神经（面颊下部，颧骨上方部位）。

胶体

一种大分子，如白蛋白，常不能通过毛细血管膜。

胶体渗透压

血管中胶体产生的压力。

代偿

一个系统（肾或呼吸系统）试图纠正其他系统酸碱紊乱的过程。

晶体

像钠和葡萄糖这样的溶质，能够通过毛细血管的溶液。

利尿剂

分为几种类型，这些药物分别作用于肾单位的不同部位，可增加尿量，引起水和电解质丢失。

电解质

从溶剂中分离出的带电荷的微粒，称为离子。

Ⅷ因子（冷沉淀物）

从新鲜冰冻血浆中分离的抗血友病因子，有助于凝血。

肾小球滤过率（GFR）

肾的血管球过滤血液的比率，正常值为125ml/min。

流体静压

血管中液体的压力。

高碳酸血症

动脉血中二氧化碳分压＞45mmHg。

高氯性代谢性酸中毒

因碳酸氢根离子不足和氯离子增高引起，使 pH 降低。

高血容量

细胞外液容量增多，可因液体摄入过多、液体移入体内或肾衰竭引起。

低碳酸血症

动脉血二氧化碳分压＜35mmHg。

低氯性代谢性碱中毒

因氯缺乏引起，继之出现碳酸氢根升高，最终引起 pH 升高。

低渗性溶液

溶液中的溶质浓度比血中的溶质浓度低。

低血容量

细胞外液中液体和溶质丢失过多，如果不治疗，可进展为低血容量性休克。

低血容量性休克

有潜在的生命危险。血容量降低能导致心排血量减少和组织低灌流。

低氧血症

动脉血中氧含量不足（＜80mmHg）。

组织缺氧

组织中氧缺乏。

组织间液

细胞周围的液体，同血浆一起组成细胞外液。

等渗性溶液

溶液中的溶质浓度与血中的溶质浓度相同。

镁离子

细胞内液中主要的阳离子，可促进能量应用，有助于蛋白质的合成，调节神经和肌肉冲动，且可改善心血管功能。

代谢性酸中毒

血液中酸过多或碳酸氢根减少，使动脉血 pH＜7.35。

代谢性碱中毒

血液中碳酸氢根过多或酸不足，使动脉血 pH＞7.45。

少尿

尿量减少，＜400ml/h。

重量摩尔克分子浓度

溶质的浓度，以 mOsm/kg 表示。

渗透性

溶液的浓度，以 mOsm/L 表示。

渗透压

溶液中的溶质对半透膜的压力。

视丘的渗透压感受器

丘脑下部的特殊感觉细胞，可以感受血液渗透压的变化。

骨营养不良

骨发育缺陷，可发生在长时间血磷升高的情况下。

骨软化

由于脱钙，导致骨组织软化，通常伴有慢性低钙血症。

pH

测量溶液中氢离子所占的百分比，动脉血 pH 的正常值为 7.35 ～ 7.45。

磷离子

细胞内液中的主要阴离子，主要维持骨骼和细胞结构，维持能量储存，有助于向组织传递氧。

钾离子

细胞内液中的主要阳离子，有助于骨骼肌的收缩、体液的分布、渗透压和酸碱平衡，也有助于心律的调节。

肺水肿

肺部体液异常增多，是危及生命的情况。

重吸收

物质的再吸收。

肾素

由肾释放入血的一种酶，能够触发一系列反应，产生血管紧张素，是一种强大的血管收缩剂。

骨流失

通过生理或病理方式使物质流失，如钙从骨骼中流失。

呼吸性酸中毒

由呼吸系统衰竭、二氧化碳的清除能力减弱而导致的酸碱紊乱，动脉血二氧化碳分压 > 45mmHg 和 pH < 7.35。

呼吸性碱中毒

当肺部排出的二氧化碳高于正常时发生的酸碱失衡，动脉二氧化碳分压 < 35mmHg 和 pH > 7.45。

横纹肌溶解

导致骨骼肌破坏的疾病，细胞内容物流出至细胞外液中。

钠离子

细胞外液中重要的阳离子，与细胞外液的容量调节、神经冲动的传递和维持酸碱平衡有关。

手足抽搐

由钙离子代谢异常引起，以肌肉的痛性痉挛、抽搐以及腕关节和踝关节的极度弯曲为特征。

第三间隙液体

血管内的液体移入到体内另一个空间，如腹腔。

Trousseau 征

在上臂使用合适的血压袖带并加压使压力高于收缩压 20mmHg 时，如引起腕部痉挛，提示出现低钙血症。

尿毒症

血液中尿素和含氮废物产生过多。

尿毒症霜

皮肤上尿素和尿酸盐的粉状沉淀，因汗液中含氮成分排出所致。

水中毒

细胞中水分过多引起的细胞肿胀。

（庄华敏　钟兆红）